"十四五"职业教育国家规划教材

中等职业教育改革创新示范教材

中等职业教育药学类专业第三轮教材

U0745976

供药学类专业使用

药品储存与养护技术 （第3版）

主　编　何　红　厉　欢

副主编　尹秀莉　代洪波　梁　斌

编　者　（以姓氏笔画为序）

尹秀莉（北京市实验职业学校）

厉　欢（河南医药健康技师学院）

代洪波（湖南食品药品职业学院）

何　红（江西省医药学校）

汪纪宁（江西汇仁医药贸易有限公司）

洪丹丹（江西省医药学校）

梁　斌（亳州中药科技学校）

韩瑶聘（江苏省常州技师学院）

覃梦岚（广西中医学校）

黎小英（江西省医药学校）

中国健康传媒集团

中国医药科技出版社

内 容 提 要

本教材为"中等职业教育药学类专业第三轮教材"之一，是根据药品储存与养护技术课程标准的基本要求和课程特点编写而成。内容涵盖了药品储存与养护认知、医药商品鉴别、药品进出及在库管理、各剂型和中药储存养护方法及非药品的储存养护技术五个模块，共 20 个项目，15 个实训项目。依据《药品经营质量管理规范》（GSP）、《医药商品储运员国家职业资格标准》，围绕以药品储存与养护岗位职业能力和职业素养培养为核心，以药品经营企业物流仓储与养护工作过程为主线，以真实工作任务为载体，选取相关的知识和操作技能有机衔接前后内容，紧跟药品流通行业的发展趋势，吸纳具有丰富实践经验的药品经营企业人员参与编写而成。

本教材主要供全国医药卫生中等职业院校药学类专业教学使用，也可作为药品经营企业仓储部门岗位培训的参考教材。

图书在版编目（CIP）数据

药品储存与养护技术/何红，厉欢主编. —3 版. —北京：中国医药科技出版社，2020.12

中等职业教育药学类专业第三轮教材

ISBN 978 - 7 - 5214 - 2128 - 6

Ⅰ.①药…　Ⅱ.①何…　②厉…　Ⅲ.①药物贮藏 – 中等专业学校 – 教材　②药品管理 – 中等专业学校 – 教材　Ⅳ.①R954

中国版本图书馆 CIP 数据核字（2020）第 236607 号

美术编辑　陈君杞
版式设计　友全图文

出版　**中国健康传媒集团** | 中国医药科技出版社

地址　北京市海淀区文慧园北路甲 22 号

邮编　100082

电话　发行：010 - 62227427　邮购：010 - 62236938

网址　www.cmstp.com

规格　787mm×1092mm $\frac{1}{16}$

印张　17 $\frac{1}{4}$

字数　356 千字

初版　2011 年 5 月第 1 版

版次　2020 年 12 月第 3 版

印次　2024 年 3 月第 5 次印刷

印刷　大厂回族自治县彩虹印刷有限公司

经销　全国各地新华书店

书号　ISBN 978 - 7 - 5214 - 2128 - 6

定价　**55.00 元**

获取新书信息、投稿、为图书纠错，请扫码联系我们。

出版说明

2011 年，中国医药科技出版社根据教育部《中等职业教育改革创新行动计划（2010—2012 年）》精神，组织编写出版了"全国医药中等职业教育药学类专业规划教材"；2016 年，根据教育部 2014 年颁发的《中等职业学校专业教学标准（试行）》等文件精神，修订出版了第二轮规划教材"全国医药中等职业教育药学类'十三五'规划教材"，受到广大医药卫生类中等职业院校师生的欢迎。为了进一步提升教材质量，紧跟职教改革形势，根据教育部颁发的《国家职业教育改革实施方案》（国发〔2019〕4 号）、《中等职业学校专业教学标准（试行）》（教职成厅函〔2014〕48 号）精神，中国医药科技出版社有限公司经过广泛征求各有关院校及专家的意见，于 2020 年 3 月正式启动了第三轮教材的编写工作。

党的二十大报告指出，要办好人民满意的教育，全面贯彻党的教育方针，落实立德树人根本任务，培养德智体美劳全面发展的社会主义建设者和接班人。教材是教学的载体，高质量教材在传播知识和技能的同时，对于践行社会主义核心价值观，深化爱国主义、集体主义、社会主义教育，着力培养担当民族复兴大任的时代新人发挥巨大作用。在教育部、国家药品监督管理局的领导和指导下，在本套教材建设指导委员会专家的指导和顶层设计下，中国医药科技出版社有限公司组织全国60 余所院校 300 余名教学经验丰富的专家、教师精心编撰了"全国医药中等职业教育药学类'十四五'规划教材（第三轮）"，该套教材付梓出版。

本套教材共计 42 种，全部配套"医药大学堂"在线学习平台。主要供全国医药卫生中等职业院校药学类专业教学使用，也可供医药卫生行业从业人员继续教育和培训使用。

本套教材定位清晰，特点鲜明，主要体现如下几个方面。

1. 立足教改，适应发展

为了适应职业教育教学改革需要，教材注重以真实生产项目、典型工作任务为载体组织教学单元。遵循职业教育规律和技术技能型人才成长规律，体现中职药学人才培养的特点，着力提高药学类专业学生的实践操作能力。以学生的全面素质培养和产业对人才的要求为教学目标，按职业教育"需求驱动"型课程建构的过程，进行任务分析。坚持理论知识"必需、够用"为度。强调教材的针对性、实用性、条理性和先进性，既注重对学生基本技能的培养，又适当拓展知识面，实现职业教育与终身学习的对接，为学生后续发展奠定必要的基础。

2. 强化技能，对接岗位

教材要体现中等职业教育的属性，使学生掌握一定的技能以适应岗位的需要，具有一定的理论知识基础和可持续发展的能力。理论知识把握有度，既要给学生学习和掌握技能奠定必要的、足够的理论基础，也不要过分强调理论知识的系统性和完整性；注重技能结合理论知识，建设理论－实践一体化教材。

3. 优化模块，易教易学

设计生动、活泼的教学模块，在保持教材主体框架的基础上，通过模块设计增加教材的信息量和可读性、趣味性。例如通过引入实际案例以及岗位情景模拟，使教材内容更贴近岗位，让学生了解实际岗位的知识与技能要求，做到学以致用；"请你想一想"模块，便于师生教学的互动；"你知道吗"模块适当介绍新技术、新设备以及科技发展新趋势、行业职业资格考试与现代职业发展相关知识，为学生后续发展奠定必要的基础。

4. 产教融合，优化团队

现代职业教育倡导职业性、实践性和开放性，职业教育必须校企合作、工学结合、学作融合。专业技能课教材，鼓励吸纳 1～2 位具有丰富实践经验的企业人员参与编写，确保工作岗位上的先进技术和实际应用融入教材内容，更加体现职业教育的职业性、实践性和开放性。

5. 多媒融合，数字增值

为适应现代化教学模式需要，本套教材搭载"医药大学堂"在线学习平台，配套以纸质教材为基础的多样化数字教学资源（如课程 PPT、习题库、微课等），使教材内容更加生动化、形象化、立体化。此外，平台尚有数据分析、教学诊断等功能，可为教学研究与管理提供技术和数据支撑。

编写出版本套高质量教材，得到了全国各相关院校领导与编者的大力支持，在此一并表示衷心感谢。出版发行本套教材，希望得到广大师生的欢迎，并在教学中积极使用和提出宝贵意见，以便修订完善，共同打造精品教材，为促进我国中等职业教育医药类专业教学改革和人才培养作出积极贡献。

数字化教材编委会

主 编　何 红　厉 欢
副主编　尹秀莉　代洪波　梁 斌
编 者　（以姓氏笔画为序）

尹秀莉（北京市实验职业学校）

厉 欢（河南医药技师学院）

代洪波（湖南食品药品职业学院）

何 红（江西省医药学校）

汪纪宁（江西汇仁医药贸易有限公司）

洪丹丹（江西省医药学校）

梁 斌（亳州中药科技学校）

韩瑶聘（江苏省常州技师学院）

覃梦岚（广西中医学校）

黎小英（江西省医药学校）

本教材为"中等职业教育药学类专业第三轮教材"之一，是根据药品储存与养护技术课程标准的基本要求和课程特点编写而成。药品储存与养护技术是指在药品储存过程中，对药品进行科学保养与维护、合理储存，确保药品在储存期间质量完好的一门应用技术。

本教材内容上涵盖了药品储存与养护认知、医药商品鉴别、药品进出及在库管理、各剂型和中药储存养护方法及非药品的储存养护技术五个模块，共20个项目，15个实训项目。在编写教材的过程中，依据《药品经营质量管理规范》（GSP）、《医药商品储运员国家职业资格标准》，围绕以药品储存与养护岗位职业能力和职业素养培养为核心，以药品经营企业物流仓储与养护工作过程为主线，以真实工作任务为载体，选取相关的知识和操作技能有机衔接前后内容，紧跟药品流通行业的发展趋势，吸纳具有丰富实践经验的药品经营企业人员参与编写而成。有较强的实用性和针对性，既可供医药卫生中等职业院校药学类专业教学使用，也可作为药品经营企业仓储部门岗位培训的参考教材。

本教材由何红、厉欢担任主编，编写人员及分工为：尹秀莉（模块一项目一、模块二项目三）、厉欢（模块三项目四、五）、代洪波（模块三项目六、模块五项目一）、何红（模块三项目一、二）、汪纪宁（模块二项目二）、洪丹丹（模块一项目二）、梁斌（模块四项目二、三、四、五）、韩瑶聃（模块二项目一、模块五项目二、三）、覃梦岚（模块四项目一、六）、黎小英（模块三项目三）。

本教材在编写过程中，得到了北京市实验职业学校、河南医药健康技师学院、湖南食品药品职业学院、江西省医药学校、亳州中药科技学校、江苏省常州技师学院、广西中医学校、江西汇仁医药贸易有限公司等学校和企业的大力支持与帮助，在此一并表示由衷的感谢。

由于编者水平所限，难免存在疏漏和不当之处，敬请使用教材院校的师生和广大读者批评指正。

编　者
2020 年 12 月

目录

- 1. 掌握药品的储存与养护概念和岗位工作任务；药品储存与养护的地位和作用。
- 2. 熟悉医药仓储人员应具备的职业素养；药品储存与养护组织。

- 1. 掌握化学药品的类型，药品的标示信息的内容。
- 2. 熟悉特殊药品、中药商品的类型和标示信息的内容。

1. 掌握一般药品收货技术；冷链药品收货技术。

2. 熟悉收货的工作流程和类型。

- 1. 掌握原料药的质量变异现象，以及正确的储存养护方法。
- 2. 熟悉原料药质量变异产生的原因。

● 1. 掌握医疗器械储存养护技术。

● 2. 熟悉医疗器械的收货验收流程。

1
模块一

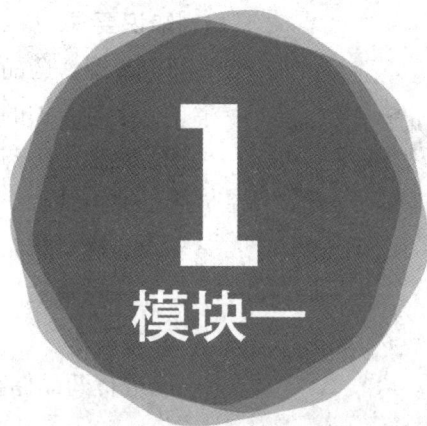

药品储存与养护认知

学习目标

知识要求

1. **掌握** 药品的储存与养护概念和岗位工作任务；药品储存与养护的地位和作用。

2. **熟悉** 医药仓储人员应具备的职业素养；药品储存与养护组织。

3. **了解** 药品的储存与养护的职场环境、场地、设备及用具的要求。

能力要求

能进行药品储存与养护业务流程。

药品储存与养护系指在药品储存过程中，对药品质量进行科学保养与维护、合理储存，确保药品在储存期间质量完好的一门应用技术。

药品储存是指药品从生产环节到消费环节的流通过程中所经过一次至多次，时间或长或短的停留储备，是药品流通过程中的必不可少的环节。药品养护是指在药品储存或运输过程中，对药品进行科学保养的技术性工作，是保证药品在储存和运输期间保持质量完好的一项重要措施。养护的目的是确保用药安全，减少损耗，保证企业经济效益。

实例分析

实例 2016 年 3 月，山东警方破获案值 5.7 亿元非法疫苗案，疫苗未经严格冷链存储运输销往 24 个省市。自 2011 年以来，在未获取任何药品经营许可的情况下，犯罪嫌疑人庞某、孙某（母女）通过网上 QQ 交流群和物流快递，购入防治乙脑、狂犬病、流感等病毒的 25 种人用二类疫苗或生物制品，加价销售。

部分查处结果：吊销药品经营许可证企业 41 家，注销药品经营许可证企业 2 家，涉嫌犯罪被移送公安机关企业 2 家；批准逮捕涉嫌非法经营等犯罪嫌疑人 297 人、起诉 68 人、立案侦查涉及的职务犯罪 100 人。

疫苗安全是人命关天的大事，必须追根溯源查堵生产、流通、购销、使用等环节的监管漏洞，确保疫苗安全。

分析 1. 通过实例，你能说说药品经营和商品经营有哪些不一样吗？

2. 请说说从事药品经营工作人员应该具备的职业素养是什么？

一、药品的储存与养护岗位工作任务

药品储存与养护的基本任务是：根据药品流通的客观规律和购销的需要，积极组织药品的合理储存，准确迅速地完成收货发货业务，做好药品的保管养护，提高仓储的使用效率，降低储存费用，更好地为药品流通服务。

1. 药品合理储存的管理 根据药品生产、流通和使用的规律和药品的自然属性，按照药品流转计划、储存计划和市场需求，密切配合购销部门，关注市场变化动态，保持合理的药品储存量和储存结构，坚持药品先进先出、先产先出、易变先出和近期先出，对于库存的异状、久储、紧缺、积压的药品建立必要的催销、调整采购计划，使药品储存效率最大化。

2. 药品仓库建筑与设备的管理 根据《药品经营质量管理规范》（以下简称 GSP）的要求，正确确定仓库的建筑地址及库区布局，合理设计仓库的建筑设施，按要求进行仓库设备的购置、校准、使用与维护的管理，以适应药品流通不断发展的需要。

3. 药品储存与养护各项业务的管理 建立与健全收货、验收、保管、养护、发货、运输、采购、销售等业务环节的规章制度和操作流程，各项仓储业务活动严格执行管理制度和操作流程，确保仓储工作质量。

4. 药品安全管理 健全药品安全制度，加强人员安全意识培训，不断改善储存设备，杜绝安全事故，确保药品的安全。

5. 加强药品保管养护，确保药品在储存中质量完好 根据仓储的实际情况，从药品的自然属性分析入手，掌握其质量变化的规律，控制不利因素的影响，防止药品质量向不利方面转化，从而保证药品在储存中质量完好。

二、职场环境、场地、设备及用具的要求

1. 库房及环境 应当具有与其药品经营范围、经营规模相适应的经营场所和库房。库房的选址、设计、布局、建造、改造和维护应当符合药品储存的要求，防止药品的污染、交叉污染、混淆和差错。药品储存作业区、辅助作业区应当与办公区和生活区分开一定距离或者有隔离措施。库房的规模及条件应当满足药品的合理、安全储存，并达到以下要求，便于开展储存作业，库房内外环境整洁，无污染源，库区地面硬化或者绿化；库房内墙、顶光洁，地面平整，门窗结构严密；库房有可靠的安全防护措施，能够对无关人员进入实行可控管理，防止药品被盗、替换或者混入假药；有防止室外装卸、搬运、接收、发运等作业受异常天气影响的措施。

2. 设施设备 库房应当配备以下设施设备：药品与地面之间有效隔离的设备；避光、通风、防潮、防虫、防鼠等设备；有效调控温湿度及室内外空气交换的设备；自动监测、记录库房温湿度的设备；符合储存作业要求的照明设备；用于零货拣选、拼箱发货操作及复核的作业区域和设备；包装物料的存放场所；验收、发货、退货的专用场所；不合格药品专用存放场所；经营特殊管理的药品有符合国家规定的储存设施。

3. 对经营中药材、中药饮片的要求　经营中药材、中药饮片的，应当有专用的库房和养护工作场所，直接收购地产中药材的应当设置中药样品室（柜）。

4. 对经营冷藏、冷冻药品的要求　经营冷藏、冷冻药品的，应当配备以下设施设备：与其经营规模和品种相适应的冷库，经营疫苗的应当配备两个以上独立冷库；用于冷库温度自动监测、显示、记录、调控、报警的设备；冷库制冷设备的备用发电机组或者双回路供电系统；对有特殊低温要求的药品，应当配备符合其储存要求的设施设备；冷藏车及车载冷藏箱或者保温箱等设备。

5. 运输设备　运输药品应当使用封闭式货物运输工具。运输冷藏、冷冻药品的冷藏车及车载冷藏箱、保温箱应当符合药品运输过程中对温度控制的要求。冷藏车具有自动调控温度、显示温度、存储和读取温度监测数据的功能；冷藏箱及保温箱具有外部显示和采集箱体内温度数据的功能。

你知道吗

对于储存与养护设备，应该如何维护，才能保证正常使用呢？

1. 一般设备维护　储存、运输设施设备的定期检查、清洁和维护应当由专人负责，并建立记录和档案。

2. 校准与验证　应当按照国家有关规定，对计量器具、温湿度监测设备等定期进行校准或者检定。对冷库、储运温湿度监测系统以及冷藏运输等设施设备进行使用前验证、定期验证及停用时间超过规定时限的验证。根据相关验证管理制度，形成验证控制文件，包括验证方案、报告、评价、偏差处理和预防措施等。验证应当按照预先确定和批准的方案实施，验证报告应当经过审核和批准，验证文件应当存档。根据验证确定的参数及条件，正确、合理使用相关设施设备。

3. 计算机系统　建立能够符合经营全过程管理及质量控制要求的计算机系统，实现药品质量可追溯，并满足药品电子监管的实施条件。计算机系统应当有支持系统正常运行的服务器和终端机；有安全、稳定的网络环境，有固定接入互联网的方式和安全可靠的信息平台；有实现部门之间、岗位之间信息传输和数据共享的局域网；有药品经营业务票据生成、打印和管理功能；有符合本规范要求及企业管理实际需要的应用软件和相关数据库。各类数据的录入、修改、保存等操作应当符合授权范围、操作规程和管理制度的要求，保证数据原始、真实、准确、安全和可追溯。计算机系统运行中涉及企业经营和管理的数据应当采用安全、可靠的方式储存并按日备份，备份数据应当存放在安全场所，记录类数据的保存时限应当符合《药品经营质量管理规范》的要求。

三、药品储存与养护的地位和作用

药品储存与养护存在于药品生产、流通、使用的所有环节。在生产环节，药品储存与养护要保障生产企业原料药、半成品、成品的储存和质量稳定；在药品流通环节中，医药经营企业担负着组织完成药品的购进、药品调运、药品销售等工作，这其中都要做好相关的药品储存和养护工作，以确保药品稳定供应和质量稳定；在使用环节，从大型医院到社区医院到家庭药品小药箱，都需要有相应的储备，并按药品说明书的贮存要求做好保管工作，以确保用药的安全、及时、有效。

（一）药品储存与养护的地位

药品储存在流通过程中的必要性体现在：①药品从生产到消费存在着一定的时间间隔；②某些药品销售前要进行挑选整理、分类编配、拆整分装等；③各个企业为了保证药品供应的不间断，要留有一定的储备。所以药品储存与养护的作用在药品流通中也越来越重要。

药品储存是药品包括原料药离开生产过程处于流通领域内或者备用状态所形成的一种暂时停留，其中以医药商业仓库专门承担药品流通过程中的储存业务为主，为保障药品经营质量，确保人体用药

> **请你想一想**
> 在药品储存运输过程中，养护的目的是什么？

安全、有效，国家专门制定了GSP，为药品流通领域提供了细致的质量管理规范。药品生产企业和使用部门的药品储存与养护工作亦参照此规范执行。

（二）药品储存与养护的作用

1. 确保药品在储存过程中的安全，保证药品的使用价值 医药商业仓库保管着大量的药品，其基本职能是保存药品，保证药品在库不丢失、不损坏、数量准确、质量完好。同时，仓库应具有一定的条件和设备，加强药品的养护，确保药品的安全，降低药品破损、变质，避免各种损失，以保证药品的使用价值。

2. 做好药品的流通，满足人民防治疾病的需要量 药品流通是连结生产和消费的桥梁。加强药品流通，既要疏通药品流通渠道，采取灵活多样的购销形式，积极组织药品的收购和推销；又必须组织好药品的储存，加强药品的养护，以保证药品流通的顺利进行。如果流通领域中存在仓储设施不足、技术设备条件落后、仓储管理不善、仓储能力过小等，都会限制药品流通的速度和规模，阻碍药品流通的发展，进而影响市场供应，不能满足人民防治疾病的需要。药品是特殊商品，为了预防突然的疫情和灾情发生，就要有一定数量的药品储存，以备急需时使用。而且，它在促进药品工业生产的发展，保证药品市场供应和满足药品用户需要方面，起着重要作用。

3. 把住流通药品质量关，防止不合格药品进入流通领域 药品进入流通领域的第一道栅栏是药品的储存，储存时，一方面不合格的药品不许入库，另一方面不符合规定的药品不许发放。这样，就可以阻止不符合规定的药品进入流通和消费领域，从而起到保护药品用户利益的作用。

4. 合理流通，提高企业的经济效益 药品的储存不同于一般药品的购销业务。药品储存中的劳动是生产劳动在流通领域的继续，它虽不创造新的产品，但能在原有产

品上追加价值，因而为社会创造新的价值。药品储存部门通过加强储存管理，改善仓储保管条件，提高仓容和设备的使用效率，就能节约药品储存过程中的劳动消耗，降低储存费用；同时，做好药品养护工作，可以避免和减少药品损耗，以及加快吞吐业务，加速资金周转，提高工作效率，扩大服务范围，从而节约开支，增加收益，提高企业的经济效益。

四、药品储存与养护组织及业务流程

（一）药品储存与养护组织

药品经营要在国家的法律法规框架下，规范自身药品经营行为，保障药品经营质量，确保人体用药安全、有效。

位于药品采购、储存、销售、运输等环节的企业均应采取有效的质量控制措施，确保药品质量。GSP 是药品经营管理和质量控制的基本准则，药品储存与养护的各项组织活动都要以此为依据。

1. 文化要求　企业文化具有统一企业思想，促进企业同心协力的作用，无论确立什么样的企业文化，其内容都要有坚持诚实守信、依法经营的体现。

2. 建立完善的质量管理体系　包括确定质量方针文件，建立质量管理体系。质量方针文件应当明确企业总的质量目标和要求，并贯彻到药品经营活动的全过程。企业质量管理体系应当与其经营范围和规模相适应，包括组织机构、人员、设施设备、质量管理体系文件及相应的计算机系统等。定期以及在质量管理体系关键要素发生重大变化时，组织开展内审，对内审的情况进行分析，依据分析结论制定相应的质量管理体系改进措施，不断提高质量控制水平，保证质量管理体系持续有效运行。

3. 常规质量管理活动　包括质量策划、质量控制、质量保证、质量改进和质量风险管理等活动。采用前瞻或者回顾的方式，对药品流通过程中的质量风险进行评估、控制、沟通和审核。对药品供货单位、购货单位的质量管理体系进行评价，确认其质量保证能力和质量信誉，必要时进行实地考察。全员参与质量管理，各部门、岗位人员应当正确理解并履行职责，承担相应质量责任。

请你想一想
药品经营企业需要设定哪些组织机构和岗位？

4. 组织机构和岗位　企业应当设立与其经营活动和质量管理相适应的组织机构或者岗位，明确规定其职责、权限及相互关系。企业负责人是药品质量的主要责任人，全面负责企业日常管理，负责提供必要的条件，保证质量管理部门和质量管理人员有效履行职责，确保企业实现质量目标并按照 GSP 要求经营药品。企业质量负责人应当由高层管理人员担任，全面负责药品质量管理工作，独立履行职责，在企业内部对药品质量管理具有裁决权。

（1）组织机构及职责

①质量管理部门：有效开展质量管理工作。质量管理部门的职责不得由其他部门及人员履行。质量管理部门应当履行以下职责：督促相关部门和岗位人员执行药

品管理的法律法规及本规范；组织制订质量管理体系文件，并指导、监督文件的执行；负责对供货单位和购货单位的合法性、购进药品的合法性以及供货单位销售人员、购货单位采购人员的合法资格进行审核，并根据审核内容的变化进行动态管理；负责质量信息的收集和管理，并建立药品质量档案；负责药品的验收，指导并监督药品采购、储存、养护、销售、退货、运输等环节的质量管理工作；负责不合格药品的确认，对不合格药品的处理过程实施监督；负责药品质量投诉和质量事故的调查、处理及报告；负责假劣药品的报告；负责药品质量查询；负责指导设定计算机系统质量控制功能；负责计算机系统操作权限的审核和质量管理基础数据的建立及更新；组织验证、校准相关设施设备；负责药品召回的管理；负责药品不良反应的报告；组织质量管理体系的内审和风险评估；组织对药品供货单位及购货单位质量管理体系和服务质量的考察和评价；组织对被委托运输的承运方运输条件和质量保障能力的审查；协助开展质量管理教育和培训；其他应当由质量管理部门履行的职责。

②其他部门：包括采购、储存、销售、运输、财务和信息管理等部门，各职责部门应按国家法律法规建立相应的部门职责，具体内容详见各章。

（2）岗位及职责

①负责人岗位：包括企业负责人、质量负责人及质量管理、采购、储存、销售、运输、财务和信息管理等部门负责人，按要求建立各岗位职责，具体内容详见各章。

②其他岗位：包括质量管理、采购、收货、验收、储存、养护、销售、出库复核、运输、财务、信息管理等岗位，按要求建立各岗位职责，具体内容详见各章。

企业组织机构如图1-1所示。

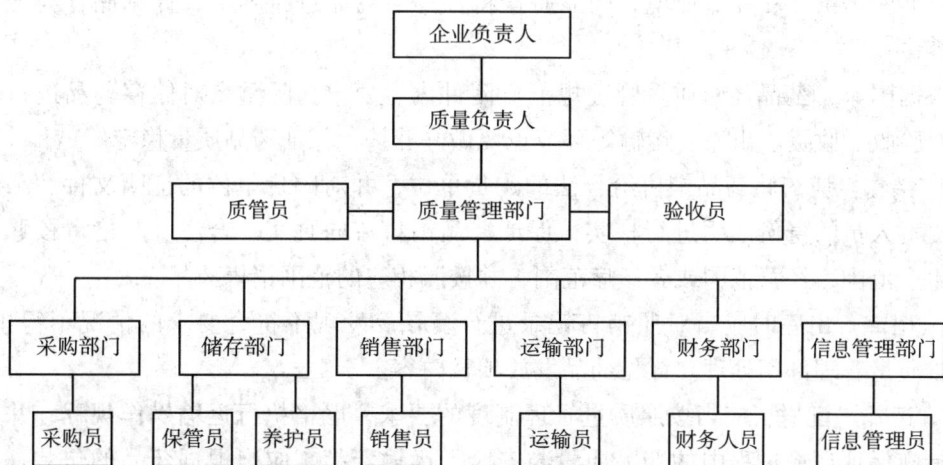

图1-1 组织机构图

（二）药品储存与养护业务流程 🔲 微课

1. 采购 采购活动前应当完成如下内容：确定供货单位的合法资格；确定所购入

药品的合法性；核实供货单位销售人员的合法资格；与供货单位签订质量保证协议。采购中涉及的首营企业、首营品种，采购部门应当填写相关申请表格，经过质量管理部门和企业质量负责人的审核批准。必要时应当组织实地考察，对供货单位质量管理体系进行评价。

你知道吗

首营企业如何审核？首营品种如何审核？

对首营企业的审核，应当查验加盖其公章原印章的以下资料，确认真实、有效：药品生产许可证或者药品经营许可证复印件；营业执照；《药品生产质量管理规范》认证证书或者《药品经营质量管理规范》认证证书复印件；相关印章、随货同行单（票）样式；开户户名、开户银行及账号。

采购首营品种应当审核药品的合法性，索取加盖供货单位公章原印章的药品生产或者进口批准证明文件复印件并予以审核，审核无误的方可采购。以上资料应当归入药品质量档案。核实、留存供货单位销售人员以下资料：加盖供货单位公章原印章的销售人员身份证复印件；加盖供货单位公章原印章和法定代表人印章或者签名的授权书，授权书应当载明被授权人姓名、身份证号码，以及授权销售的品种、地域、期限；供货单位及供货品种相关资料。

2. 收货与验收　收货员和验收员应当按照规定的程序和要求对到货药品逐批进行收货、验收，防止不合格药品入库。详见收货验收项目内容。

3. 储存与养护　保管员应当根据药品的质量特性对药品进行合理储存；养护人员应当根据库房条件、外部环境、药品质量特性等对药品进行养护，详见储存与养护项目内容。

根据国家《药品经营质量管理规范》附件内容要求，除重点对储存药品进行养护外，对验收、收货、出库、运输等环节也要做好养护，保证药品质量稳定。

4. 销售　应当将药品销售给合法的购货单位，并对购货单位的证明文件、采购人员及提货人员的身份证明进行核实，保证药品销售流向真实、合法。严格审核购货单位的生产范围、经营范围或者诊疗范围，并按照相应的范围销售药品。

5. 出库　出库时应当对照销售记录进行复核。发现不符合要求的情况不得出库，并报告质量管理部门处理。详见药品发放项目内容。

6. 运输与配送　应当按照质量管理制度的要求，严格执行运输操作规程，并采取有效措施保证运输过程中的药品质量与安全。运输药品，应当根据药品的包装、质量特性并针对车况、道路、天气等因素，选用适宜的运输工具，采取相应措施防止出现破损、污染等问题。发运药品时，应当检查运输工具，发现运输条件不符合规定的，不得发运。运输药品过程中，运载工具应当保持密闭。应当严格按照外包装标示的要求搬运、装卸药品。应当根据药品的温度控制要求，在运输过程中采取必要的保温或者冷藏、冷冻措施。运输过程中，药品不得直接接触冰袋、冰排等蓄冷剂，防止对药品质量造成影响。在冷藏、冷冻药品运输途中，应当实时监测并记录冷藏车、冷藏箱或者保温箱内的温度数据。如委托其他单位运输药品的，应当对承运方运输药品的质量保障能力进行审计，索取运输车辆的相关资料，符合 GSP 运输设施设备条件和要求的方可委托。

药品储存与养护业务流程如图 1-2 所示。

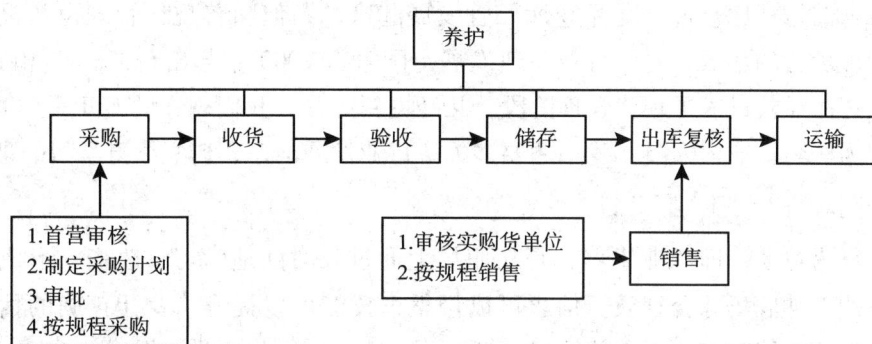

图 1-2 药品储存与养护业务流程

五、医药仓储人员应具备的职业素养

有人用大树理论来描述人的职业发展和职业素养的关系：每个人好比都是一棵树，都有机会长成大树，根系就是一个人职业素养的内在修养，枝、干、叶、外型就是其显现出来的职业素养的表象，要想树长得想枝繁叶茂，首先必须根系发达。一个人要想做好自己的职业，必须做好职业素养培养，尽管有的时候职业素养像埋在地下的根系不为人所察觉，但良好的职业素养是我们的职业发展的更好保障。医药仓储人员要在社会主义核心价值观的基础上，注意培养有专业特色的职业素养。在药品这种特殊的商品流通活动中，坚持诚实守信，依法依规经营，注意规范自身经营行为，保障药品经营质量，确保人体用药安全、有效。

（一）树立正确的职业信念

"职业信念"是职业素养的核心。良好的职业素养包涵了良好的职业道德，正面、积极的职业心态和正确的职业价值观意识，是一个成功职业人必须具备的核心素养。良好的职业信念应该是由诚实、守信、守法、爱岗、敬业、忠诚、奉献、正面、乐观、用心、开放、合作及始终如一等这些关键词组成，是世界观、价值观、人生观范畴的产物，是从出生到退休或至死亡逐步形成的，逐渐完善的。

工作者的职业信念对于企业来说至关重要，如果一个人基本的职业素养不够，例如诚实度不够，达不到够录用的标准。甚至有企业认为，如果职业信念缺乏，那么技能越高的人，其隐含的危险越大。

（二）持续提高职业知识技能

"职业知识技能"是做好一个职业应该具备的专业知识和能力。俗话说"三百六十行，行行出状元"，没有过硬的专业知识，没有精湛的职业技能，就无法把一件事情做好，就更不可能成为"状元"了。所以要把一件事情做好就必须具备良好的专业知识修养，坚持不断提高自己的技能水平，"大国工匠"就是我们提高职业知识技能的榜样。

医药仓储是从比较古老药品仓库保管发展起来的，但随着现代管理设备设施、现代企业管理理念的融入，这一行业飞速发展，国家自 2000 年起出台 GSP 等相关规范，使我国的药品经营进入了现代管理阶段，几经更新完善，我们现在的 GSP 是 2016 年修订的，作为医药行业内人员，我们还要多关注行业发展动态，树立终身学习的理念。

（三）持之以恒形成职业行为习惯

职业行为习惯，即职业素养，是在职场上通过长时间地学习、改变、形成、进而变成习惯的一种职场综合素质。信念可以调整，技能可以提升。要让正确的信念、良好的技能发挥作用就需要不断的练习、练习、再练习，直到成为习惯。

职业素养是指职业在内的规范和要求，是在职业过程中表现出来的综合品质。医药行业从业人员必须具备高度的医药职业素养，自觉的用职业道德标准，严格要求自己树立通过本职工作服务于人民，奉献于社会的思想，护佑健康，保护生命。

在执行行业规范时蕴含着安全意识、卫生意识、质量意识，承载健康与生命意识。在质检中养成数据真实，尊重客观事实，为患者的健康担负起药品入市最重要关卡的意识。在物流零售中，当职业素养与经济利益个人利益有所冲突时，良好的道德品质才能赢得各种利益的博弈。在接触药品的环节，始终意识到产品的特殊性，以此来规范自己的行为和养成自身的职业素养。医药行业是一个特殊的行业，职业道德素养的养成和行业规范行为意识的养成比专业知识和专业技能的学习更重要，走出医药院校的失败者可能是知识技能水平不高，但绝不能是医德或药德不高。做好自己最本职的工作，也就是具备了最好的职业素养。

实训一　医药物流企业参观

一、实训目的

通过参观实训，让学生在理论学习的基础上，了解药品的储存与养护的职场环境、场地、设备及用具的实地设置情况，学会药品储存与养护业务流程，填写参观记录。

二、实训原理

医药企业仓库的的职场环境、场地、设备、用具及业务流程应当符合 2016 版《药品经营质量管理规范》中的要求。

三、实训器材

1. 操作场所 模拟药品库房。

2. 器具材料 药品与地面之间有效隔离的设备；避光、通风、防潮、防虫、防鼠等设备；有效调控温湿度及室内外空气交换的设备；自动监测、记录库房温湿度的设备；符合储存作业要求的照明设备；用于零货拣选、拼箱发货操作及复核的作业区域和设备；包装物料的存放场所；验收、发货、退货等的专用场所及标牌。

3. 活动所需表格 医药物流企业参观记录表。

四、实训操作

（一）库房及环境观察

1. 药品储存作业区、辅助作业区应当与办公区和生活区分开一定距离或者有隔离措施。

2. 库房内外环境整洁，无污染源，库区地面硬化或者绿化。

3. 库房有可靠的安全防护措施，能够对无关人员进入实行可控管理，防止药品被盗、替换或者混入假药。

4. 有防止室外装卸、搬运、接收、发运等作业受异常天气影响的措施。

（二）设施设备观察

1. 药品与地面之间有效隔离的设备。

2. 避光、通风、防潮、防虫、防鼠等设备。

3. 有效调控温湿度及室内外空气交换的设备。

4. 自动监测、记录库房温湿度的设备。

5. 符合储存作业要求的照明设备。

6. 用于零货拣选、拼箱发货操作及复核的作业区域和设备。

7. 验收、发货、退货等的专用场所及标牌。

（三）对以上库房、环境、设施设备的观察疑问进行提问

1. 对库房及环境如何达到规定要求或者如何达到其功能的疑问进行提问。

2. 对设施设备如何达到规定要求或者如何达到其功能的疑问进行提问。

（四）回答问题

1. 回答库房及环境如何达到相关要求的问题。

2. 回答设施设备如何达到相关要求的问题。

（五）填写参观记录

在在参观记录单上根据自己的参观所得，按要求在相应位置上写出自己的看法。

五、实训记录

表1-1 库房及环境参观记录

时间：_____ 班级：_____ 姓名：_____ 学号：_____

序号	参观项目	你认为库房是否达到了要求，是如何做到的	备注
1	各区域有效分开		
2	环境整洁		
3	内面光滑，严密		
4	安全设施		
5	有室外防止作业受天气影响的措施		

表1-2 设施设备境参观记录

时间：_____ 班级：_____ 姓名：_____ 学号：_____

序号	参观项目	你认为设备是否达到了要求，是如何做到的	备注
1	与地面有效隔离的设备		
2	避光、通风、防潮、防虫、防鼠等设备		
3	有效调控温湿度及室内外空气交换的设备		
4	自动监测、记录库房温湿度的设备		
5	符合储存作业要求的照明设备		
6	用于零货拣选、拼箱发货操作及复核的作业区域和设备		
7	验收、发货、退货等的专用场所及标牌		

六、实训考核

表1-3 医药物流企业参观 实训考核表

项目	考核要求	分值	得分
参观纪律	按时出勤，不做与参观无关的事	20	
库房与环境参观	认真观察，勤于思考，听从指挥	10	
对库房与环境提出问题	问题质量高，对学习有启发	10	
对库房与环境问题的回答	积极回答问题，回答正确	20	
设施设备参观	认真观察，勤于思考，听从指挥	10	
对设施设备提出问题	问题质量高，对学习有启发	10	
对设施设备问题的回答	积极回答问题，回答正确	20	
合　计		100	

注：每错1处扣1分，扣完为止。

目标检测

一、单选题

1. 下列对药品仓储计算机系统叙述错误的是（　　　）

　A. 药品质量不必可追溯，满足药品电子监管的实施条件即可

　B. 计算机系统应当有支持系统正常运行的服务器和终端机

　C. 有安全、稳定的网络环境，有固定接入互联网的方式和安全可靠的信息平台

　D. 有实现部门之间、岗位之间信息传输和数据共享的局域网

2. 下列不需要药品储存与养护的环节是（　　　）

　A. 药品生产原料药的储备　　　　　　B. 药品流通的储存

　C. 一般商品的储备　　　　　　　　　D. 医院药房的药品储备

3. 下列哪项不是药品储存与养护的作用（　　　）

　A. 确保药品在储存过程中的安全，保证药品的使用价值

　B. 把住流通药品质量关，防止不合格药品进入流通领域

　C. 做好药品的流通，满足人民防治疾病的需要量

　D. 不关注提高企业的经济效益

4. 药品储存与养护业务流程不包括下列哪个环节（　　　）

　A. 采购　　　　　　　　　　　　　　B. 收货与验收

　C. 出库　　　　　　　　　　　　　　D. 质量管理部

5. 下列哪一项不是医药仓储人员应该具备的职业素养（　　　）

　A. 经济效益第一　　　　　　　　　　B. 诚实守信

　C. 依法经营　　　　　　　　　　　　D. 保障药品质量

二、多选题

1. 药品储存与养护的基本任务包括（　　　）

　A. 组织药品的合理储存

　B. 准确迅速地完成收货发货业务

　C. 做好药品的保管养护

　D. 提高仓储的使用效率，降低储存费用

2. 药品仓储的库房及环境要求包括（　　　）

　A. 药品储存作业区、辅助作业区应当与办公区和生活区分开一定距离或者有隔离措施

　B. 库房内外环境整洁，无污染源，库区地面硬化或者绿化

　C. 库房内墙、顶光洁，地面平整，门窗结构严密

　D. 库房有可靠的安全防护措施，能够对无关人员进入实行可控管理，防止药品

被盗、替换或者混入假药

3. 运输药品可以使用（　　　）

    A. 封闭式货物运输工具　　　　　　B. 封闭式载客运输工具

    C. 半封闭式货物运输工具　　　　　　D. 冷藏车

三、思考题

1. 什么是药品储存与养护？

2. 药品储存与养护是如何组织实施的？

书网融合……

微课　　　　自测题

▶▶项目二 药品仓库体验

PPT

学习目标

知识要求

1. **掌握** 仓库体验的工作任务及流程、药品分库分区储存的原则。
2. **熟悉** 仓库内部环境、货架布局及设施设备要求。
3. **了解** 仓库的类型及库区布局、安全管理规范。

能力要求

1. 能够进行仓库简单规划、进行设施设备的操作。
2. 能够对仓库进行布置、药品进行分区分类储存。

☞实例分析

实例 上海医药物流中心是目前国内规模较大的医药类物流公司。上海医药物流中心在上海地区拥有6大库区，能够满足医药商业、制造业、零售业等各种业态的物流需求为医药及医疗器械等产品提供物流服务。

仓库类型：第三方物流仓库、物流配送仓库专业仓库、机械化仓库、自动化仓库、信息化管理仓库。设施条件：多种温控库区立体交叉满足不同货物存储要求冷藏库1200平方米，温度控制在2~8℃；阴凉库37500平方米温度控制在20℃；保温库1756平方米，温度控制在15~25℃；常温库8000平方米温度控制在2~30℃；医疗器械库4000平方米，室温管理。自动立体仓库面积占全库面积50%以上。拥有108辆运输车辆，其中冷藏车6辆。安装GPS系统进行全程运输跟踪。WMS系统与ERP系统无缝对接支持库位管理。

服务功能：实施24小时值班制开通2小时急送业务建立完备的应急预案致力于成为专业的医药物流企业。

分析 请问你知道药品分库分区储存的原则吗？

一、仓库的主要流程体验

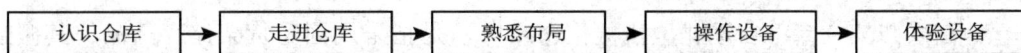

| 认识仓库 | → | 走进仓库 | → | 熟悉布局 | → | 操作设备 | → | 体验设备 |

图1-3 体验仓库流程图

二、药品仓库类型、库区布局

仓库是保管、储存物品的建筑物和场所的总称。仓储是指通过仓库对物资进行贮藏、保护和管理。随着物流业的快速发展，现代仓库不再仅仅被用于储存和保管货物，还同时担负着流通加工、包装、配送、物流信息服务等功能。

（一）按照 GSP 要求分类

1. 药品所处的状态标识要求　状态标识要求仓库分为待验库（黄色标牌），合格品库（绿色标牌），发货库（绿色标牌），不合格品库（红色标牌），退货库（黄色标牌），中药饮片零货称取专库（绿色标牌）。

2. 温湿度管理要求　按温度要求可划分为冷库（2～10℃），阴凉库（≤20℃），常温库（10～30℃）；相对湿度为 35%～75%。

3. 特殊管理要求　须设置麻醉药品库、（一类）精神药品库、（医疗）用毒性药品库、放射性药品库、危险品库。

4. 其他基本要求　砖混或钢混结构的无窗建筑，基本设施牢固，具有抗撞击打能力，装有钢制保险房门，双门双锁，备有防盗、防火、报警装置，专用仓库与 110 联网。

（二）按所处的领域分类

1. 生产企业仓库　是指处在生产领域里的物资仓库。它是工业企业的一部分，不是一个独立的经济单位。其作用主要是对生产所需的物料需求进行调节。

2. 流通仓库　是指处在流通领域的物资仓库。其作用主要是对市场上商品的供需状况进行调节。

（三）按用途分类

1. 自营仓库　是指由企业或各类组织自营自管，为自身的货物提供储存服务的仓库。

2. 公共仓库　是指面向社会提供货物储存服务，收取储存保管费用的仓库。

3. 保税仓库　是指经海关批准，在海关监管下，专供存放未办理关税手续而入境或过境货物的场所。

（四）按结构和构造分类

1. 平房仓库　即单层建筑仓库，其结构较为简单，有效高度一般不超过 5～6m 的仓库。

2. 多层仓库（或楼房仓库）　是指两层以上的仓库。楼房各层间依靠垂直运输机械联系，也有的楼层间以坡道相连。

3. 高层货架仓库（自动化、机械化仓库）　是指采用固定货架储存药品，其搬运设置自动化装置并由计算机控制出入库作业，使保管与装卸全部实现无人化、自动化操作的一种高效、节约仓库空间的立体型自动化仓库。

4. 罐式仓库　以各种罐体为储存库的大型容器型仓库。

（五）仓库的库区布局

1. 仓储作业区　是仓库的主体部分与主要业务场所，是指仓库用于收发药品储存、整理、分类、加工、包装的场所，其中包括各个库房、通道以及与储存作业相关的场地。

2. 辅助作业区 是仓储作业的辅助场所，主要是为药品储存保管业务服务的。一般包括存放包装材料的仓库和停放搬运装卸机械或工具等的场所。

3. 行政生活区 是仓库的行政管理机构和生活服务设施的所在地，包括办公室、业务洽谈室、汽车队、食堂、保安警卫室、浴室、文体活动室等。

> **请你想一想**
> 生物制品（疫苗、血液制品等）应该储存在哪类库房？

三、药品仓储设备及设备管理 📱微课

在储存与养护中，药品仓库起着极为重要的作用，具备很多重要功能。同时仓储活动也离不开仓储设备的支持。仓储设备是指仓库进行生产和辅助作业以及保证安全作业所必需的各种机械设备的总称。仓储设备按照功能可分为：储存设备、搬运设备、计量与分拣设备、养护设备、安全设备等。

（一）储存设备

1. 货架

（1）货架的概念 货架泛指存放货物的架子。在仓库设备中，货架是指专门用于存放单元化物品和成件物品的保管设备。货架在仓库中占有非常重要的地位，随着现代商业的迅猛发展，物流量的大幅度增加，为实现仓库的现代化管理，改善仓库的功能，不仅要求货架数量多，而且要求货架功能多，并能实现机械化、自动化。

（2）货架的分类 部分如图 1-4 所示。

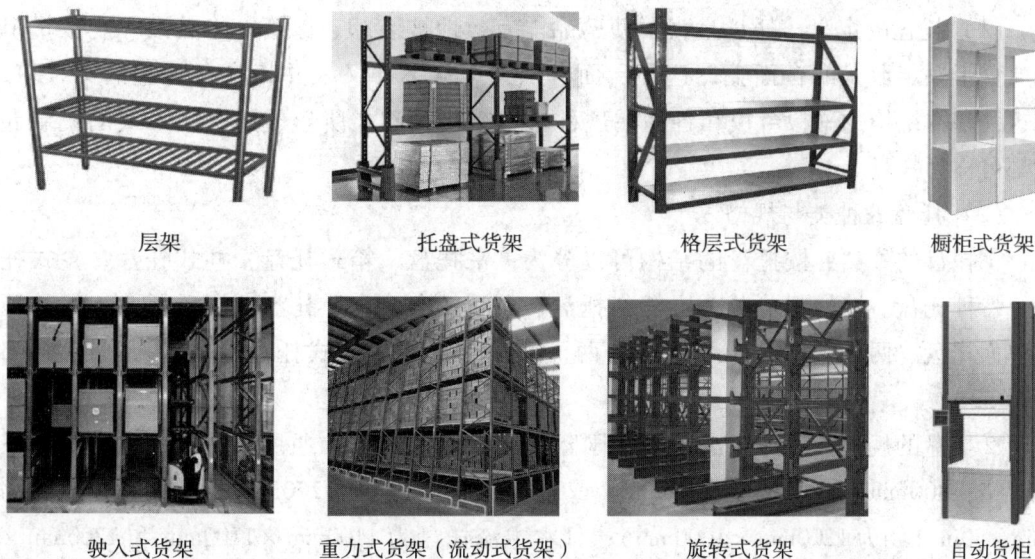

| 层架 | 托盘式货架 | 格层式货架 | 橱柜式货架 |

| 驶入式货架 | 重力式货架（流动式货架） | 旋转式货架 | 自动货柜 |

图 1-4 各种货架

①层架：层架具有结构简单、省料、适用性强等特点，便于作业的收发，但存放药品数量有限，是人工作业仓库的主要储存设备。

②托盘式货架：托盘货架优点是存取方便、利于拣取、适用于品种重量、批量一般的储存。层高通常在6m以下，以3～5层为宜。此外，它可任意调整组合，施工简易，经济实惠，出入库不受先后顺序的影响，一般的叉车都可使用。

③层格式货架：一般说来，每格原则上只能放一种药品，药品不易混淆，其缺点是层间光线暗，存放数量少，主要用于规格复杂多样，必须互相间隔开的物品。

④橱柜式货架：此类货架属于封闭式货架的一种，具有防尘、防湿、避光的作用，用于比较贵重的小件物品的存放，或用于怕尘土、怕湿的贵重药品存放。

⑤驶入式货架：这种货架的特点是叉车直接驶入货架进行作业，是高密度存放药品的重要货架，库容利用率可达90%以上，但是很难实现先进先出。

⑥重力式货架（流动式货架）：密集程度很高，减少了通道数量，可有效节约仓库的面积，在出入库时，工具不互相交叉，不互相干扰，从而使事故率降低，安全性增加。

⑦旋转式货架：可分为水平式和垂直式两种，旋转式货架占地空间小，存放品种多，可以灵活储存各种尺寸的药品，方便安排出入库作业。主要用于出入库频率高、多品种拣选配送中心等场所。

⑧自动货柜：自动货柜是集声、光、电及计算机管理为一体的高度自动化的全封闭储存设备。通过计算机、条形码识别器等智能工具进行管理，使用非常方便，只要按动按键，内存药品即到进出平台，可自动统计自动查找，适用于体积小，价值高的物品的储存管理。

2. 托盘

（1）托盘的定义　托盘是为了使药品能有效地被装卸、保管，将其按一定数量组合放置于一定形状的台面上，这种台面有供叉车从下部叉入并将台板托起的叉入口，以这种基本结构的平板台板和各种在这种基本结构基础上所形成的各种形式的集装起居都可称为托盘。

（2）托盘的种类与规格

①托盘的种类：按托盘的结构可以分为：平托盘、箱式托盘、柱式托盘、轮式托盘、特种托盘。按材料可分为：塑料托盘、金属托盘、木质托盘、纸质托盘。另外还有单面托盘、两面托盘；单面叉入、两面叉入、四面叉入式托盘等。部分如图1-5所示。

②托盘的规格：我国托盘规格与国际标准化组织规定的通用尺寸一致，主要有三个规格：800mm×1000mm、800mm×1200mm、1000mm×1200mm。美国主流托盘为48in×40in（约为1200mm×1000mm）；日本主流托盘为1100mm×1100mm和1200mm×1000mm。

A.平托盘标准单面木制托盘　　　　　　B.双面托盘

C.塑料托盘　　　　　　　　　　　　D.塑料托盘

图 1 - 5　各种托盘

（二）搬运设备

1. 搬运车　部分如图 1 - 6 所示。

（1）手推车　简单，以人力为主，适宜于路面上水平运送药品。手推车操作灵活、简单，回转半径小，适用于短距离搬运轻型药品。

（2）手动液压搬运车　是广泛用于仓库的轻小型搬运设备，货叉通过手动液压油泵抬起，用人工手拉使之行走。

（3）自动导引搬运车　是指具有电磁或光学导引装置，能够按照预定的导引线路行走，具有小车运行和停车装置、安全保护装置以及具有各种移动功能的运输小车。

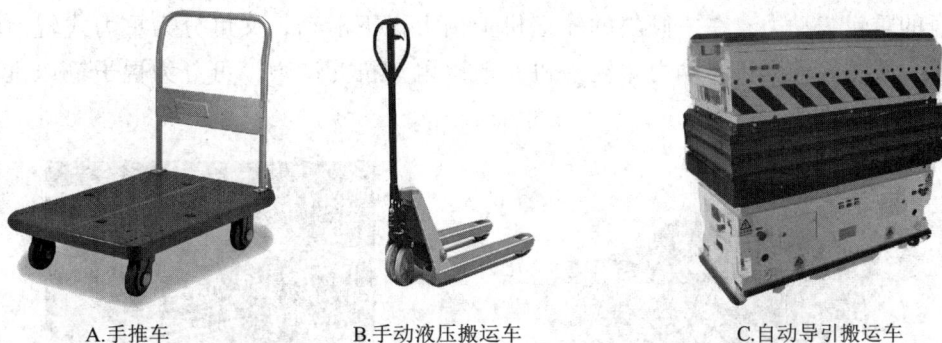

A.手推车　　　　　　B.手动液压搬运车　　　　　　C.自动导引搬运车

图 1 - 6　各种搬运车

2. 叉车　叉车又称铲车，叉式装卸车，是一种无轨轮胎行走式装卸搬运车辆，对包装件以及托盘、集装箱等货物进行装卸、堆码、拆跺、短途搬运等作业，是托盘运输、集装箱运输必不可少的设备。具有操作灵活、减轻劳动强度、提高装卸搬运效率、缩短装卸时间、提高仓容利用率等优点。

　　叉车的种类很多，按照动力装置可分为：电动式叉车：以蓄电瓶和直流电作为动力装置，其优点是噪声小，不污染环境，操作简便，营运费用低。适于室内作业，搬运距离较短。内燃式叉车：以内燃机作为动力装置，可分为汽油式、柴油式、液化气式；其优点是输出功率大，可长时间作业。缺点是噪声大，排放的废气污染环境，操作比较复杂。按照结构和用途不同可分为：平衡重式叉车、插腿式叉车、前移式叉车、侧面式叉车、其他用途叉车（图1-7）。

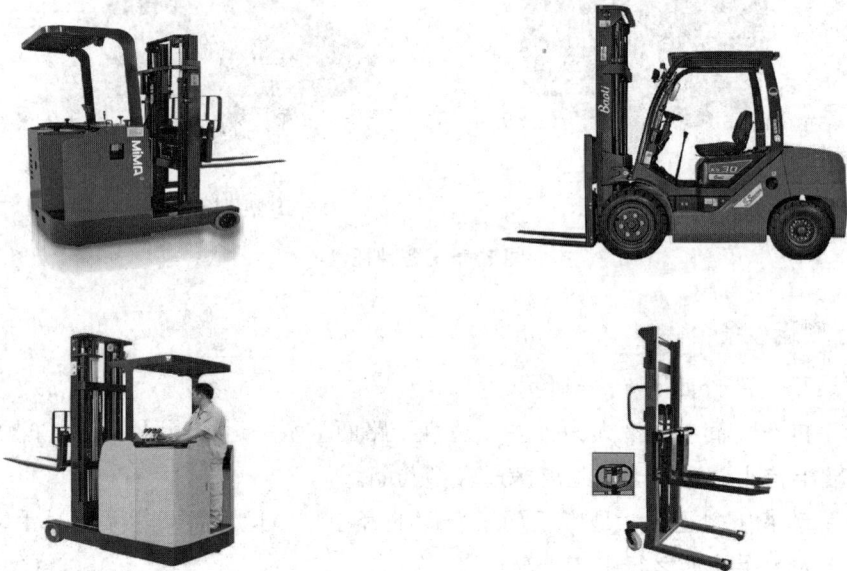

图1-7　各种叉车

　　3. 输送机　输送机按有无动力来源分重力式、动力式。重力式输送机是以输送物品本身的重量为动力，在一倾斜的输送机上由上而下滑动，又可分为重力式辊筒输送机和重力式滚轮输送机。动力式输送机一般以电动机为动力，可分为棍子输送机和皮带式输送机（图1-8）。

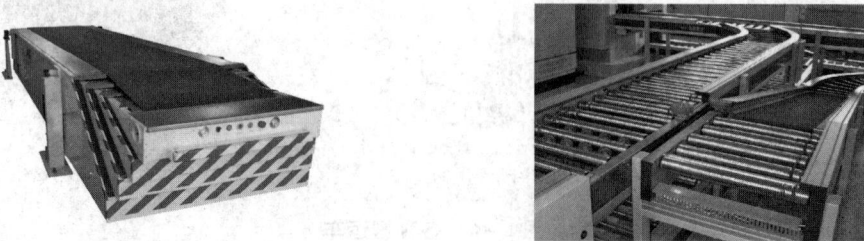

图1-8　皮带式输送机图和棍子输送机

　　4. 堆垛机　堆垛机是专门用来堆码货跺或提升货物的机械普通仓库使用的堆垛机

是一种构造简单、用于辅助人工堆垛、可移动的小型货物垂直提升设备。巷道式自动堆垛机则是自动化立体仓库内的主要作业机械（图1-9）。

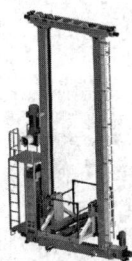

A.立体库堆垛机   B.自动堆垛机

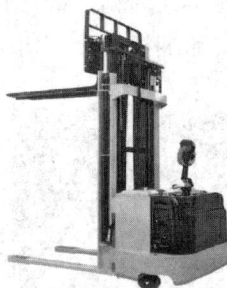

图1-9 各种堆垛机

（三）计量与分拣设备

1. 计量设备 计量设备是物品进出库的计量、点数，以及在库盘点、检查中经常使用的度量衡设备，在现代医药仓库中，可以利用电子收货系统对到库的货物进行计量检验，也可以利用电子技术、自动计数装置对在库物品进行管理。

（1）电子收货系统 仓库电子收货系统即当货物到达仓库时，管理员持扫描器扫描托盘或包装上的条码，系统自动提取接收订单，从而使货物信息进入仓库管理系统，与订单进行电子核对。该系统可以实现货物快速登记，缩短收发时间，同时由于信息无需人工输入，大大提高了效率和准确率（图1-10）。

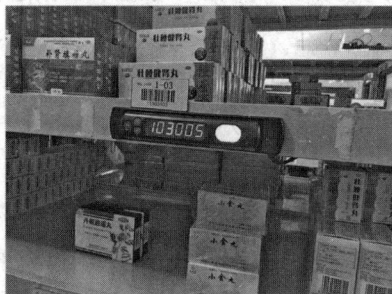

图1-10 电子标签数量显示装置

（2）出库数量显示装置 是一种计算的计量装置，安装于多品种、少批量、多批次的拣选式货架上，每当取出一件，相应的显示装置上就显示出数量指示，可观察并确认拣选数量，库存数量。此种装置可以防止计数的混乱、防止差错，所以应用广泛。

2. 分拣设备 分拣是为了进行输送、配送，把很多货物按照不同品种、不同地点和不同单位分配到所设置的不同场地的一种物料搬运活动，也是将物品从集中到分散的处理过程。因此，物品分拣的关键是对物品的取向的识别、识别信息的处理和对物品的分流处理。按照分拣方式的不同可分为：人工分拣、自动分拣。人工分拣，基本上是人工搬运，把所需的货物分门别类地送到指定地点，利用最简单的器具和手推车等，这种方式工作量较大，效率较低，差错率较高。自动分拣，从货物进入分拣系统到指定的分配位置为止，都是按照人们制定的操作程序自动来完成的。自动分拣机又分为：翻盘式和翻板式分拣机、滑块式分拣机、辊筒式分拣机等（图 1-11）。

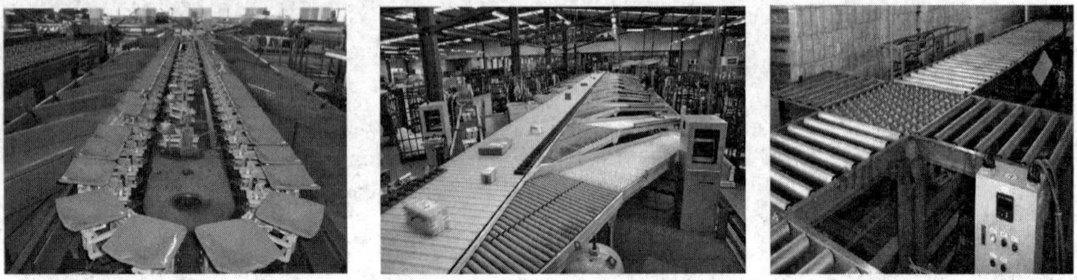

A.翻盘式和翻板式分拣机　　　　B.滑块式分拣机　　　　C.辊筒式分拣机

图 1-11　各种分拣设备

（四）养护设备

库房应当配备以下设施设备：避光、通风、防潮、防虫、防鼠等设备；有效调控温湿度及室内外空气交换的设备；自动监测、记录库房温湿度的设备；符合储存作业要求的照明设备。具体如：测温湿度检测仪、除湿机、加湿器、空调、排风扇、吸潮机、擦锈机、烘干箱、温湿度计、空气调节器、红外线装置、风幕装置、电冰箱、千分之一分析天平、澄明度检测仪、标准比色液等。同时经营中药材、中药饮片的，还应配备水分测定仪、紫外荧光灯、解剖镜或显微镜。医疗器械经营企业仓库应建立验收养护室，备有稳压装置的交直流两用电源，接触良好的接地线和操作工作台，并配备万用表、兆欧表等操作工具。

储存、运输冷藏、冷冻药品的，应当配备以下设施设备：与其经营规模和品种相适应的冷库，储存疫苗的应当配备两个以上独立冷库；用于冷库温度自动监测、显示、记录、调控、报警的设备；冷库制冷设备的备用发电机组或者双回路供电系统；运输冷藏、冷冻药品的冷藏车及车载冷藏箱、保温箱应当符合药品运输过程中对温度控制的要求。冷藏车具有自动调控温度、显示温度、存储和读取温度监测数据的功能；冷藏箱及保温箱具有外部显示和采集箱体内温度数据的功能。储存、运输设施设备的定期检查、清洁和维护应当由专人负责，并建立记录和档案。

（五）仓库安全设备

仓库安全设备主要包括消防安全设备，如灭火器、消防栓防范系统，如防尘、防霉、防污染、防鼠虫设备监控系统，如电视监控、网络视频监控系统电器设备，如变压器、电动机防暴灯（危险库）防雷装置，如避雷针、避雷器。

（六）仓库设备管理

1. 什么是仓库设备管理

（1）仓库设备的寿命周期　设备的寿命周期是指设备从规划、设计、制造、购置、安装、调试、维护，直到更新报废所经历的整个过程（图1－12）。

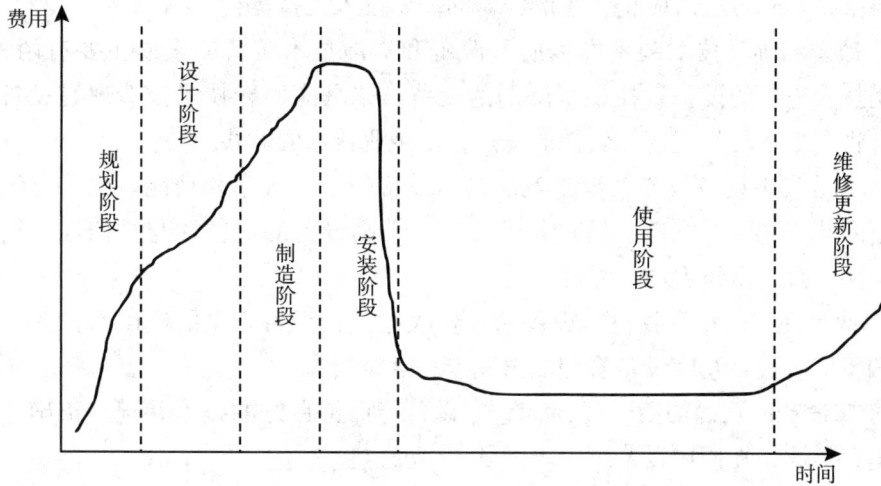

图1－12 仓库设备寿命周期内费用支出的发展变化规律

（2）寿命周期费用 寿命周期费用主要由原始费用和维持费用两大部分组成，包括设备在整个寿命周期所产生的费用总合。

（3）设备的综合效益 设备的综合效益是指设备寿命周期的输出与设备寿命周期费用的比值。即

$$设备的综合效益 = \frac{设备寿命周期的输出}{设备寿命周期费用}$$

（4）设备的管理 设备有两种形态实物形态和价值形态。与设备的两种形态相对应，设备的管理也有两种方式，实物形态管理和价值形态管理。

①实物形态管理：设备的实物形态管理就是从设备实物形态运动过程出发，研究如何管理设备实物的可靠性、工艺性、安全性、环保性以及使用过程中发生的磨损、性能劣化、检查、修复、改造等技术业务，其目的是使设备的性能和精确度处于良好的技术状态，确保设备的输出效能最佳。

②价值形态管理：设备的价值形态管理就是从经济效益角度研究设备价值的运动，即新设备的研制、投资及设备运行中的投资回收，运行中的损耗补偿，维修、技术改造的经济性评价等经济业务，其目的就是使设备的寿命周期费用最经济。

2. 仓储设备管理的任务 仓储设备管理的任务，就是要保证为仓储业务活动提供最优的技术设备，使商业仓储业务建立在最佳的物质技术基础上，选好、用好、修好各种设备，使设备能保持良好的技术状态，充分发挥设备的效能，保证商业仓储任务的全面完成。

（1）合理选用设备 要根据技术上先进、经济上合理的原则，通过全面规划、合理配置，对设备进行全面的技术经济评价，合理选用设备。

（2）保持设备完好 要通过正确安装、正确使用、精心维修、适时检修、安全作

业等环节，使设备始终处于完好的技术状态，使其工作性能能够满足生产工艺或物流作业的要求，随时可以适应企业生产经营的需要投入正常运行。

（3）改善和提高技术装备的素质　改善和提高技术装备的素质主要有两种途径，一是采用技术先进的设备替换技术陈旧的设备；二是应用新技术改造现有设备。后者通常具有投资少、时间短、见效快的优点，是企业首选的方式。

（4）充分发挥设备效能　设备效能是指设备的生产效率和功能。主要途径有：合理选用技术装备和工艺规范；通过技术改造，提高设备的可靠性与维修性、提高设备的可利用率；合理组织生产与维修。

（5）取得良好的投资收益　设备的投资收益是指设备产生的产出与投入之比。取得良好的投资收益是仓库设备管理的出发点和落脚点。

3. 仓库设备的正确使用　要保证仓库设备能保持良好的技术状况，正确、合理使用是关键，为此，在使用设备时要求做到以下几点。

（1）遵守操作规程和相关的规章制度　健全组织保障体系，做好设备安装工作。企业人员应树立关心设备、爱护设备的思想，人人参与设备管理。在使用前首先要严格按质量标准安装设备，安装后要经试运行验收合格才能投入使用。

（2）合理负荷，按额定标准使用　在安排设备工作量时，要根据设备本身的性能参数和物流作业量及科学的计算，合理确定设备工时定额。在使用中，既要充分发挥设备的效能，有利于提高设备的利用率，又要防止设备的过度疲劳和磨损，更不能超负荷使用。

（3）持证上岗，操作者必须经过培训，考试合格方准上岗　设备操作人员、使用人员必须熟知设备性能、操作和使用程序。要不断对操作使用人员进行技术培训，严格考核制度。合格的操作人员必须做到"四会四懂"，即懂性能、懂结构、懂原理、懂用途；会使用、会维护保养、会检查、会排除故障。

4. 仓库设备的维护保养

（1）仓库设备维护保养措施　要使仓库设备经常处于完好状态，除了正确使用设备之外，还要做好仓库设备的维护保养工作。虽然不同的设备其结构、性能和使用方法不同，但设备维护保养的基本工作内容是一致的，即清洁、安全、润滑、防腐、检查。

①清洁是指各种仓库设备要清洁，做到无灰、无尘、整齐，保持良好的工作环境。

②安全是指设备的保护装置要齐全，各种装置不漏水、不漏油、不漏气、不漏电，保证安全不出事故。

③润滑是指设备要定时、定点、定量加油，保证润滑面正常润滑，保证运转畅通。

④防腐是指要防止设备腐蚀，提高设备运行的可靠性和安全性。

⑤检查是指要对设备除了日常维护、定期维护，还要定期检查。

（2）仓库设备的三级保养制度　三级保养制度是以操作者为主对设备进行以保为主、保修并重的强制性维修制度。主要包括日常维护保养：搞好清洁卫生；检查设备润滑情况；定时、定点加油；紧固易松动的螺丝和零部件；检查设备是否有漏油、漏气、漏电情况；检查各防护、保险装置及操纵机构、是否灵敏可靠，零件是否完整。一级保养：对部分零部件进行拆卸

请你想一想

仓库的搬运设备主要有哪些类别？

清洗；部分配合间隙进行调整；除去设备表面斑迹和油污检查和调整润滑油路，保持通畅不漏；清洗附件和冷却装置。二级保养：对设备进行部分解体检查和修理；更换或修复磨损件，清洗、换油、检查修理电气部分，达到设备完好标准的要求。

四、仓库的色标管理

仓库管理人员要根据仓库作业的需要，按照仓库作业的功能特点、GSP 规范及 ISO9000 国际质量认证体系的要求，将仓库中需要设置验收、发货、退货的专用场所；用于零货拣选、拼箱发货操作及复核的作业区域；包装物料的存放场所；拆零销售的药品集中存放千拆零专柜或者专区；不合格药品专用存放场所；经营特殊管理的药品有符合国家规定的储存设施；经营中药材、中药饮片的，应当有专用的库房和养护工作场所，直接收购地产中药材的应当设置中药样品室（柜）。在药品储存时这些专门的库区都应实行色标管理。药品质量状态的色标区分标准为：合格药品 – 绿色；不合格药品 – 红色；待确定药品 – 黄色。

按照库房管理的实际需要，库房管理区域色标划分的统一标准是：待验药品库（或区）、退货药品库（或区）为黄色；合格药品库（或区）、待发药品库（或区）为绿色；不合格药品库（或区）为红色。三色标牌以底色为准，文字可以白色或黑色表刀，防止出现色标混乱（图 1 – 13）。即使在同一专门库（区）内，并应按照药品分类管理的要求和防止差错的原则对不同的类别、不同品种、不同批号、不同效期的药品进行一步的划区，做出适当的分开，悬挂醒目清楚又正确的指引标识。

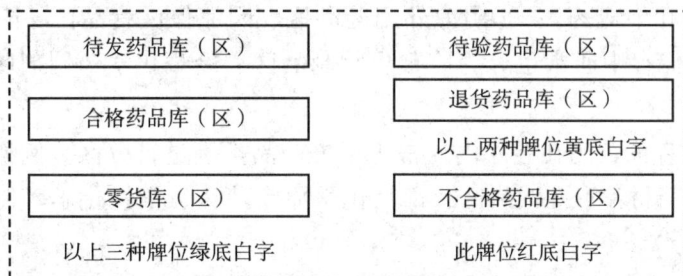

待发药品库（区）	待验药品库（区）
合格药品库（区）	退货药品库（区）
	以上两种牌位黄底白字
零货库（区）	不合格药品库（区）
以上三种牌位绿底白字	此牌位红底白字

图 1 – 13 色标管理

五、仓库的分类储存

（一）药品仓库分类储存要求

1. 药品分库分区储存的基本原则

（1）药品与非药品，必须分库或分区存放。

（2）内服药与外用药应分库或分区存放。

（3）中药材、中药饮片应与其他药品分库储存。

（4）仓库中性质相互影响，容易串味的药品应分库存放。

（5）品名或外包装容易混淆的品种，应分区或隔垛存放。

（6）批发仓库中麻醉药品，一类精神药品可存放在同一个专用麻醉药品库房内；二类精神药品与普通药品应分库或分区储存；仓库中毒性药品应专库（柜）存放；放射性药品应储存于特定的专用仓库内。

（7）药品中的危险品，应存放在专用危险品库内。

（8）药品应按用途或剂型分类陈列和储存；药品按批号堆码，不同批号的药品不得混垛，垛间距不小于5cm。

（9）保健食品、医疗器械、特殊用途化妆品和消毒用品等应分库或分区存放。

（10）药品中的原料药、中药提取物和药物制剂类应分库存放。

（11）药品储存作业区内不得存放与药品储存管理无关的物品。

（二）药品的分库、分区和分类储存

1. 分库

（1）根据药品的性质和类型进行分库　中药饮片、体外诊断试剂、生物制品、化学原料药以及实行专库储存的特殊药品（例如医疗用毒性药品等）和危险品等必须分库储存。

（2）根据温度要求分库　需要冷藏储存、阴凉储存和常温储存的药品必须进行分库。

2. 分区　按照类别、性质和储存数量，再结合仓库建筑、库内布局和设备条件等因素，将储存场所划分为若干库区，并规定某一库区存放某一类医药商品。

（1）同属于阴凉储存的药品可划分为　①阴凉普通药品区（用于储存需要阴凉储存的化学药制剂和中成药）；②阴凉外用药品区、阴凉保健食品区、阴凉医疗器械区等。在冷藏药品储存中通常也分为冷藏生物制品区、冷藏化学药制剂区、冷藏保健食品区等。

（2）专库储存的药品在专库内通常也根据药品类别进行分区。例如毒性药品库内通常分为：毒性药材和毒性饮片区、毒性化学原料药区、毒性化学药制剂区、阴凉储存柜等。

3. 分类　把同一货区的医药商品按照传统的分类习惯分为若干类，把同一类的医药商品摆在一起。库内的化学药制剂药品区通常按照药品的用途或适应证分为：解热镇痛抗炎药、抗生素药、心血管系统药、呼吸系统药、消化系统药等二十余种类别；中成药药品区通常按照药品的功能主治分为：解表药、清热药、肝胆肠胃药、妇科药、补益药等二十余种类别；冷藏库内的生物制品区通常也会按照疫苗、血液制品药物、抗毒素和抗血清，微生态活菌制品、重组DNA蛋白制品、重组单克隆抗体制品和诊断试剂等分类储存。

（三）医药商品自编码

1. 规划货位和货位编号 规划货位的原则：货位布置紧凑，仓库利用率高；方便收货、发货、检查、包装及装卸，合理灵活；保障堆垛和摆放均匀稳固，操作安全；通道流畅，行走便利。货位编号：在分区分类和划好货位的基础上，将存放药品的场所，按储存地点和位置排列，采用统一的标记，编上顺序号码，做出明显标志，以方便仓储作业。货位编号采用：用4段数字号码——对应库房（库区）＋货架（货区）＋层次（排次）＋列位（垛位）进行统一编号。4个数字号码对应：库房（库区）、货架（货区）、层次（排次）、货位（垛或列）

（1）库区号：整个仓库的库房编号。

（2）货架号：面向货架从左至右编号。

（3）货架层次号：从下层向上层依次编号。

（4）货架列号：面对货架从左侧起横向依次编号。

2. 医药商品自编码 自编码做为各单位自己编制的编码，每个单位的编码规则都有所不同，主要根据各单位的实际情况和自身需要而定，当然还要考虑人们的使用习惯和记忆方便。例如：

（1）类别编码 将每一类商品用数字来表示，分别是：药品－1，保健食品－2，普通食品－3，医疗器械－4，特殊用途化妆品－5，普通化妆品－6，消毒产品－7，卫生杀虫剂－8。其中，药品的类别编码为：在药品大类下，每一类型药品用1个数字代表：化学药制剂－1，中成药－2，中药饮片－3，中药材－4，生物制品－5，化学原料药－6，内服药与外用药编码为：内服药－1，外用药－2。

你知道吗

特殊管理药品相关规定

对于特殊管理的药品，需按照《药品管理法》《麻醉药品和精神药品管理条例》《医疗用毒性药品管理办法》《关于切实加强医疗用毒性药品监管的通知》《放射性药品管理办法》《药品易制毒化学品管理办法》《反兴奋剂条例》等相关规定进行储存。

六、库房安全管理

（一）仓库安全基本要求

仓库安全管理，要以预防事故为中心，进行预先安全分析与评估；要从总体出发，实行系统安全管理；要把安全管理工作列入仓库工作议事日程，作为一项经常性工作来抓，确保仓库物资和人员的安全。

1. 落实安全管理责任制 库房应建立完善的安全组织和安全检查制度。每栋库房都应设一名安全员，在仓库安全组织的具体领导下进行工作。建立安全岗位责任制，责任到人。做到人人有专职，事事有人管，件件有人抓，把安全管理工作列入仓库各级人员岗位责任制中，渗透到各个职能部门、业务小组中去，作为各级人员工作职责的重要内容加以落实。及时表彰安全管理工作先进典型，总结经验教训，对玩忽职守招致事故，监守自盗、严重渎职者，应视情节轻重，及时批评教育或绳之以法，使安全管理工作走向制度化。

2. 加强安全管理教育 仓库领导和有关部门要定期和不定期对仓库人员进行安全管理教育和安全常识教育，不断提高仓库人员对安全管理重要性和必要性的认识，使安全管理工作成为大家的自觉行动，做到群策群防，人人抓安全，事事讲安全，时时保安全。

3. 做好经常性安全检查工作 安全检查是抓好安全制度落实的一项经常性工作。仓库应定期或不定期组织安全工作检查，对检查中发现的问题和事故苗头，应及时分析研究和整改，不断完善安全管理工作。

检查的内容一般包括库区的保卫警戒情况，库房电源、热源和建筑物的安全情况，物资堆垛的安全情况，各种机械（自动化装置）技术性能及安全运行情况，各种安全设施的技术状况，各种安全制度的执行落实情况。

仓库安全管理检查按时段分以下三种：

（1）经常性的检查 每天上班前、下班后、作业前后，认真进行安全检查。对特殊天气（即雷雨、大风雪等天气）应及时对库房和重点设施进行安全检查。

（2）季节性的安全检查 每季度进行一次检查，每次检查应根据季节特点和仓库具体情况，明确检查重点。

（3）节日安全检查 重大节日前，仓库领导在节日安全教育的同时，应组织有关人员进行节日安全大检查，发现问题必须及时解决，消除隐患，确保仓库节日安全。

4. 加强业务学习和技术训练 仓库工作人员必须注意加强业务学习和技术训练。定期对物资性能和设备性能进行检查。对操作人员进行教育、训练、考核，经考核合格者才能允许上岗操作，不断提高业务能力和技术水平，确保人员和设备安全。

5. 防止泄密事故 对库存物资情况不得向外泄露，无关人员未经许可不得进入库房。库房各种单据、文件及资料不得随意摆放和随身携带，以防丢失。对雇用的临时人员应严格审查，临时人员不能在库房单独工作。

（二）特殊管理药品库房的安全要求

特殊管理药品（麻醉药品、精神药品、医疗用毒性药品、放射性药品）库房除达到一般库房要求外，还应做到：

1. 双人双锁制度 双人双锁制度是药材仓库广大工作者多年实践经验的总结，是防止保管的特殊管理药品丢失，收发差错，确保特殊管理药品数量准确的主要手段，必须落实。

2. 三铁一器制度 这项制度也是加强药品管理，防止被盗的必备条件。"三铁"

是指铁门、铁窗、铁柜，"一器"是指报警器。作为保管员应对"三铁一器"定期检查、维护保养，发现问题及时报告有关领导，尽快解决以保证制度的落实。

3. 严格对特殊管理药品保管员的管理 特殊管理药品的保管人员选用、教育应更加严格。从目前药材仓库的实际情况看，至少应有一名保管人员为干部党员；其次，业务领导应掌握好保管人员的思想脉搏，及时有针对性地做好工作；对确实有思想问题影响保管的应坚决调离。

（三）仓库安全组织实施

1. 库房安全员 每栋库房都应设一名安全员，在业务组安全组织的领导下开展工作，具体负责了解掌握库房人员的思想情况，物资储存的安全情况，机械车辆技术情况和各种安全设施的安全性能，针对情况及时上报，并提出消除隐患的措施。保管部门领导应加强对库房保管人员的管理教育，充分发挥库房安全员的作用，确保把事故隐患消灭在萌芽状态。

2. 库房安全措施及实施

（1）安全员严格落实检查制度，检查内容包括：库房门窗、电源情况、库存药材情况、设施设备情况等。发现问题应及时处理，并立即上报，以求尽快解决。

（2）注意观察了解本库人员的思想情况，有针对性地做好引导工作，必要时上报上级安全组织。对确实不适合在库房继续工作人员应及时建议调离岗位。仓库安全组织应对库房安全员进行培训，增强安全员的责任感和处理问题的能力。

（3）严格落实机械操作规程。库房应张贴、悬挂机械操作规程，库房人员应严格遵守规程，对违章操作者应该严肃处理。

（4）消防设施设备应齐全，技术状况良好，保管员应能熟练使用消防器材。库房应按规定放置适量的灭火器。库房安全员要做好对新保管员消防知识的学习和消防器材的使用训练。要制定消防知识的学习计划和消防器材的使用训练计划，并随时检查督促，保证学习训练效果。

（5）落实各种安全距离。剁距、墙距、通道、水源、火源都必须符合安全规定距离。应根据药材品种和性质、箱体重量、包装材料和包装形式确定适当的安全垛位高度。库房周围 5m 以内无高草、垃圾和易燃易爆物品。

（6）设置警示牌。一般库区有严禁烟火标志的，库房不再设置。库房应视情设置严禁入内、出入请换拖鞋等警示牌。

（7）易燃、易爆、易挥发等危险品要在阴凉通风专用仓库存放；药性相互有影响的药品要分开存放，搬运时防止剧烈震动和撞击倾倒。

你知道吗

安全用电小常识

日常检修不能少，安全用电要知道，用电设备勤维护，地线零线须接好。手提电动工器具，漏电保护要配齐，修理更换零部件，电源插头要拔掉。金属容器潮湿处，安全电压不能超，线路插接要规范，违章作业要记牢。用电容量要知道，线径选择很重要，只要用电不违规，安全生产保障好。

（四）消防知识

火灾具有极大危险性，能在短时间内毁灭大量物质财富，并威胁人们的生命安全。因为有些药材如乙醚、乙醇、氯乙烷、松节油、某些中药材等都易燃，有些药品还受高热、摩擦、冲击或与其他物质接触，能产生大量的气体和热量而引起爆炸。同时，药品的包装大多由木材、纸或塑料制成，也容易引起火灾。所以，消防工作是仓库安全工作的重要内容，仓库人员要严格遵守消防工作制度，懂得灭火知识，学会使用一般消防器材，熟悉火警信号。消防工作要积极贯彻"以防为主，防消结合"的思想。

1. 燃烧条件与灭火方法

（1）燃烧条件 燃烧是一种放热、发光、剧烈的化学反应，必须同时具备以下三个条件，相互作用，燃烧才会发生。

①要有可燃物：可燃物有固体、气体和液体三种。

②要有助燃物：凡能帮助和支持燃烧的物质都叫助燃物。如空气中的氧气（一般含有21%左右）、氧化剂等。可燃物与氧或其他氧化剂必须有一定数量比例。如燃烧时空气中的氧气含量降到16%以下，火便会熄灭。

③要达到一定的温度：可燃物在外界因素的影响下，温度上升到它的燃点时，才会发生燃烧。火源和热源等都能使可燃物加热到其燃点而燃烧。

（2）灭火方法 根据燃烧发生的条件，要灭火，就必须用各种手段破坏燃烧的三个条件的任何一个或全部条件。

①冷却法灭火就是用灭火剂或是水直接喷射到燃烧物上，使其温度降低到燃点以下，燃烧就会停止。除冷却燃烧物外，还要冷却燃烧物附近的可燃物或建筑物。

②窒息法灭火就是用阻止空气流入燃烧物周围，使燃烧物与空气隔绝，或是冲淡空气，使燃烧物得不到充足的氧气而熄灭。如用湿麻袋、细黄沙、泡沫等不燃烧物或难燃物覆盖在燃烧物上；或用水蒸气、二氧化碳等冲淡燃烧的空气；或封闭建筑物设备门窗、孔洞等各种手段来窒息火源，从而达到灭火目的。

③隔离法灭火就是将燃烧物周围的可燃物资隔离移开，使燃烧因缺少可燃物而停止。如搬走火源附近的可燃易爆物品，减少或阻止可燃物进入燃烧区等。

④抑制法灭火，也叫化学中断法，就是用含氟、溴的化学灭火剂喷射火焰，让灭火剂参加到燃烧反应，使游离基的连锁反应中断，达到灭火的目的。

在灭火时，要注意当时的风向和风速，搞清燃烧物资的品种，采取有效的灭火方法，迅速扑灭火灾。

2. 仓库发生火灾的原因 仓库发生火灾的原因是多方面的，大致有以下几种情况：

（1）人为纵火 敌特、刑事犯罪分子纵火；个别人因矛盾激化等情况而纵火引起的仓库火灾。

（2）违章失火 违章失火，往往是因思想麻痹，违反安全制度而引起失火。如将有机氧化剂和无机氧化剂混放、违章吸烟、乱扔烟头、违章作业、用火不慎、在库区烧荒等引起火灾。

（3）电器失火 造成电器失火的原因大致有：

①短路：通常是导线的绝缘体陈旧、损坏、线芯裸露，或用金属捆扎导线，或是把线挂在钉子上，由于日久磨损、老化、锈腐以致导线绝缘破坏，在遇上超电压时，绝缘被击穿造成短路。短路时，产生高温和电火花，导致导线燃烧造成火灾。

②超负荷：这主要是指线路中的电流超过安全载流量。如导线过细，乱拉乱接电线，过多接入并联负载等都会导致线路超载；使用电器功率过大，线芯发热，严重时会引起燃烧造成火灾。

③接触电阻过大：导线与导线、导线与设备线的连接处不紧密或有松动，使接触处电阻很大，产生局部过热，引起导线或附近可燃物资燃烧引起火灾。

④电火花和电弧：短路、接线处松动会产生电火花或电弧，此外房外的裸线如果松弛摆动时，由于电磁场的作用，也会产生电火花或电弧，若落在易燃物资上也可引起燃烧造成火灾。

⑤照明电器使用不当：使用功率大的灯泡，表面温度很高，会烤燃距离近的可燃物资；灯泡被打碎，炙热的灯丝落在易燃物资上也可引起燃烧造成火灾。

（4）自燃起火 一些化学危险物品由于包装破损、遇水、受潮会发生自燃。由于摩擦产生热能，使其他可燃物资受热自燃。如机械设备运转中缺乏润滑油或缠绕纤维物，因摩擦产生热能，使可燃物资受热自燃。

（5）雷电起火 雷电是雷雨云之间或雷雨云与地面（含建筑物、树等）之间的放电现象。雷电起火一般由以下几种情况。

①直接雷击：雷云对地直接放电称为雷击。雷电击中库房或物资，可马上引起燃烧造成火灾，预防雷击的有效方法是使用避雷针。有的仓库地处雷电区，应设置和检查避雷设施，以防雷击起火。

②雷电感应：雷电的静电感应和电磁感应所产生的放电火花，也能引起燃烧造成火灾。

③沿架空线引入高电位：雷电直接击中架空线，或是架空线附近遭雷击而受雷电感应，架空线就会引入高电位，使电气设备产生超高电压，引起绝缘被击穿和短路造成火灾。

3. 消防设备 仓库的消防设备，应根据库区的范围和库区条件，按规定统一设定。消防设施设备一般包括消防车、灭火器、给水设施、简易的消防工具和火灾报警设备等。

（1）消防车 是仓库消防的主要设备，消防车类型不同，所安装的设备及配备的器材也有所不同，但它的用途是将灭火人员、灭火剂和灭火器材迅速运到火灾现场，立即投入扑救工作。

（2）消防给水设备 有自来水设备的仓库应该设置消防栓；没有自来水设施的必

须在库内设置蓄水池或水井，同时还必须配备一定数量的消防泵、水龙带和喷水枪等。所有设施设备都必须经常检查、维护保养，保持良好的状态，保证应急时能够使用。

（3）灭火剂与灭火器　灭火剂种类很多，水是仓库扑救火灾最常用的一种灭火剂。水能灭火，主要是水起冷却作用，降低燃烧的温度。同时，水遇上高温迅速气化，在燃烧物周围产生大量的水蒸汽，冲淡了燃烧区空气中的氧气浓度，起着隔绝空气的作用。但能浮于水面的物资和未断路的电器着火不能用水扑救，因为水在电作用下会生成可燃气体。用水龙带灭火，要重点喷射，火灾大时要集中在火源发生处喷射，以阻止其蔓延。

灭火器是一种轻便的灭火工具。灭火器内装有各种不同的灭火剂，对扑灭初起的火灾都有很好的效果，常用灭火器有：

①水型灭火器：一般包括酸碱灭火器和清水灭火器。

②泡沫式灭火器：一般有手提式泡沫灭火器和推车式泡沫灭火器。

③干粉型灭火器：一般包括碳酸氢钠和磷酸铵盐干粉灭火器。

④二氧化碳灭火器：一般有手提式二氧化碳灭火器和推车式二氧化碳灭火器。

⑤卤代烷型灭火器：一般包括1211灭火器和1301灭火器。

（4）简易消防工具　仓库常用的简易消防工具应备有砂桶（箱）、水桶、水池（或水缸）、消防斧、铁锹、火钩、镐等。

简易消防工具应涂上红油漆，标明"消防"字样，并定点存放，专人管理，经常检查、维护保养，以保持完好状态。

（5）火灾报警设备　为及时扑救火灾，仓库应设置报警设备，如火灾自动报警器，这是火灾报警的自动化先进装置。其种类较多，有感烟、感光、感温、气敏等。此外还有紫外线和红外线自动报警器等都能及时发出报警讯号。

4. 火的分类和各种火灾适宜的灭火器材

（1）火分为五类，分为A类、B类、C类、D类、E类。

①A类：指固体可燃烧物燃烧的火。如木材、棉花、毛、麻及其织物，纸张，橡胶，氯酸钾，赤磷，硝酸钾，硫磺，樟脑，萘，漂白粉等。

②B类：指可燃性液体燃烧的火。如汽油、煤油、柴油、松节油、甲醇、乙醇、乙醚、丙酮、冰醋酸、苯、甲苯、蜡、动植物油等。

③C类：指可燃气体燃烧的火。如煤气、天然气、氢气、甲烷、乙炔、硫化氢、氨气、液氨等。

④D类：指轻金属燃烧的火。如钾、钠、镁、钛、锆、铝镁合金等。

⑤E类：指带电引起燃烧的火。如电开关、电马达、发电机等用电设备、器具。

（2）各种火灾适宜选用的灭火器材　在配有灭火器的场所内，一旦遇有火警，正确合理地选用灭火器，是有效扑灭初期火灾，减少火灾损失的关键。对于药材仓库来说，根据储存物品的着火特性，配齐、备足灭火器材，是重要的安全消防措施之一。同时要掌握扑救各种火类的灭火方法，选择和正确使用适宜的灭火器材，避免无用而造成危害。

①适用于 A 类火的灭火器材有清水灭火器、酸碱灭火器、泡沫灭火器、磷酸铵盐干粉灭火器、卤代烷 1211 灭火器、卤代烷 1301 灭火器。

②适用于 B 类火的灭火器材有磷酸氢钠灭火器、磷酸铵盐灭火器、泡沫灭火器、卤代烷 1211 灭火器、卤代烷 1301 灭火器、二氧化碳灭火器。

③适用于 C 类火的灭火器材有磷酸氢钠灭火器、磷酸铵盐灭火器、卤代烷 1211 灭火器、卤代烷 1301 灭火器、二氧化碳灭火器。

④我国目前尚无有效扑灭 D 类火的灭火器材，故有待进一步研究。

⑤适用于 E 类火的灭火器材有卤代烷 1211 灭火器、卤代烷 1301 灭火器、磷酸铵盐灭火器、磷酸氢钠灭火器和二氧化碳灭火器。

5. 常见手提式灭火器的使用方法

（1）化学泡沫灭火器适应火灾及使用方法

①适用范围：适用于扑救一般 B 类火灾，如油制品、油脂等火灾，也适用于 A 类火灾，但不能扑救 B 类火灾的水溶性可燃、易燃液体的火灾，如醇、酯、醚、酮等物质火灾，也不能扑救带电设备及 C 类和 D 类火灾。

②使用方法：可手提筒体上部的提环，迅速奔赴火场。这时应注意不得使灭火器过分倾斜，更不可横拿或颠倒，以免两种灭火剂混合而提前喷出。当距离着火点 10m 左右，即可将筒体颠倒过来，一只手紧握提环，另一只手扶住筒体的底圈，将射流对准燃烧物。在扑救可燃液体火灾时，如已呈流淌状燃烧，则将泡沫由远而近喷射，使泡沫完全覆盖在燃烧液面上。如在容器内燃烧，应将泡沫射向容器的内壁，使泡沫沿着内壁流淌，逐步覆盖着火液面，切忌直接对准液面喷射，以免由于射流的冲击，反而将燃烧的液体冲散或冲出容器，扩大燃烧范围。在扑救固体物质火灾时，应将射流对准燃烧最猛烈处喷射。灭火时随着有效喷射距离的缩短，使用者应逐渐向燃烧区靠近，并始终将泡沫喷在燃烧物上，直到扑灭。使用时，灭火器应始终保持倒置状态，否则会中断喷射。

手提式化学泡沫灭火器存放应选择干燥、阴凉、通风并取用方便之处，不可靠近高温或可能受到曝晒的地方，以防止碳酸分解而失效；冬季要采取防冻措施，以防止冻结；应经常擦除灰尘、疏通喷嘴，使之保持通畅。

（2）空气泡沫灭火器适应火灾和使用方法

①适用范围：空气泡沫灭火器适用范围基本上与化学泡沫灭火器相同。但空气泡沫灭火器还能扑救水溶性易燃、可燃液体的火灾，如醇、醚、酮等溶剂燃烧的初起火灾。

②使用方法：使用时可手提或肩扛迅速奔到火场，在距燃烧物 6m 左右，拔出保险销，一手握住开启压把，另一手紧握喷枪；用力捏紧开启压把，打开紧密或刺穿储气瓶密封片，空气泡沫即可从喷枪口喷出。灭火方法与手提式化学泡沫灭火器相同。但空气泡沫灭火器使用时，应使灭火器始终保持直立状态，切勿颠倒或横卧使用，否则

会中断喷射。同时应一直紧握开启压把，不能松手，否则也会中断喷射。

（3）酸碱灭火器适应火灾及使用方法

①适应范围：酸碱灭火器适用于扑救 A 类物质燃烧的初起火灾，如木、织物、纸张等燃烧的火灾。它不能用于扑救 B 类物质燃烧的火灾，也不能用于扑救 C 类可燃性气体或 D 类轻金属火灾。同时也不能用于带电物体火灾的扑救。

②使用方法：使用时应手提筒体上部提环，迅速奔到着火地点。决不能将灭火器扛在背上，也不能过分倾斜，以防灭火器内两种灭火药液混合而提前喷射。在距离燃烧物 6m 左右，即可将灭火器颠倒过来，并摇晃几次，使两种灭火药液加快混合，一只手握住提环，另一只手抓住筒体下的底圈将喷出的射流对准燃烧最猛烈处喷射。同时随着喷射距离的缩减，使用者应向燃烧处推进。

（4）二氧化碳灭火器的使用方法　灭火时只要将灭火器提到或扛到火场，在距离燃烧物 5 米左右，放下灭火器拔出保险销，一手握住喇叭筒根部的手柄，另一只手紧握启闭阀的压把。对没有喷射软管的二氧化碳灭火器，应把喇叭筒往上扳 70°～90°。使用时，不能直接用手抓住喇叭筒外壁或金属连线管，防止手被冻伤。灭火时，当可燃液体呈流淌状燃烧时，使用者将二氧化碳灭火剂的喷流由近而远向火焰喷射。如果可燃液体在容器内燃烧时，使用者应将喇叭筒提起，从容器的一侧上部向燃烧的容器中喷射。但不能将二氧化碳射流直接喷射可燃液面，以防止将可燃体冲出容器而扩大火势，造成灭火困难。

6. 防火要求和灭火注意事项

（1）药材仓库的防火要求

①药品仓库应设在周围建筑不相毗邻的独立建筑内。

②药品仓库的建筑要求为 1 级、2 级耐火等级，若耐火等级低于 3 级时，不得存放易燃物品。

③储存要求：不燃的药品或不含易燃、氧化剂等的药品不得与乙醇、丙酮、甲醇、乙醚、高锰酸钾等危险药品混放，应分间或分隔储存；苦酸味、大量的硝酸甘油片剂、亚硝异戊酸等药品，应一一单独存放；高锰酸钾、重铬酸钾、双氧水等氧化剂不得与其他药品混放。前两者与双氧水也应分开存放；乙醚应避光储存，储存温度不得超过 30℃，夏天应将乙醚储存在冰库中。如把乙醚放在电冰箱内，必须密封容器；中草药库内中如存放大量中草药，应定期翻堆散热，以防止自燃。

④药材仓库内一律严禁吸烟。

⑤药材仓库必须把安全工作列入议事日程。要建立健全治保、消防等安全制度。切实做好防火、防盗、防破坏、防霉变残损等工作，确保药品器材和财产安全。

⑥药材仓库要制定安全工作的各项规章制度，制定作业的操作规程。经常开展安全思想教育和安全知识教育，保持高度的警惕性和责任心。严格照章办事，杜绝违章作业。掌握各种安全知识和技能。

⑦药材仓库严格执行消防法规、《仓库防火安全管理规则》和《化学危险品安全管

理条例》。药库的防火工作要实行分区管理、分级负责的制度。保管员为防火负责人对本责任区的安全负全部责任。药库的存货区要和办公室等严格分开，以保安全。

⑧药材仓库必须严格管理火种、火源、电源、水源。严禁携带火种、危险品进入存货区；存货区禁止吸烟、用火。药库电器设备必须符合安全用电要求，老旧电线要及时更新，库房照明线和路灯线须分别设置。每次作业完毕要将库房的电源切断。

⑨药材仓库必须根据建筑规模和储存药品器材的性质，配置消防设备，做到数量充足，合理布局，专人管理，设备有效，严禁挪作他用。药库消防通道要保持畅通。

⑩必须对化学药品、特殊药品按特性分类保管，做到防光、防晒、防潮、防冻、防高温、防氧化，经常检查。对氧化剂、自燃品、遇水燃烧品、易燃液体、易燃固体、毒害品、腐蚀品要严格管理，谨慎使用。要绝对避免因混放（如氧化剂和易燃物混放）而诱发爆炸、燃烧等事故的发生。严禁室内明火，禁止在化学药品、毒品仓库存放食品或吸烟。易燃、易爆、剧毒药品的存放应贴好标签，标明名称、浓度、存量、进货日期、有效期或配制日期。有毒废物（液）的处理要符合环保要求，不得随意倾倒。

（2）药材仓库的灭火注意事项　当药品仓库不慎发生火灾时，除按一般消防措施如切断电源，搬移可燃物品（特别是易燃物品或爆炸物品）等外，还必须根据药品特性，采取相应的灭火方法。

由于药品不同于一般商品，所以不能一概采用最普通的用水扑灭的方法。有些易燃或遇水能起反应的药品，若错误地用水扑救，非但不能扑火，反而会使火势蔓延或燃烧更为剧烈。乙醚、松节油等不溶于水又比水轻的易燃液体，若用水扑救，则水会沉在燃烧的液体下面，并能引起喷溅、漂流而扩大火灾，故宜用砂土覆盖或泡沫灭火器。酒精虽能与水任意混合，但仍以不使用水扑灭为宜，若需要水，亦只能用雾状水流。对粉状的易燃固体（如硫黄粉等）和氧化剂（如高锰酸钾等）不能用加压水冲击，以防燃烧物飞溅，使火势扩大，而宜用雾状水扑救，亦可用砂土覆盖，对于贵重药品的着火，可用二氧化碳灭火器扑救，但应注意空气流通，防止窒息。

实训二　药品仓库的布局图绘制与分类摆放

一、实训目的

通过实训，让学生能够对药品仓库进行分区布置并布置货架

二、实训原理

药品仓库以存储药品和医疗器械为主，必须符合 GSP 和有关消防的规定。

三、实训器材

1. 操作场所：模拟药品库房实训室

2. 器具材料：若干药品、笔、纸

四、实训操作

诚惠大药房连锁有限公司是一家兼营经营范围为：批发化学药制剂、抗生素制剂、生化药品、中成药、中药饮片、生物药品（除疫苗）、麻醉药品、一般经营项目：日用百货等超千种医药商品的大型药品零售企业，近年未，随着连锁门店的不断扩张，配送中心的业务也越未越多，需要重新建设新型的大型仓库。假设你是该企业配送中心仓库的管理人员，请对该仓库的布局设计进行规划。

（一）测量模拟药品库房实训室的面积

1. 学生分组测量药品仓库实训室使用面积。

2. 以实训室为依据，按 1∶100 比例画出仓库平面图。

3. 根据仓库布局的相关知识，画出药品仓库的库区分布：作业区、办公区、生活区。

（二）仓库作业区布局

1. 学生根据药品分区分类的原则用相应的颜色画出六区：合格品区、待验区、收货区、退货区、发货区、不合格品区。

2. 其他辅助区域根据药品分区分类原则划分。

五、实训记录

学生根据药品分类分区原则画出仓库作业布局图。

实训三　医药仓库液压搬运车操作

一、实训目标

手动液压搬运车是医药仓库常用的搬运设备。通过实训，学生能正确使用叉车进行货物的搬运，掌握一定的医药商品搬运技巧并能够进行简单的医药商品搬运、码垛操作。

二、实训原理

液压搬运车以油液作为工作介质，通过密封容积的变化来传递运动，通过油液内部的压力来传递动力。动力部分将原动力的机械能转换为油液的压力能（液压能）。

三、实训器材

1. 操作场所　模拟仓库要求有一定操作面积发货、待验、退货、合格品区及不合

格品区标示明显。环境卫生整洁，库房温湿度、
照明符合 GSP 要求。

2. **库房所用器具材料** 手动液压式叉车 1 辆
（图1–14），额定负载 1000kg，塑料川字托盘 1
只，规格为 1200mm×1000mm，纸箱：30 只，规
格为：长×宽×高＝385mm×290mm×295mm，蓝
色或黑色的水笔若干支，秒表 1 只。

3. **操作活动对象** 药品。

4. **活动所需表格** 医药商品入库通知书及入库单。

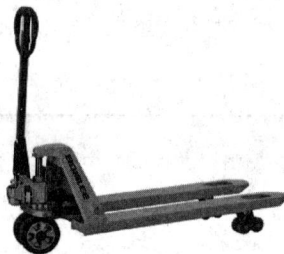

图 1–14　手动液压式叉车

四、实训操作

养生堂大药房连锁有限公司是一家兼营西药、中成药、中药材、中药饮片及保健
品等超千种医药商品的大型药品零售企业，近年末，随着连锁门店的不断扩张，配送
中心的业务也越未越多，仓库每日的医药商品吞吐量成直线上升趋势，仓库管理员对
仓库的设施设备的使用应充分掌握。假设你是该企业配送中心仓库的药品保管人员，
请根据下面所给资料对仓库里的医药商品进行搬运、码垛操作。

表 1–4　入库通知单

| 订货单号：01149970 | | | | 业务员：S28 张兰 | | | | | 2010 年 9 月 1 日 | | | | |
| 入库单位：上海汇仁医药有限公司 | | | | 订单类型：酴销 | | | | | 库位：A 库 | | | | |
货位	药品编码	药品名称	药品规格	生产厂商	单位	单价	数量	金额	批号	有效期至	整件	质量	取回零售	批准文号
A21	27305	皮肤清洗液	1盒 ＊300ml 50 箱	江西/ 康美	盒	7.50	1500	11250	091104	2011– 11–30	30	合格	34.50	赣卫消字 （2002） 第 0010 号

验收单位（盖章）上海养和堂医药配送中心　　　　复核（盖章）李冰
记账员（盖章）王宇　　　　　　　　　　　　　制单（盖章）：吴佳

五、实训记录

1. **核对入库通知单** 根据所给的入库通知单仔细核对商品名称、规格、数量、批
准文号及有效期，保持单据和货物相一致。

2. **托盘搬运车操作** 根据入库通知书的内容，进行实物验收，如遇数量不符或出
现质量问题时，要在入库单上注明情况，然后将货物码放在托盘上，利用托盘搬运车
将货物运至指定货位。

3. **填写入库验收单** 根据入库通知单的内容及验收的结果填写入库验收单。

表 1–5　入库验收单

药品名称	药品规格	生产厂家	包装规格	应收数量	实收数量	有效期至	批号	货位号	备注

入库人：　　　复核人：　　　库管员：　　　编号：　　　年　月　日

六、实训考核

表 1 - 6　评分表

作业环节	扣分项目	分值	扣分	备注
入库验收操作	货品差错	6		
	数量差错	6		
	质量差错	6		
	未沟通	6		
	未拒收	6		
	退货未整理	6		
	未交接	2		
	操作顺序错误	6		
码盘操作	未标准码放	6		
	码盘失误	2		
	野蛮作业	2		
	跌落	6		
	条码未朝外	6		
手动搬运叉车操作规范	碰撞	6		
	压线	2		
	倾斜	2		
	拖地	6		
	进叉失误	2		
	行进降叉	2		
	不规范停放	2		
	未归位	4		
入库单填写	未写明拒收原因	6		
	入库单未签名	2		
总分合计				

操作时间规定：

1. 以 5 分钟为限，超时 1 分钟扣 12 分，以 10 秒为一单位，10 秒以内四舍五入。

2. 操作质量优先，同时考虑速度质量权重占 70%，速度权重占 30%。

目标检测

一、单选题

1. 按 GSP 管理要求，库区的色标为红色的库区是（　　）

A. 合格品区　　　B. 待验区　　　C. 退货区　　　D. 不合格品区

2. 常温库的温度要求是（　　　）

    A. ≤20℃　　　　　B. 0～30℃　　　　　C. 10～30℃　　　　　D. 2～10℃

3. GSP 规定储存化学原料药和中药提取物的库房相对湿度应控制在（　　　）

    A. 45%～75%　　　B. 35%～75%　　　C. 30%～70%　　　D. 40%～80%

4. 下列关于安全消防说法错误的是（　　　）

    A. 仓库应定期组织消防演习

    B. 不要求所有仓库人员会使用消防器材

    C. 各种消防器材要固定在适当位置

    D. 各种消防器材要定期检查

5. 下列仓库设备不是按照功能划分的为（　　　）

    A. 储存设备　　　　B. 搬运设备　　　　C. 分拣设备　　　　D. 机械设备

二、多选题

1. 药品仓库中常用的搬运设备有（　　　）

    A. 搬运车　　　　　B. 运输机　　　　　C. 叉车　　　　　　D. 货车

2. 按照储存条件划分仓库可以划分为（　　　）

    A. 常温库　　　　　B. 阴凉库　　　　　C. 冷链库　　　　　D. 冷库

3. 常用灭火器有（　　　）

    A. 水型灭火器　　　　　　　　　B. 泡沫式灭火器

    C. 干粉型灭火器　　　　　　　　D. 二氧化碳灭火器

三、思考题

1. 仓库的类型有哪几种？

2. 如何加强药品仓库的安全管理？

书网融合……

    微课　　　　　自测题

2
模块二

医药商品鉴别

项目一 药品的类型与标示信息识别

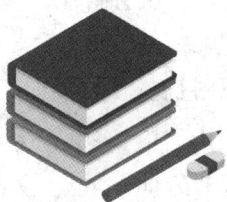

学习目标

知识要求

1. **掌握** 化学药品的类型，药品的标示信息的内容。
2. **熟悉** 特殊药品、中药商品的类型，药品的标示信息的内容。
3. **了解** 生物制品的类型，药品的标示信息的内容。

能力要求

1. 能识别药品标示信息，区分药品的类型。
2. 根据药品分类，初步判断储存方式。

实例分析

实例 小王刚到某药品批发企业上班，他在仓库发现同名的药物有很多，例如阿司匹林，氨氯地平等。现在他的工作是盘点仓库，可是这些药品都堆在一起，一时间束手无策。

分析 1. 请问你能帮他区分这些易混淆的药物吗？
2. 请问可以从哪些地方区分？

根据《中华人民共和国药品管理法》药品按照性质分类：中药材、中药饮片、中成药、中西成药、化学原料药及其制剂、抗生素、生化药品、放射性药品、血清、疫苗、血液制品和诊断药品。

一、化学药的类型、包装和标示识别

化学药品包括通过合成或者半合成的方法制得的原料药及其制剂，用拆分或者手性合成等方法制得的已知药物中的光学异构体及其制剂，天然物质中提取或者半合成的新的有效单体及其制剂。药品仓库中的化学药通常包括化学原料药（合成及半合成原料药、生化原料药、植物原料药、抗生素原料药等）和化学药制剂两大类。

（一）化学原料药的类型、包装和标示

化学药原料药物系指化学合成、或来源于天然物质或采用生物技术获得的有效成分（即原料药）；用于生产各类制剂的原料药物，由各种用来作为药用的粉末、结晶、浸膏等，是制剂中的有效成分，但病人无法直接服用的物质。根据来源分为人工合成药、天然化学药、半合成药物。

　　化学合成药又可分为无机合成药和有机合成药。无机合成药为无机化合物，例如用于治疗胃及十二指肠溃疡的氢氧化铝、三硅酸镁等；有机合成药主要是由基本有机化工原料，经一系列有机化学反应而制得的药物（如阿司匹林、氯霉素、咖啡因等）。

　　天然化学药按其来源，也可分为生物化学药与植物化学药两大类。抗生素一般系由真菌发酵制得，属于生物化学药范畴。近年出现的多种半合成抗生素，则是生物合成和化学合成相结合的产品。植物化学药从药用植物中提取，分离获得的一类具有明显生理活性的化学物质，重要的植物化学药有生物碱、糖及甙类、萜类和蛋白质类等。

　　化学药品应根据其性质（剧毒、爆炸、易爆、怕潮、怕光）进行分别储存，液体与固体要分开贮存。

　　原料药根据其形态通常分为：液态原料药、固态粉末和晶体原料药。

　　1. 液体原料药的包装　液体原料药常温下多为澄清油状，例如：十一烯酸、维生素 A、甘油、多烯酸乙酯、角鲨烯等。多数有气味，有折光性，为油溶性。

　　液体原料药内包装通常为氟化塑料桶、棕色玻璃瓶或药用（PET 聚酯/AL 铝/PE 聚乙烯）复合膜包装袋，外包装通常使用圆形纸板桶、瓦楞纸箱等，包装规格通常有 5kg、10kg、20kg 和 25kg 等，密封包装。

　　2. 固态原料药的包装　固态原料药通常为化合物粉末或结晶。粉末容易吸湿结块；结晶体有时易风化，遇光或热渐变色。结晶性成分通常具有旋光性，遇热或溶解后易消旋。由于以上原因，固态原料药生产完成后，应立即封装，阴凉避光保存，有效期通常为 12～24 个月。

　　固态原料药内包装通常采用强度较高的药用（PET 聚酯/AL 铝/PE 聚乙烯）复合膜包装袋，外包装通常使用圆形纸板桶，规格为 25kg/桶。

　　3. 原料药的标示　原料药的内外标签通常标示：原料药药品名称、质量标准、生产日期、产品批号、有效期、执行标准、批准文号、生产企业、包装规格、贮藏、注册商标、厂址、电话、条形码等。同时还需注明包装数量以及运输注意事项等必要内容。

　　（二）化学药制剂的类型、包装和标示 📱微课

　　以化学原料药为原料加入适当辅料，采用现代药物制剂技术生产出的各种药品剂型就是化学药制剂。

　　1. 化学药制剂的类型　化学药制剂可以根据其药理作用划分多种类型，实行分类储存。主要类型有：抗感染药物、解热镇痛抗炎药、神经系统用药等。

　　按给药途径分类：经胃肠道给药剂型，如：口服给药。非经胃肠道给药剂型，如：注射剂、呼吸道给、皮肤给药、黏膜给药等。

　　按形态分类可分为：液体剂型、气体剂型、固体剂型和半固体剂型。

　　2. 化学药制剂的包装　化学药制剂的包装可以分为：①内包装：直接与药品接触的包装。②外包装：内包装以外的包装，分为小包装、中包装和大包装。

　　内包装可分为：①单剂量包装：是指最小零售包装内，以不超过药品单次服用的

剂量为单元，彼此间通过包装材料（胶囊壳除外）进行密封，不直接接触的包装形式。②多剂量包装：是指最小零售包装内，以超过药品单次服用的剂量为单元，彼此间无包装材料（胶囊壳除外）进行密封，直接接触的包装形式。

单剂量固体制剂药品包装的片剂、胶囊剂等采用符合药用标准的聚氯乙烯（PVC）或聚丙烯（PP）–铝箔（或者易穿刺PP）、PVC/聚偏二氯乙烯（PVDC）复合硬片–铝箔等；单剂量包装常用的复合膜可以采用符合国家质量标准的聚酯与铝箔与聚乙烯复合的（PET/AL/PE）药品包装用复合膜或玻璃纸与聚乙烯与铝箔复合（PT/PE/AL/PE）的药品包装用复合膜或是纸与聚乙烯与铝箔复合（纸/PE/AL/PE）的药品包装用复合膜。

多剂量固体制剂药品包装的药瓶一般采用符合质量标准的钠钙玻璃药瓶、药用聚丙烯（PP）瓶、药用高密度聚乙烯（HDPE）瓶或药用聚酯（PET）瓶，环烯烃类共聚物（COC）瓶。

用于滴眼液药品包装的一般使用低密度聚乙烯药用滴眼剂瓶或聚丙烯药用滴眼剂瓶。

用于口服的液体制剂（如糖浆剂、膏剂等）包装采用口服液体药用聚丙烯瓶、药用高密度聚乙烯瓶或药用聚酯瓶及钠钙玻璃管制口服液体瓶，盛装口服液的包装瓶通常采用低硼硅玻璃管制口服液体瓶；盛装除注射剂和软膏剂以外的固体和液体制剂也可采用钠钙玻璃药瓶。

注射剂通常使用低硼硅玻璃管制注射剂瓶，注射用无菌粉末通常采用钠钙玻璃模制注射剂瓶。

外用液体制剂包装采用符合标准的外用液体药用高密度聚乙烯瓶。

软膏剂包装采用铝质药用软膏管或药用聚乙烯/铝/聚乙烯复合软膏管。

小包装：药品最小包装单位即药品最小销售单元，指含有药品说明书并在外表面印有标示的小包装纸盒，在小包装纸盒内装有直接接触药品的包装袋、瓶、复合硬片等内包装。

中包装：是指将若干个（一般为5～12个）小包装用聚乙烯塑料薄膜封装成一个销售单元。也有的中包装采用纸盒、塑料盒等。

大包装：大包装即为外包装，也是运输储存包装，称为"件"。中成药外包装通常采用运输包装用单瓦楞纸箱和双瓦楞纸箱，其标准应达到国标（GB/T 6543–2008）规定的标准。

3. 化学药制剂的标示 药品的标签是指药品包装上印有或者贴有的内容，分为内标签和外标签。药品内标签指直接接触药品的包装的标签，外标签指内标签以外的其他包装的标签。在直接接触药品的包装袋、瓶、复合硬片等内包装外表面上印有：药品的内标签应当包含药品通用名称、适应症或者功能主治、规格、用法用量、生产日期、产品批号、有效期、生产企业等内容。口服液安瓿、注射剂瓶等因标签尺寸限制无法全部标明上述内容的，至少应当标注药品通用名称、规格、产品批号、有效期等内容。

小包装纸盒在表面要印制标示或贴有标签，标示（标签）内容包括：药品通用名称、成分、性状、适应证、规格、用法用量、不良反应、禁忌、注意事项、贮藏、生产日期、产品批号、有效期、批准文号、生产企业等内容，并印有商品条形码。由于包装尺寸的原因而不能全部注明适应证或者功能主治、用法用量、不良反应、禁忌、注意事项的，应当标出主要内容并注明"详见说明书"字样。

外用药品和非处方药的标签，必须印有规定的标志（图2-1）。

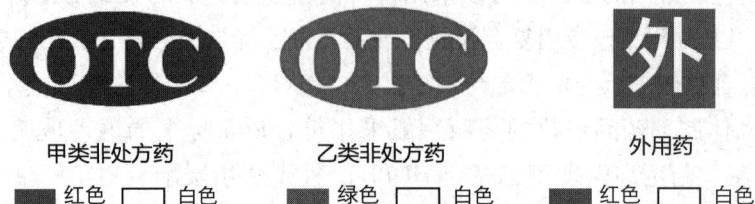

| 甲类非处方药 | 乙类非处方药 | 外用药 |
| ■ 红色　□ 白色 | ■ 绿色　□ 白色 | ■ 红色　□ 白色 |

图2-1　药品专用标示

药品标签中的有效期应当按照年、月、日的顺序标注，年份用四位数字表示，月、日用两位数表示。其具体标注格式为"有效期至××××年××月"或者"有效期至××××年××月××日"；也可以用数字和其他符号表示为"有效期至××××.××."或者"有效期至××××/××/××"等。"有效期至"若标注到日，使用期限截止到该标注的年月日的前一天，若标注到月，使用期限截止到该标注年月的前一月。例如：有效期至2019年7月，则表示该药品可使用到2019年6月30日。再如：有效期至2019/07/08，则该药品可使用至2019年7月7日。

化学药制剂的药品规格标注：单方制剂的化学药标出每一粒制剂的主要成分含量，例如阿司匹林片目前能见到的规格有25mg、50mg、100mg、300mg等规格，分别指一粒片剂中含有主药阿司匹林25mg、50mg、100mg、300mg；液体注射剂通常标注为每支装量的毫升数和每支中该药品成分含量，例如奥拉西坦注射液标注的规格是5ml：1.0g，表示每支奥拉西坦注射液装量是5ml，每支中含有1g奥拉西坦成分；复方制剂的规格通常是标注出每个单位剂量中每种成分的含量，例如美扑伪麻片的规格标注为：每片含对乙酰氨基酚500mg，氢溴酸右美沙芬15mg，盐酸伪麻黄碱30mg和马来酸氯苯那敏（扑尔敏）2mg；也有的复方制剂在成分中标注出每种成分的含量，而规格只标注复方，例如复方氨酚烷胺片。化学药口服溶液的规格通常按照基本用量所含的药物量标注，例如对乙酰氨基酚溶液，其规格标注为：3.2%（5ml：160mg），表示含主要成分对乙酰氨基酚3.2%，每5ml含有对乙酰氨基酚药物160mg。

化学药制剂的包装规格标注方式，例如某药品生产企业生产的甲硝唑胶囊，在一个中盒（中包装）内装了20瓶，每个瓶里装了10粒胶囊，每粒胶囊中含甲硝唑0.1g，则在每个瓶（小包装）的标签上标注的规格为：0.1g×10粒，中盒（中包装）上标注的规格为：0.1g×10粒×20瓶。

中包装通常标示有：药品通用名称、成分、批准文号、适应证、规格、用法用量、不良反应、禁忌、注意事项、贮藏、生产日期、产品批号、有效期、生产企业、厂址、条形码等内容。

大包装的外表面至少应当注明药品通用名称、规格、贮藏、生产日期、产品批号、有效期、批准文号、生产企业、注册商标等，也可以根据需要注明包装数量、运输注意事项或者其他标记等必要内容，还要注明外包装尺寸、包装数量、毛重、运输标示及注意事项或者其他标记等必要内容。

> **请你想一想**
>
> 化学药品原料药与化学药品制剂有什么区别？

二、生物制品的类型、包装和标示识别

生物制品是指应用普通的或以基因工程、细胞工程、蛋白质工程、发酵工程等生物技术获得的微生物、细胞及各种动物和人源的组织和液体等生物材料制备的，用于人类疾病预防、治疗和诊断的药品。

（一）生物制品的类型

在《中国药典》2020年版（三部）总论中根据产品性质和来源，将生物制品分为：疫苗、重组DNA蛋白制品、重组单克隆抗体制品、血液制品药物、抗毒素和抗血清、微生态活菌制品、诊断试剂等。

依据《疫苗流通和预防接种管理条例》（2016年修订），不允许药品批发企业经营疫苗，但可以从事疫苗的储存和配送业务。

（二）生物制品的包装和标示

生物制品目前常用的剂型主要是溶液型注射剂。最小包装的外包装通常使用单层纸盒包装，在其表面通常印制内容与化学制剂包装一致，此外还印有生产企业的地址、电话和邮编等，不良反应、禁忌、注意事项通常标出主要内容并注明"详见说明书"字样。生物制品液体注射剂内包装通常采用符合国家药包材标准的钠钙玻璃模制注射剂瓶，在内包装标签上与化学制剂药品相似。只是预防用生物制品有效期的标注按照国家食品药品监督管理总局批准的注册标准执行，治疗用生物制品有效期的标注自分装日期计算有些生物制品有中包装，中包装通常采用单层纸盒，也有使用塑料盒等材质。在其表面标示的内容与化学药制剂标示的内容要求一致。

> **请你想一想**
>
> 生化药品与生物制品有什么区别？

生物制品大包装通常采用双层瓦楞纸箱包装，内容与化学制剂包装一致。

三、特殊药品的类型、包装和标示识别

药品管理法规定，国家对麻醉药品、精神药品、医疗用毒性药品、放射性药品，实行特殊管理。而国家相关行政法规、规章规定，国家食品药品监督管理部门对药品类易制毒化学品实施一定的特殊管理。

（一）麻醉药品的类型

麻醉药品是指连续使用后易产生生理或心理依赖性、能成瘾癖的药品。《麻醉药品和精神药品管理条例》所指麻醉药品是指列入《麻醉药品品种目录（2013年版）》的药品和其他物质。

（二）精神药品的类型

精神药品是指作用于中枢神经系统，产生兴奋或抑制作用，连续使用可产生依赖性的药品，《麻醉药品和精神药品管理条例》所指精神药品是指列入《精神药品品种目录（2013年版）》的药品和其他物质。

依据精神药品使人体产生的依赖性和危害人体健康的程度，精神药品分为第一类精神药品和第二类精神药品。详见《精神药品品种目录（2013年版）》。

你知道吗

　　麻醉药品目录、精神药品目录由国务院药品监督管理部门会同国务院公安部门、国务院卫生主管部门制定、调整并公布。

（三）医疗用毒性药品的类型

医疗用毒性药品因其毒性剧烈国家对其实行特殊管理。药品经营企业必须取得《医疗用毒性药品经营许可证》后才能经营医疗用毒性药品。

医疗用毒性药品（以下简称毒性药品），系指毒性剧烈、治疗剂量与中毒剂量相近，使用不当会致人中毒或死亡的药品。

毒性药品管理品种有：

毒性化学药品种（原料药、不包含制剂）共13种，包括去乙酰毛花苷丙、阿托品、洋地黄毒苷、氢溴酸后马托品、三氧化二砷、毛果芸香碱、升汞、水杨酸毒扁豆碱、氢溴酸东莨菪碱、亚砷酸钾、士的宁、亚砷酸注射液、A型肉毒素及其制剂。

毒性中药材或中药饮片品种共27种，包括砒石（红砒、白砒）、砒霜、水银等详见《医疗用毒性药品管理办法》（国务院令第23号）。

（四）放射性药品的类型

特殊管理药品除了前文介绍的麻醉药品、精神药品（一类、二类）、医疗用毒性药品外，还包括：放射性药品、药品类易制毒化药品、蛋白同化制剂、肽类激素、终止妊娠药品、含特殊药品的复方制剂等。

放射性药品通常是指用于临床诊断或治疗的放射性核素制剂或者其标记药物。包括裂变制品、加速器制品、辐照制品、放射性同位素及其配套药盒、放射免疫分析药盒等。

我国国家药品标准收载的36种放射性药品全都是由14种放射性核素制备的。可按核素的不同分为14类：^{32}磷、^{51}铬、^{67}镓、^{123}碘、^{125}碘、^{131}碘、^{132}碘、^{131}铯、^{133}氙、^{169}镱、^{198}金、^{203}

汞、^{99m}锝、^{133m}铟。常用的放射性药品，例如：^{99m}锝 [^{99m}Tc] 亚甲基二膦酸盐注射液、枸橼酸^{67}镓 [^{67}Ga] 注射液、磷 [^{32}P] 酸钠口服溶液、胶体金 [^{198}Au] 注射液、碘 [^{131}I]化钠口服溶液等。

（五）药品类易制毒化学品的类型

易制毒化学品，是指国家规定管制的可用于制造麻醉药品和精神药品的前体、原料和化学配剂等物质，流入非法渠道又可用于制造毒品。

药物类易制毒化学品，是指《易制毒化学品管理条例》中所确定的麦角酸、麻黄碱等物质。

易制毒化学品分为三类。第一类是可以用于制毒的主要原料，如麦角酸、麦角胺、麦角新碱、麻黄素类物质（麻黄素、伪麻黄素、消旋麻黄素、去甲基麻黄素、甲基麻黄素、麻黄浸膏、麻黄浸膏粉等）；药物类易制毒化学品属于第一类易制毒化学品。第二类、第三类为可以用于制毒的化学配剂。

（六）蛋白同化制剂和肽类激素的类型

1. 蛋白同化制剂概念和类型　又称同化激素，是合成代谢类药物。具有促进蛋白质合成和减少氨基酸分解的作用，可促进肌肉增生，提高动作力度和增强男性的性特征。

常用蛋白同化制剂包括甲睾酮、克仑特罗、达那唑等。

2. 肽类激素的概念和类型　主要由丘脑下部及脑垂体等分泌器官产生，由氨基酸通过肽键连接而成，肽类激素可通过刺激肾上腺皮质生长、红细胞生成等实现促进人体的生长、发育，大量摄入会降低自身内分泌水平，损害身体健康，还可能引起心血管疾病、糖尿病等。滥用肽类激素也会形成较强的心理依赖。

肽类激素常用药品有：注射用促皮质素、重组人促红素注射液、注射用绒促性素、重组人生长激素注射液、低精蛋白锌胰岛素注射液等。

蛋白同化制剂和肽类激素（胰岛素除外）不允许销售给药品零售企业。

（七）特殊药品的包装和标示

特殊管理药品的包装和化学药制剂包装相仿，只是麻醉药品、精神药品、毒性药品、放射性药品等特殊管理的药品在其中小包装、大包装和标签、说明书上必须印有符合规定的专用标识（图2-2）。

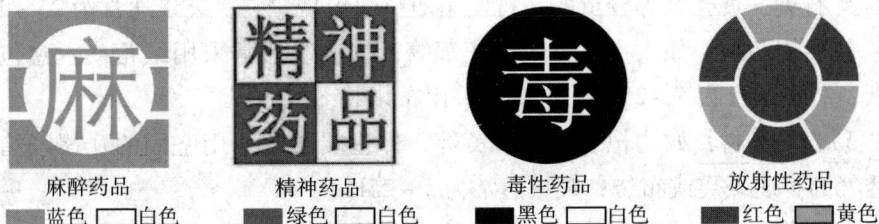

麻醉药品　　　　精神药品　　　　毒性药品　　　　放射性药品
■蓝色 □白色　　■绿色 □白色　　■黑色 □白色　　■红色 ■黄色

图2-2　特殊管理药品专用标示

你知道吗

特殊管理药品（麻醉药品、精神药品、放射性药品、医疗毒性药品、易制毒化学品等）的运输相关人员应经过专门的特殊管理药品法规、药品知识和安全知识的培训，取得相应的岗位证书和资质证书——医药商品储运员资格证。

四、中药商品的类型、包装和标示识别

实例分析

实例　某药品零售连锁企业仓库最近购进了一批整天麻，每盒1千克，共计15盒，验收人员验收合格后，保管员张×将其存入到中药饮片库，而配货员王×却说应当把它存入到药材库内，你觉得他们两个谁说得对？

分析　请问你能帮他们区分这些中药商品吗？

中药按生产制造工艺分为：中药材、中药饮片和中成药；在中药类的储存商品中还有中药配方颗粒（目前禁止药品经营企业经营）和中药提取物。

（一）中药材的类型、包装和标示

在传统中药材商品流通中，习惯按药用部位将中药材商品分为十个品目，习称"药材商品十大类"，此外还有特殊保管的中药材；各品目按下列固定顺序排列：根和根茎类、果实种子类、全草类、花叶类、树皮类、藤木树脂类、菌藻类、动物类、矿物类、人工提取加工类以及特殊管理的中药材（包括：剧毒药材、麻醉药材、易燃性药材和贵细料药材）。

1. 中药材的包装　现行流通的药材产品包装形式主要以麻袋、编织袋、纸箱、压缩打包件四大形式为主，也有部分品种采用桶装形式。但是同一品种不同产地的包装形式比较随意，包装装量也由产地自行决定，无统一规定，通常采用下列方式：

（1）一般药材如普通的根和根茎类药材、皮类药材等，多使用麻袋做包装；装量通常为25～50kg。

（2）细小的种子类和粉末类药材（如葶苈子、车前子、蒲黄、松花粉、海金沙等）在麻袋内衬布袋密封；装量通常为10～50kg。

（3）矿石类、贝壳类等较重的药材使用塑料编织袋包装；装量通常为25～100kg。

（4）较贵重药材，如人参、三七、鹿茸等，外包装通常采用纸箱或木盒包装，内衬防潮纸，装量通常为5～25kg，也有的采用布袋装。

（5）易变质药材，如枸杞子、山茱萸等，外包装通常选用坚固的瓦楞纸箱，内包装使用透气的牛皮纸袋或布袋；装量通常为5～25kg。

（6）易碎药材，如蝉蜕、蛇蜕、鸡内金、月季花等，外包装也通常选用坚固的瓦楞纸箱，箱内多衬防潮纸或塑料薄膜；装量通常为5～25kg。

（7）液态类药材，如竹沥液等，内包装通常使用玻璃器皿，外包装选用坚固的瓦

楞纸箱。

（8）受压不易变形、破碎的药材，通常选用打包机压缩打包。药材压缩成包时非常紧实。用绳子或铁丝横捆 5～7 圈，质地柔软的叶、草类药材内衬防潮纸，如莲须、藿香等，在包外加竹片等支撑物，包外用麻绳、棕绳或铁元丝捆扎，外套麻布、粗平布、塑料编织布等，最后用麻线缝合。通常每包重 25～100kg。

（9）珍贵及有毒中药材应分别使用特殊的铁盒或木盒包装，通常装量为 1～10kg，并在外包装上贴相应明显标志，加封。

（10）危险中药材（危险品）按不同性质单独包装，在外包装上注明或贴上危险品标志，以引起运输、贮藏时注意。危险中药的包装必须按国家标准 GB190－2009《危险货物包装标志》的规定粘贴，并标明标志的类别。

2. 中药材的包装标示 在每件药材产品包装上牢固粘贴药材商品标签，包装标签注明品名（使用中药正名正字）、规格、含量、产地、包装日期、生产企业、采收年月、贮藏条件、注意事项等，并附有质量合格的标志，有的药材商品还标有生产批号。用于运输的药材产品，运输包装的标示包括收发货标志和包装储运指示标志。

（二）中药饮片的类型、包装和标示

中药饮片是指在中医药理论指导下，按照中药饮片炮制规范和炮制方法将中药材经过净制、切制和炮炙处理后的制成品，可以直接供应临床配方、煎制汤剂或生产中药配方颗粒和中成药。中药饮片包括原药材经过净制、切制后形成的生饮片，也包括将切片炒制、蒸制等进一步炮炙加工后形成的炮炙饮片。

1. 中药饮片的类型

（1）生饮片 指药材经过了精选、净制、切制等工序，但未经过炮炙（炒、烫、煅等）加工而形成的片、段、块、丝等，直接干燥后形成的饮片商品。通常生饮片又根据质地和外部性状进一步分为：富含淀粉类饮片、含糖分和油脂类饮片、纤维性和木质化类饮片、花与芳香类饮片、叶和全草类饮片、树脂类生饮片、动物类生饮片、矿物类生饮片等。

（2）炮炙饮片 切制后的药材，经炒、烫、煅、蒸（炖）、煮、制炭、制霜等处理加工后形成的饮片，根据加工工艺不同，炮炙饮片包括：炒炙饮片、烫制饮片等。

2. 中药饮片的包装 饮片包装是指将干燥后的饮片盛放、包扎并加以必要说明，便于贮藏和销售。目前中药饮片多采用牛皮纸袋、塑料薄膜袋或复合膜袋等作内包装，以纸箱作外包装。少数饮片采用了玻璃瓶、塑料瓶、木盒、铁盒等精致包装。

（1）外包装 中药饮片外包装通常采用能够防潮、防污染，有机械强度，易储存、运输的包装纸箱。中药饮片的包装纸箱要执行运输包装用瓦楞纸箱国家标准 GBT6543－2008。

纸箱通常采用五层双瓦楞纸纸板，采用上下开口的平口箱，外尺 60cm×40cm×40cm。侧面印有饮片名称、规格、药材产地、生产日期、注册商标，并印有外用、防潮、净重等警示标记。实行批准文号管理的中药饮片印有产品的批准文号。每个纸箱内饮片装量通常为 5～10kg，中药饮片包装规格的装量差异允许误差 ±0.5%。

（2）内包装　中药饮片的内包装通常使用牛皮纸袋、复合膜塑料袋、热封型茶叶滤纸包装袋等。

①牛皮纸袋：用于包装需要透气的植物类生饮片、炒制饮片、烫制饮片、蒸（炖）制饮片、炮制的动物类饮片等。

②复合膜塑料袋：用于包装需要密封的中药饮片，如煅制、炭制、煮制、蜜炙、酒炙、醋炙、盐炙饮片、树脂类、矿物类饮片。塑料袋侧面有透明部分，能看到里面产品。复合膜外尺：大袋 34cm×25cm，小袋 23cm×18cm（大小袋都有 8～10mm 的透明封边）。袋侧面标签标示信息与牛皮纸袋标签相同，每袋装量为 1kg。

③热封型茶叶滤纸包装袋：用于不易霉变、虫蛀的中药饮片品种，每袋装量为 1～2kg。

④铁（纸、木）盒：用于包装需要密闭，并防止串味的中药饮片，如姜（胆）汁炙饮片、酒蒸（炖）制饮片、胶类饮片及贵重饮片等。盒内装量为 0.1～0.5kg。

⑤牛皮纸袋内衬塑料薄膜：用于包装粉末类或细小的种子类饮片，采用双层包装，防止洒漏污染，纸袋侧面印有生产包装信息，袋内装量通常为 0.5～1.0kg。

3. 中药饮片的包装标示

（1）外包装标示　中药饮片的外包装箱上要标明品名、规格、药材产地、注册商标、生产日期、生产批号、生产企业，并印有外用、防潮、净重等警示标记。

（2）内包装标示　中药饮片的内包装要标明有品名、企业批准生产许可证和合格证号、规格、炮制标准、生产日期、产品批号、药材产地、装量、生产企业、注册商标、质量合格标志等。

（三）中药提取物的类型、包装和标示

以药用植物产品为原料，按照规范化的生产工艺，采用物理或化学提取分离方法，定向获取或浓集符合药品质量标准的提取物，这些提取物通常是药材中多种成分混合物。对具有单独国家药品标准的中药提取物目前国家实施备案管理，只有经过备案的中药提取物才能作为生产中成药的原料药，中药提取物没有批准文号。

中药提取物根据其形态通常分为：植物油脂、流浸膏、浸膏粉等类型。

1. 植物油脂的类型、包装和标示　植物油脂（含挥发油）通常为具有颜色的澄清油状物，如：广藿香油、莪术油、八角茴香油、满山红油等。多数有气味，有折光性，有的具有旋光性，多为油溶性。植物油脂（含挥发油）通常需要密闭、遮光，在阴凉条件下储存。

植物油脂内包装通常为氟化塑料桶（瓶）、棕色玻璃瓶或复合膜塑料袋，外包装通常为瓦楞纸箱、纸板桶等，包装规格通常有 1kg、5kg、10kg、20kg 和 25kg 等密封包装。在内外包装上通常标示有：提取物名称、含量、质量标准、生产企业、生产日期、生产批号、有效期至、包装规格等。

2. 中药流浸膏提取物的类型、包装和标示　中药流浸膏提取物一般为棕褐色（或黑色）的稠膏状液体，很多有特殊气味或焦臭味，如颠茄流浸膏、当归流浸膏、桔梗流浸膏、甘草流浸膏等。由于大多数中药流浸膏采用煎煮法提取，因此，流浸膏中含有较多的糖、氨基酸等营养物质，很容易被微生物污染，造成发霉变质。

中药流浸膏提取物的内包装常采用强度较高的复合膜塑料袋，外包装通常使用圆形纸板桶，规格为 25kg/桶；也有的内包装使用氟化塑料桶，外包装使用五层瓦楞纸箱，规格为 5kg/桶×4 桶。在内外包装上通常标示与植物油脂相同。

3. 中药浸膏粉的类型、包装和标示 中药浸膏粉通常为棕黄色至棕褐色粉末或松散块状，极容易吸潮，出现湿润、潮解或结块。由于以上原因，中药浸膏粉生产完成后，通常立即封装，阴凉避光保存，内包装常采用强度较高的复合膜塑料袋，外包装通常使用圆形纸板桶，规格为 25kg/桶。有效期通常为 24 个月。在内外包装上通常标示同中药流浸膏。

（四）中成药的类型、包装和标示

中成药是指以中药材或中药饮片为原料，经过提取和制剂过程制成的各种不同剂型的中药制品。

1. 中成药的类型 仓库内的中成药一般采用功能与病症相结合的分类方法，形成库房中特有的类别。通常把同一类别的中成药摆放在同一货柜或货架上，以便于寻找和出入库。常见的类别有：解表药（感冒药）、清热药（去火药）、肝胆肠胃药、妇科药、儿科药、补益药（滋补药）、心脑血管药、止咳平喘药、开窍药、安神药、风湿骨痛药、眼科用药、耳鼻喉及口腔科用药、中药外用药等。

2. 中成药的包装和标示 中成药的包装是中成药的销售单元，一般中成药通常采用三级包装形式，即：大包装、中包装和小包装。

（1）小包装 中成药的最小销售单元化学制剂药品类似。

中成药的包装材料和包装形式基本上与化学药制剂相同，在包装标示内容上也相近，不同的是在化学药制剂的包装上则标示为适应症，而中成药上标示的功能主治。

中成药的标签与化学制剂的标签类似，只是中药蜜丸蜡壳比较小，至少须标注药品名称。

小包装纸盒表面的印制标示或贴有标签，标示（标签）内容与化学制剂内容相近，只是标为功能主治。

（2）中成药的中包装和大包装与化学药物制剂的包装相近。只是有的中成药的中包装采用纸盒、塑料盒或做成精致铁盒包装等。有些中成药在大包装内直接装有若干小包装，而没有中包装。

（3）中成药的规格标示

药品规格：中成药的规格通常标注为每个单位剂量的重量，例如小儿金丹片标注的规格是每片重 0.2g；脑立清丸的规格标注为：每 10 丸重 1.1g；板蓝根颗粒的规格标注为：每袋装 10g（含蔗糖）；也有的中成药规格反映出与原药材的对比情况，例如杞菊地黄丸（水蜜丸）的规格标注为：每 8 丸相当于原药材 3g。

小包装规格：通常表示为每个内包装内单位剂型的包装数量×内包装数量，例如某药厂生产的牛黄解毒片，每小盒内有5板，每板包装有20片，则小包装规格标示为：20片×5板；某中成药生产企业生产的杞菊地黄丸（浓缩丸）在最小包装上标注的包装规格是每瓶装60g；中成药液体制剂包装规格通常写成每瓶装量的毫升数，例如急支糖浆的规格标示为：每瓶装100ml，中成药贴剂包装规格通常标注：（长×宽）/贴×包装数量；例如某药品生产企业生产的伤湿止痛膏，其包装规格为：（7cm×10cm）/贴×8贴。

中包装规格：有中包装的药品要在中包装盒上标示出中包装规格，通常中包装规格表示为每个小包装的包装规格×小包装数量，例如某中成药生产企业生产的杞菊地黄丸，每瓶装200粒，每一中盒内装10瓶，则中盒上面标注的包装规格是：200粒×10瓶。

大包装规格：没有中包装的整件大包装，要在大包装箱内装若干小包装，其大包装规格通常表示为每个小包装的包装规格×小包装数量。例如某药品生产企业生产的小儿咳喘灵颗粒在其整件大包装箱上标注的规格是：2g×15袋×200盒。含有中包装的整件大包装，其大包装规格通常表示为每个中包装的包装规格×中包装数量，例如某药厂生产的杞菊地黄丸每瓶装200粒，每一中盒内装10瓶，每一整件装20中盒，在整件包装上标注的规格是：200粒×10瓶×20盒。

大多数中成药在包装上既标出药品规格，也标出包装规格。例如：某药品生产企业生产的六味地黄丸在最小包装的一侧的规格中标出每8丸重1.44g（每8丸相当于原饮片3g），在另一侧标出240丸装；消痛贴膏标示的规格为：每帖装1.2g，包装规格为：90mm×120mm×1贴装。

（三）药品包装标示有关内容解释

1. 批准文号　批准文号系指国家食品药品监管部门批准的允许药品生产企业生产该药品的文件文号。批准文件上规定该药品的专有编号，此编号称为药品批准文号。药品生产企业只有在取得药品批准文号后，方可生产该药品。

药品批准文号格式：国药准字+1位字母+8位数字，化学药品使用字母"H"，中成药和少数中药饮片使用字母"Z"，保健药品使用字母"B"，生物制品使用字母"S"，药用辅料使用字母"F"，进口分包装药品使用字母"J"。在2002年1月1日以前，数字第1、2位为原批准文号的来源代码，其中"10"代表原卫生部批准的药品，"19""20"代表2002年1月1日以前国家药品监督管理局批准的药品，原各省级卫生行政部门批准的药品使用各省行政区划代码前两位。第3、4位为换发批准文号之年公元年号的后两位数字，但来源于卫生部和国家药品监督管理局的批准文号仍使用原文号年号的后两位数字。在2002年1月1日以后批准的药品，数字第1~4位为公元年号，数字第5~8位为顺序号。

2. 进口药品注册证号和医药产品注册证号　进口药品须经国家食品药品监督管理总局组织审查，以确认符合质量标准、安全有效的方可批准进口，并发给进口药品注册证书。《进口药品注册证》证号的格式为：H（Z、S）+4位年号+4位顺序号；从港、澳、台进口的药品发给医药产品注册证书，医药产品注册证证号的格式为：H（Z、S）C + 4 位年号 + 4 位顺序号，其中 H 代表化学药品，Z 代表中药，S 代表生物制品，C 代表中国。对于境内分包装用大包装规格的注册证，其证号在原注册证号前加字母 B。

3. 生产批号 也称产品批号，是指在规定限度内具有同一性质和质量，并在同一连续生产周期内生产出来的一定数量的药品为一批。生产批号是用于识别一个特定批的具有唯一性的数字和（或）字母的组合，可用于追溯和审查该批药品的生产历史。

实训四　医药商品分类识别

一、实训目的

1. 能准确识别化学药制剂、中成药、生物制品、医疗器械、保健食品、特殊用途化妆品、消毒剂、卫生用品、卫生杀虫剂的类型、剂型、包装和规格。

2. 能基本识别中药材、中药饮片、中药提取物、化学原料药的类型、包装和规格。

二、实训场所

模拟药品仓库。

三、实训材料

化学药制剂、中成药各 10 种，生物制品各 5 种，中药提取物、化学原料药各 5 种，中药材、中药饮片各 5 种。

四、实训内容

（一）化学原料药、中药提取物的认知

仔细观察 5 种化学原料药和中药提取物的形态和内外包装，并对形态和包装进行描述，如原料药是固体粉末、固态晶体还是油状液体或是水溶性液体；包装原料药的是哪种容器；原料药的质量标准，规格或包装含量，原料药的批准文号、生产批号和有效期，标示的贮藏条件。将观察结果填写在表 2 − 1 中。

表 2 − 1　化学原料药和中药提取物识别记录

药品通用名称	性状	包装容器	规格	装量	批准文号	生产批号	生产企业	有效期至	贮藏

（二）化学药制剂、中成药、生物制品的认知

仔细观察以上医药商品制剂，判断这些医药商品的类别、包装，规格，剂型、批准文号、生产批号和有效期，标示的贮藏条件等，将观察结果填写在表2-2内。

表2-2 各类医药商品制剂识别记录

商品通用名	用途或适应症	类别	剂型	计量单位	包装规格	批准文号	生产批号	有效期至	生产企业	贮藏

（三）中药材和中药饮片的认知

仔细观察5种中药材，判断这些药品的类别、包装、规格、产地、等级和生产企业，标示的贮藏条件等，将观察结果填写在表2-3内。

表2-3 中药材识别记录表

药材名称	类别	包装含量	规格	等级	产地	贮藏	备注

仔细观察5种中药饮片，分别判断这些饮片的名称、类别（生、制）、包装材质、炮制类型、规格、药材产地、生产企业和生产批号，将观察结果填写在表2-4内。

表2-4 中药饮片识别记录表

饮片名称	生/制	炮制类型	包装材料	包装规格	生产批号	生产企业	生产日期	药材产地

五、实训过程

实训学生每3人一组，每人轮流分别对各类医药商品进行认知和识别，并完成以上填写内容。

六、实训考核

（一）素质考核（40%）

1. 每种药品观察过程中，不应随意打开包装，观察后药品包装无损，标签和说明书不能丢失或装错，主动分类摆放整齐，操作台干净整洁，填写表格整齐、准确、字迹清晰。

（二）技能考核（60%）

从以上每一种类型的医药商品中每组随机抽取 2~5 种，对每个同学进行识别考核，要求及时说出每种药品的通用名称、类别、包装，规格，剂型、批准文号、生产批号、有效期、注册商标等信息（回答出其中的 5 个信息）。见表 2-5 药品实训考核表。

表 2-5 药品实训考核表

项目	考核要求	分值	得分
不能随意打开包装	操作规范	10	
观察后药品包装无损	完整	10	
分类摆放	摆放整齐	10	
识别药品包装	识别内容正确	50	
识别熟练度	时间在规定范围内	10	
表格填写的规范性	表格内容填写规范、准确、字迹清晰	10	
合 计		100	

注：每错 1 处扣 1 分，扣完为止。

目标检测

一、单选题

1. 某药品的生产批号是 201105，有效期是 2 年，其有效期至（　　）

    A. 221005　　　　B. 221105　　　　C. 221004　　　　D. 221104

2. 下列哪一类医药商品通常没有标注批准文号（　　）

    A. 化学原料药　　B. 保健食品　　　C. 中成药　　　　D. 中药提取物

3. 在外包装上要求标注产地和生产批号的药品是（　　）

    A. 中药饮片　　　B. 化学原料药　　C. 生物制品　　　D. 中成药

4. 药品存储的基本原则是（　　）

    A. 按包装大小储存　　　　　　　　B. 按批号储存

    C. 分类储存　　　　　　　　　　　D. 按进货时间储存

5. 有关药品标签上有效期具体的标注格式，错误的是（　　）

  A. 有效期至×××年××月   B. 有效期至×××年××月××日

  C. 有效期至×××.××   D. 有效期至××/××/××××

6. 有效期若标注到日，应当为起算日期对应年月日的（ ）

  A. 后一天   B. 前一天   C. 前一个月   D. 前一个星期

7. 药品生产文号中，H 字母代表（ ）

  A. 生物制品   B. 化学药品   C. 中药   D. 进口分装药品

8. 下列药品属于毒性药品的是（ ）

  A. 生半夏   B. 磷酸可待因糖浆

  C. 阿托品   D. 维生素

9. 下列不是中药材每件包装上应标明的（ ）

  A. 品名   B. 产地   C. 发货日期   D. 规格

10. 下类属于麻醉药品的是（ ）

  A. 生马钱子   B. 可卡因   C. 大麻   D. 安定

11. 毒性药品成品统一在外包装右上角用"毒"字明显标志，它的颜色是（ ）

  A. 红底白字   B. 绿底白字   C. 黑底白字   D. 白底黑字

12. 某药品仓库中储存有 1 件盐酸西替利嗪片，其大包装上标示的批准文号是：国药准字 J20120016，此产品属于（ ）

  A. 内服中成药 B. 国产化学药品 C. 进口化学药品 D. 外用化学药品

二、多选题

1. 批准文号的解释正确的是（ ）

  A. H：化学药品 B. Z：中成药 C. S：生物制品   D. F：药用辅料

2. 说明书和标签必须印有专用标识的药品有（ ）

  A. 麻醉药品与精神药品   B. 外用药品

  C. 毒性药品与放射性药品   D. 贵重药品

  E. 非处方药品

三、思考题

原料药的定义是什么？

书网融合……

   微课   划重点   自测题

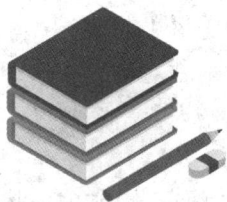

学习目标
知识要求
1. **掌握** 非药品类医药商品的包装标示。
2. **熟悉** 非药品类医药商品的类型。
3. **了解** 非药品类医药商品的包装标示的含义。
能力要求
1. 能完成各类非药品类医药商品的分类。
2. 能说出各类非药品类医药商品的标示特征。

非药品类医药商品的类型和包装标示常见的非药品类医药商品通常包括：医疗器械、保健食品、特殊医学用途配方食品、婴幼儿配方乳粉、消毒产品、特殊用途化妆品等产品。

🔖**实例分析**

　　实例　日前，家住城西的冯大爷老毛病又犯了，小腿酸痛得不行，于是赶紧去附近的药店买了"万通筋骨贴"回来，但是贴上去两天也不见病情好转，他就纳闷了，"药店说这个效果很好的，电视上广告也是见过的，怎么看也不像假药啊。"感觉不对的冯大爷赶到了市药监局，把花了30多元买回来的3盒"万通筋骨贴"交给市药监局的工作人员希望帮忙鉴定一下。

　　分析　1. 请问冯大爷买的"万通筋骨贴（注册证号吉通械备20150009号）"是药品吗？
　　　　　2. "万通筋骨贴"属于哪一类商品？

一、医疗器械的类型和包装标示识别

（一）医疗器械的定义和类型

医疗器械是指直接或者间接用于人体的仪器、设备、器具、体外诊断试剂及校准物、材料以及其他类似或者相关的物品，包括所需要的计算机软件。第一类是风险程度低，实行常规管理可以保证其安全、有效的医疗器械。第二类是具有中度风险，需要严格控制管理以保证其安全、有效的医疗器械。第三类是具有较高风险，需要采取特别措施严格控制管理以保证其安全、有效的医疗器械。如图2-3所示。

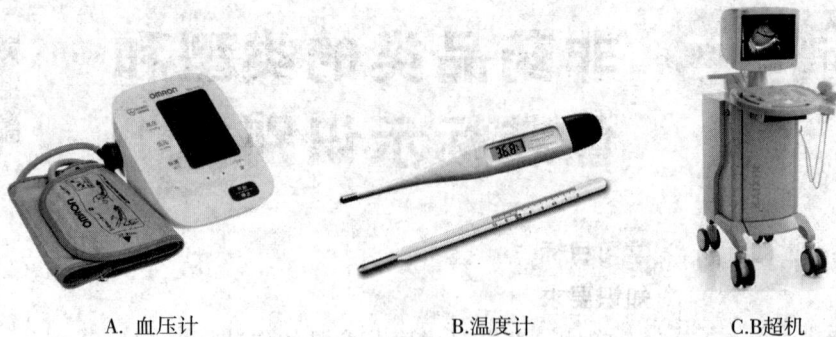

A. 血压计   B.温度计   C.B超机

图 2－3　部分医疗器械

（二）医疗器械的包装和标签

医疗器械的外包装通常采用纸箱、纸盒包装，内包装通常选用聚乙烯或聚丙烯复合膜塑料袋，有无菌要求的医疗器械通常使用灭菌包装材料，包括医疗包装纸、无纺布 Tyvek、各类塑料薄膜和吸塑盒以及铝塑复合材料等。

1. 医疗器械标签　第一类医疗器械的说明书、标签应当标明下列事项。

（1）通用名称、型号、规格。

（2）生产企业的名称和住所、生产地址及联系方式。

（3）产品技术要求的编号。

（4）生产日期和使用期限或者失效日期。

（5）产品性能、主要结构、适用范围。

（6）禁忌证、注意事项以及其他需要警示或者提示的内容。

（7）安装和使用说明或者图示。

（8）维护和保养方法，特殊储存条件、方法。

（9）产品技术要求规定应当标明的其他内容。

第二类、第三类医疗器械还应当标明医疗器械注册证编号和医疗器械注册人的名称、地址及联系方式。由消费者个人自行使用的医疗器械还应当具有安全使用的特别说明。

进口的医疗器械应当有中文说明书、中文标签。说明书、标签应当符合条例规定以及相关强制性标准的要求，并在说明书中载明医疗器械的原产地以及代理人的名称、地址、联系方式。没有中文说明书、中文标签或者说明书、标签不符合规定的，不得进口。

2. 医疗器械注册或备案编号　医疗器械注册证编号是识别医疗器械相关信息的一项重要标志。2014 年 10 月 1 日以后第一类医疗器械实行备案管理，第二类、第三类医疗器械实行注册管理。

（1）第一类医疗器械由生产企业所在地市级药监部门备案，备案凭证编号的编排方式为：省市缩写＋械备＋四位年号＋四位顺序号。例如：黑哈械备 20180001 号，沪嘉械备 20180046 号。

（2）第二类医疗器械由生产企业所在地省级药监部门注册审批，注册证编排方式是：省简称＋械注准＋年号＋2＋两位分类号＋四位顺序号。例如：津械注准 20172400016，浙械注准 20172631003。

（3）第三类医疗器械由国家药监局注册审批，注册证编排方式是：国械注准 + 年号 + 3 + 两位分类号 + 四位顺序号。例如：国械注准 20183660219，国械注准 20183640144。

进口医疗器械由国家药监局备案或注册审批。

（4）进口的一类医疗器械实行备案制，由其在我国境内设立的代表机构或者指定我国境内的企业法人作为代理人，向国家局药监部门备案，备案号编排方式是：国械备 + 年号 + 四位顺序号。例如：国械备 20200084 号。

向我国境内出口第二类、第三类医疗器械的境外生产企业，应当由其在我国境内设立的代表机构或者指定我国境内的企业法人作为代理人，向国务院食品药品监督管理部门提交注册申请资料和注册申请人所在国（地区）主管部门准许该医疗器械上市销售的证明文件。

（5）进口的二类医疗器械实行注册制，注册证编号编排方式是：国械注进 + 年号 + 2 + 两位分类号 + 四位顺序号。例如：国械注进 20202160070。

（6）进口的三类医疗器械实行注册制，注册证编号编排方式是：国械注进 + 年号 + 3 + 两位分类号 + 四位顺序号。例如：国械注进 20153132297。

（7）港澳台地区的二类医疗器械实行注册制，注册证编号编排方式是：国械注许 + 年号 + 2 + 两位分类号 + 四位顺序号。例如：国械注许 20202160012。

（8）港澳台地区的三类医疗器械实行注册制，注册证编号编排方式是：国械注许 + 年号 + 3 + 两位分类号 + 四位顺序号。例如：国械注许 20203170013。

（三）器械类体外诊断试剂

在医疗器械中有一类称为体外诊断试剂，应当与药品中的诊断试剂相区别。

医疗器械体中的体外诊断试剂，是指按医疗器械管理的体外诊断试剂，包括在疾病的预测、预防、诊断、治疗监测、预后观察和健康状态评价的过程中，用于人体样本体外检测的试剂、试剂盒、校准

> **请你想一想**
> 国家依据什么对医疗器械实行分类管理？

品、质控品等产品。可以单独使用，也可以与仪器、器具、设备或者系统组合使用。按照药品管理的用于血源筛查的体外诊断试剂和采用放射性核素标记的体外诊断试剂，不属于医疗器械管理范围。

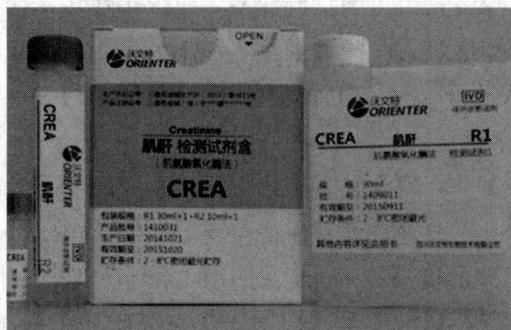

图 2 - 4　体外诊断试剂

二、保健食品的类型和包装标示识别

（一）保健食品的概念和类型

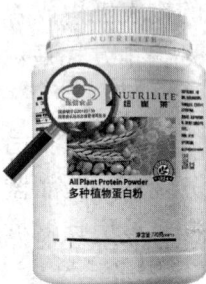

图 2-5　保健食品

保健食品是指声称具有特定保健功能或者以补充维生素、矿物质为目的的食品，即适宜于特定人群食用，具有调节机体功能，不以治疗疾病为目的，并且对人体不产生任何急性、亚急性或者慢性危害的食品。如图 2-5 所示。

（二）保健食品的包装和标示

保健食品的包装材料通常采用与药品或食品相同的包装材料，在包装标签上要标注保健食品标志、产品名称、批准文号、原料、辅料、功效成分或者标志性成分及含量、保健功能、适宜人群、不适宜人群、食用量及食用方法、规格、保质期、生产企业名称、生产企业地址、生产许可证编号（进口产品可能没有）、注意事项、贮藏方法、生产日期、生产批号、产品标准号等。保健食品的标签、说明书主要内容不得涉及疾病预防、治疗功能，并声明"本品不能代替药物"，产品声称的保健功能已经列入由国务院食品安全监督管理部门会同国务院卫生行政部门、国家中医药管理部门制定、调整并公布的保健食品功能目录。

（三）保健食品注册（备案）号

保健食品注册（备案）号是识别保健食品相关信息的一项重要标志。2016 年 7 月 1 日保健食品实行注册及备案管理。

1. 生产和进口保健食品的注册管理　使用保健食品原料目录以外原料生产的保健食品及首次进口的保健食品（属于补充维生素、矿物质等营养物质的保健食品除外）。首次进口的保健食品，是指非同一国家、同一企业、同一配方申请国内上市销售的保健食品。

（1）国家市场局负责保健食品注册管理，注册号的编排方式为：

国产保健食品注册号格式为：国食健注 G + 四位年代号 + 四位顺序号；

进口保健食品注册号格式为：国食健注 J + 四位年代号 + 四位顺序号。

（2）国产保健食品批准文号：卫食健字 G + 四位年号 + 四位顺序号或国食健字 G + 四位年号 + 四位顺序号。

进口保健食品批准文号：国食健字 J + 四位年号 + 四位顺序号；或卫食健进字 + 四位年号 + 第×××号，或卫进食健字 + 四位年号 + 第×××号。

2. 生产和进口保健食品的备案管理　使用的原料已经列入保健食品原料目录的保健食品及首次进口的属于补充维生素、矿物质等营养物质的保健食品（属于补充维生素、矿物质等营养物质的保健食品，其营养物质已列入保健食品原料目录）。

国家市场局负责首次进口的属于补充维生素、矿物质等营养物质的保健食品备案管理；省市场局负责本行政区域内保健食品备案管理，备案号的编排方式为：

（1）国产保健食品备案号格式为：食健备 G + 四位年代号 + 两位省级行政区域代码 + 六位顺序编号。

（2）进口保健食品备案号格式为：食健备 J + 四位年代号 + 00 + 六位顺序编号。

你知道吗

世界卫生组织对于保健食品的分类

1. 营养型保健食品例如蜂王浆、花粉、维生素、葡萄糖等。这类产品对人体有营养补充作用，它们只为增加营养所需，从日常饮食中可以摄取，但并没有确切的功效。

2. 强化型保健食品有目的地强化补充人体所缺少的一些微量物质，钙、铁、锌、硒等微量元素。其对身体缺什么补什么，但不能防止流失，过度服用对身体有害。补充以后明显见效，症状改善。

3. 功能型保健食品以调节人体的某些生理功能为目的，例如深海鱼油有软化血管的功能。

4. 机能因子型保健食品强调对身体的代谢机能进行调节，例如番茄红素、茶多酚等提高机体的抗氧化机能。国家药品监督管理局根据保健食品的功能，将其划分为 27 种类型，其中常见的类型有：增强免疫力功能的保健食品、辅助降血脂功能的保健食品、辅助降血糖功能的保健食品、辅助改善记忆功能的保健食品和缓解体力疲劳功能的保健食品等。

三、特殊医学用途配方食品的类型和包装标示识别

（一）特殊医学用途配方食品概念

特殊医学用途配方食品，是指为满足进食受限、消化吸收障碍、代谢紊乱或者特定疾病状态人群对营养素或者膳食的特殊需要，专门加工配制而成的配方食品，包括适用于 0 月龄至 12 月龄的特殊医学用途婴儿配方食品和适用于 1 岁以上人群的特殊医学用途配方食品。该类产品必须在医生或临床营养师指导下，单独食用或与其他食品配合食用。

特殊医学用途配方食品属于特殊膳食用食品。当目标人群无法进食普通膳食或无法用日常膳食满足其营养需求时，特殊医学用途配方食品可以作为一种营养补充途径，起到营养支持作用。此类食品不是药品，不能替代药物的治疗作用，产品也不得声称对疾病的预防和治疗功能。

（二）特殊医学用途配方食品的类型

根据不同临床需求和适用人群，《特殊医学用途配方食品通则》（GB 29922 – 2013）将特殊医学用途配方食品分为三类，即全营养配方食品、特定全营养配方食品和非全

营养配方食品。

1. 全营养配方食品　全营养配方食品，可作为单一营养来源满足目标人群营养需求的特殊医学用途配方食品。适用于需对营养素进行全面补充且对特定营养素没有特别要求的人群。患者应在医生或临床营养师的指导下选择使用全营养配方食品。可以作为需要口服或者管饲病人的饮食替代或者营养补充。

2. 特定全营养配方食品　特定全营养配方食品，可作为单一营养来源能够满足目标人群在特定疾病或医学状况下营养需求的特殊医学用途配方食品。

特定全营养配方食品是在相应年龄段全营养配方食品的基础上，依据特定疾病的病理生理变化而对部分营养素进行适当调整的一类食品，单独食用时即可满足目标人群的营养需求。符合特定全营养配方食品技术要求的产品，可有针对性的适应不同疾病的特异性代谢状态，更好地起到营养支持作用。

适用于特定疾病或医学状况下需对营养素进行全面补充的人群，并可满足人群对部分营养素的特殊需求（即：在特定疾病状况下，全营养配方食品无法适应疾病的特异性代谢变化，不能满足目标人群的特定营养需求，需要对其中的某些营养素进行调整）。

对于伴随其他疾病或并发症的患者，均应由医生或临床营养师根据患者情况决定是否可以选用此类食品。

3. 非全营养配方食品　非全营养配方食品，可满足目标人群部分营养需求的特殊医学用途配方食品，适用于需要补充单一或部分营养素的人群，不适用于作为单一营养来源。

该类产品应在医生或临床营养师的指导下，按照患者个体的特殊医学状况，与其他特殊医学用途配方食品或普通食品配合使用。

（三）特殊医学用途配方食品的包装和标示

1. 特殊医学用途婴儿配方食品标示内容

（1）通用内容　食品名称、配料表、净含量和规格、生产者和（或）经销者的名称、地址和联系方式、生产日期和保质期、贮存条件、食品生产许可证编号、产品标准代号及其他需要标示的内容。

食用方法和适宜人群：应标示预包装特殊膳食用食品的食用方法、每日或每餐食用量，必要时应标示调配方法或复水再制方法。应标示预包装特殊膳食用食品的适宜人群。对于特殊医学用途婴儿配方食品和特殊医学用途配方食品，适宜人群按产品标准要求标示。

（2）特殊要求

1）产品标签应符合 GB13432 的规定，营养素和可选择成分应增加"每 100 千焦（/100kJ）"含量的标示。

2）标签中应明确注明特殊医学用途婴儿配方食品的类别（如：无乳糖配方）和适用的特殊医学状况。早产/低体重出生儿配方食品，还应标示产品的渗透压。可供 6 月龄以上婴儿食用的特殊医学用途配方食品，应标明"6 月龄以上特殊医学状况婴儿食用本品时，应配合添加辅助食品"。

3）标签上应明确标识：①请在医生或者临床营养师指导下使用；②不适用于非目标人群使用；③本品禁止用于肠外营养支持和静脉注射。

4）特殊医学用途配方食品的标签和说明书的内容应当一致，涉及特殊医学用途配方食品注册证书内容的，应当与注册证书内容一致，并标明注册号（特殊医学用途配方食品注册号的格式为：国食注字 TY + 4 位年号 + 4 位顺序号，其中 TY 代表特殊医学用途配方食品）。

5）标签上不能有婴儿和妇女的形象，不能使用"人乳化""母乳化"或近似术语表述。

6）有关产品使用、配制指导说明及图解、贮存条件应在标签上明确说明。当包装最大表面积小于 100cm^2 或产品质量小于 100g 时，可以不标示图解。

7）指导说明应该对不当配制和使用不当可能引起的健康危害给予警示说明。

2. 特殊医学用途配方食品标示内容

（1）通用内容　食品名称、配料表、净含量和规格、生产者和（或）经销者的名称、地址和联系方式、生产日期和保质期、贮存条件、食品生产许可证编号、产品标准代号及其他需要标示的内容。

食用方法和适宜人群：应标示预包装特殊膳食用食品的食用方法、每日或每餐食用量，必要时应标示调配方法或复水再制方法。应标示预包装特殊膳食用食品的适宜人群。对于特殊医学用途婴儿配方食品和特殊医学用途配方食品，适宜人群按产品标准要求标示。

（2）特殊要求

1）产品标签应符合 GB13432 的规定。营养素和可选择成分含量标识应增加"每100 千焦（/100kJ）"含量的标示。

2）标签中应对产品的配方特点或营养学特征进行描述，并应标示产品的类别和适用人群，同时还应标示"不适用于非目标人群使用"。

3）标签中应在醒目位置标示：①请在医生或者临床营养师指导下使用；②不适用于非目标人群使用；③本品禁止用于肠外营养支持和静脉注射。

4）特殊医学用途配方食品的标签和说明书的内容应当一致，涉及特殊医学用途配方食品注册证书内容的，应当与注册证书内容一致，并标明注册号（特殊医学用途配方食品注册号的格式为：国食注字 TY + 4 位年号 + 4 位顺序号，其中 TY 代表特殊医学用途配方食品）。

5）有关产品使用、配制指导说明及图解、贮存条件应在标签上明确说明。当包装最大表面积小于 100cm^2 或产品质量小于 100g 时，可不标示图解。

6）指导说明应对配制不当和使用不当可能引起的健康危害给予警示说明。

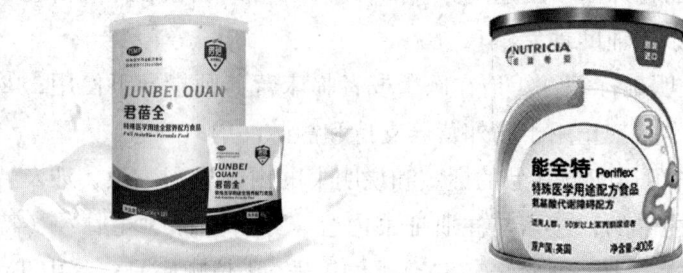

图 2-6　特殊医学用途配方食品

你知道吗

为满足特殊医学状况婴儿的营养需求，指导和规范我国特殊医学用途婴儿配方食品的生产经营，根据《食品安全法》及其实施条例规定，卫生部组织制定了《特殊医学用途婴儿配方食品通则》（GB25596-2010）。

《特殊医学用途婴儿配方食品通则》（GB25596-2010）适用于特殊医学用途婴儿配方食品。特殊医学用途婴儿配方食品指针对患有特殊紊乱、疾病或医疗状况等特殊医学状况婴儿的营养需求而设计制成的粉状或液态配方食品。在医生或临床营养师的指导下，单独食用或与其它食物配合食用时，其能量和营养成分能够满足0月龄~6月龄特殊医学状况婴儿的生长发育需求。

标准中规定了特殊医学用途婴儿配方食品的范围、定义、营养素要求、安全性指标、标签等方面的内容。

四、婴幼儿配方乳粉的类型和包装标示识别

（一）婴幼儿配方乳粉概念与类型

是指符合相关法律法规和食品安全国家标准要求，以乳类及乳蛋白制品为主要原料，加入适量的维生素、矿物质和（或）其他成分，仅用物理方法生产加工制成的粉状产品，适用于正常婴幼儿食用。婴儿配方乳粉分为（0~6月龄，1段）、较大婴儿配方乳粉（6~12月龄，2段）和幼儿配方乳粉（12~36月龄，3段）。

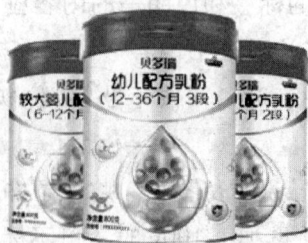

图 2-7　婴幼儿配方乳粉

（二）婴幼儿配方乳粉的包装和标示

婴幼儿配方乳粉标签上应当标注用于识别婴幼儿配方乳粉特征及安全警示等的产品信息、企业信息、使用信息、贮存条件等。

婴儿配方乳粉产品信息包括产品名称、配料表、营养成分表、规格、注册号、产品标准、生产日期、保质期。产品信息应符合以下要求。

1. 产品名称　产品名称由商品名称和通用名称组成，每个产品只能有一个产品名称，产品名称应使用规范的汉字。"规范的汉字"指《通用规范汉字表》中的汉字，不包括繁体字、字母、图形、符号等。申请注册的进口婴幼儿配方乳粉还可标注英文名称，英文名称应与中文名称有对应关系。

商品名称应当符合有关法律法规和食品安全国家标准的规定，不应包含下列内容：

（1）虚假、夸大、违反科学原则或者绝对化的词语，如"金装""超级""升级""博士""冠军""天才"等。

（2）涉及预防、治疗、保健功能的词语，如"宝康""贝健""优护"等。

（3）明示或者暗示具有益智、增加抵抗力或者免疫力、保护肠道等功能性表述，如"益智""聪明""贝聪""益生菌"等。

（4）庸俗或者带有封建迷信色彩的词语，如"金字塔""金皇后""名门贵族"等。

（5）人体组织器官等词语，如"心护"等。

（6）其他误导消费者的词语，如使用谐音字或形似字足以造成消费者误解的，如"体智佳""亲体""母爱"等。

同一系列不同适用月龄的产品，其商品名称应相同或相似。商标用于商品名称的应符合商品名称命名规定。

通用名称根据产品适用月龄应为"婴儿配方乳（奶）粉（0~6月龄，1段）"、"较大婴儿配方乳（奶）粉（6~12月龄，2段）""幼儿配方乳（奶）粉（12~36月龄，3段）"。

2. 配料表　配料表应当符合《食品安全国家标准预包装食品标签通则》（GB 7718）的要求及有关规定。

3. 营养成分表　营养成分表应当与申请注册的内容及顺序一致，并按照能量、蛋白质、脂肪、碳水化合物、维生素、矿物质、可选择性成分等类别分类列出。

营养成分表应当按照在每100kJ和每100g中的含量标示，可同时标示每100ml中的含量。

营养成分应当按照《食品安全国家标准婴儿配方食品》（GB10765）和《食品安全国家标准较大婴儿和幼儿配方食品》（GB10767）规定的顺序列出。GB10765和GB10767规定之外的，按《食品安全国家标准食品营养强化剂使用标准》（GB14880）等规定的顺序列出。

4. 产品规格　单件独立销售包装的规格等同于净含量的，只需标注净含量，可不另外标示规格。独立销售包装中含多个独立包装时，销售包装需标示净含量和规格。

5. 产品标准　企业所执行的产品标准代号。

6. 注册号　应当为《婴幼儿配方乳粉产品配方注册证书》上载明的注册号，如国食注字 YP×××××××。

7. 生产日期　生产日期指形成最终销售单元的日期。

8. 保质期　指在标签指明的贮存条件下，保持品质的期限。

五、特殊用途化妆品的类型和包装标示识别

（一）特殊用途化妆品概念

特殊用途化妆品是指用于染发、烫发、祛斑美白、防晒、防脱发的化妆品以及宣称新功效的化妆品为特殊化妆品。特殊化妆品以外的化妆品为普通化妆品。

化妆品定义为：化妆品，是指以涂擦、喷洒或者其他类似方法，施用于皮肤、毛发、指甲、口唇等人体表面，以清洁、保护、美化、修饰为目的的日用化学工业产品。

（二）特殊用途化妆品的类型

特殊用途化妆品包括：育发、染发、烫发化妆品、脱毛化妆品、美乳化妆品、健美化妆品、除臭化妆品、祛斑化妆品和防晒化妆品，共 9 种类型。特殊用途化妆品的内包装主体容器通常采用塑料瓶、玻璃瓶、软管、真空瓶，一般发用化妆品采用塑料柱状包装，美容护肤产品则采用玻璃瓶状、塑料管状或塑料盒包装，还有一些采用塑料袋装；护肤品、沐浴露和防晒化妆品主要使用 PET 瓶、罐；在这些包装的外面一般还用设计精美的纸盒再进行一次包装。

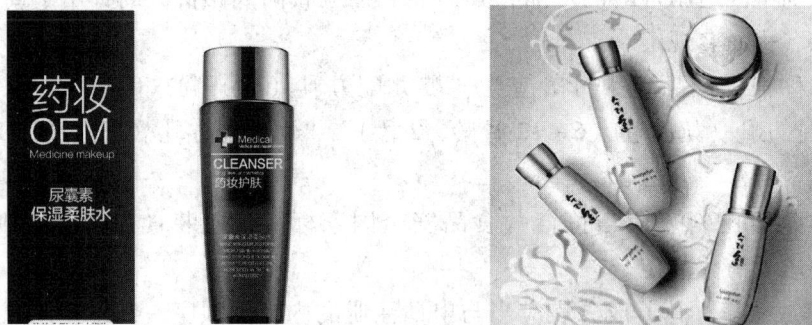

图 2 - 8　特殊用途化妆品

（三）特殊用途化妆品的包装和标示

特殊用途化妆品包装标签上标注有以下内容：产品名称、化妆品生产许可证编号（国产产品）、原产国或地区（进口产品）、特殊化妆品注册证编号或普通化妆品备案号、产品执行的标准编号、全成分、净含量、使用期限、注册人、备案人、受托生产企业名称、生产企业地址、必要的安全警示用语等以及使用方法和储存条件。禁止标

注明示或者暗示具有医疗作用的内容；虚假或者引人误解的内容；违反社会公序良俗的内容；法律、行政法规禁止标注的其他内容。

（四）特殊用途化妆品卫生许可证

2008 年以前由原卫生部审批，国产特殊用途化妆品批准文号格式为：

卫妆特字 +（4 位年份）+第×××号

例如：卫妆特字（2007）第 0001 号

进口特殊用途化妆品批准文号格式为：

卫妆特进字 +（4 位年份）+第×××号

例如：卫妆特进字（2007）第 0001 号

2008 年以后特殊用途化妆品批准文号由国家食品药品监督管理总局批准

国产特殊用途化妆品批准文号格式为：

国妆特字 G +4 位年份 +4 位编码

例如：国妆特字 G20080001

进口特殊用途化妆品批准文号格式为：

国妆特进字 J +4 位年份 +4 位编码

例如：国妆特进字 J20080001

六、消毒产品的类型和包装标示识别

（一）消毒产品的概念和类型 📱 微课

消毒产品指用于皮肤、黏膜以及环境清洁等的消毒处理产品。主要用于杀灭或清除传播媒介上病原微生物，是国家卫计委（原卫生部）为提高公共卫生质量而批准的一类产品，也就是说它不具有任何治疗效果。普通医药经营企业经营的消毒产品通常有消毒剂、卫生用品和抗（抑）菌洗剂等产品。

消毒产品包括消毒剂、消毒器械（含生物指示物、化学指示物和灭菌物品包装物）、卫生用品和一次性使用医疗用品。

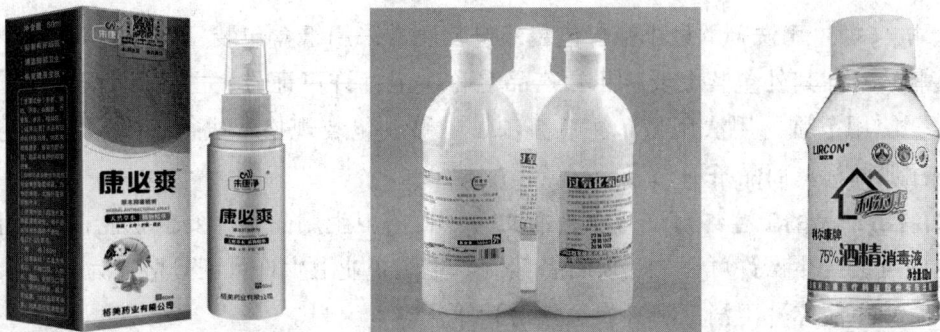

图 2-9 消毒产品

1. 消毒剂的概念和类型 消毒剂：是指用于杀灭传播媒介上病原微生物，使其达到无害化要求的产品，常用消毒剂通常包括以下九种类型：用于医疗卫生用品消毒、灭菌的消毒剂，例如，环氧乙烷；用于皮肤、黏膜消毒的消毒剂，例如75% 乙醇；用于餐饮具消毒的消毒剂，例如漂白粉；用于瓜果、蔬菜消毒的消毒剂，例如高锰酸钾；用于水消毒的消毒剂，例如 TD 粉；用于环境消毒的消毒剂，例如甲醛；用于物体表面消毒的消毒剂，例如新洁尔灭；用于空气消毒的消毒剂，例如过氧乙酸；用于排泄物、分泌物等污物消毒的消毒剂，例如生石灰。

2. 卫生用品 包括妇女经期卫生用品（例如卫生巾、卫生护垫、卫生内置棉条）、排泄物卫生用品（例如纸尿裤、隔尿垫），皮肤、黏膜卫生用品（例如湿巾、卫生湿巾、抗菌洗剂），其他的一次性卫生用品（例如纸巾、卫生棉棒、手指套、一次性口罩等）。

（二）消毒产品的包装和标示

1. 消毒剂的包装和标示 消毒剂的内包装通常使用耐腐蚀的玻璃瓶或塑料瓶（桶），也有使用耐压的喷雾容器等，外包装通常使用纸盒或纸箱。在消毒剂外包装标签要标注以下内容：产品名称、包装规格、生产企业名称、地址、生产企业卫生许可证号、进口产品原产国或地区名称、生产日期、有效期、生产批号和限期使用日期等。在消毒剂最小销售包装标签除了标注以上内容外，还要标出主要有效成分及其含量，用于黏膜的消毒剂还应标注"仅限医疗卫生机构诊疗用"内容。

2. 卫生用品的包装和标示 卫生用品包装通常选用能够严格密封的聚乙烯或聚丙烯塑料袋，在外面又包装有纸盒，有的在纸盒外密封有塑料薄膜。卫生用品包装（最小销售包装除外）标签通常标注有产品名称、生产企业名称、地址、生产企业卫生许可证号、进口产品原产国或地区名称、储存条件、生产日期、保质期、生产批号和限期使用日期，消毒级的卫生用品应标注"消毒级"字样、消毒方法、消毒批号、消毒日期、有效期、限定使用日期等。卫生用品最小销售包装标签除标注以上内容外还标注有规格或包装含量；卫生湿巾标注杀菌有效成分及其含量、使用方法、使用范围和注意事项。

3. 抗（抑）菌洗剂 最小销售包装外包装通常采用纸盒包装，内包装采用塑料瓶或玻璃瓶装，在其外包装上要标示：产品名称、卫生许可证号、主要成分及含量、使用方法、使用范围、用法用量、注意事项、贮藏、包装规格、执行标准、生产企业、厂址、注册商标、商品条形码等。

4. 消毒产品的卫生许可证号和批准文号 目前卫生用品生产要求企业在持有相应的卫生许可证（生产许可证）后实行备案制。生产企业卫生许可证号格式为：（省、自治区、直辖市简称）卫消证字（发证年份）第××××号。

国家卫健委对批准的生产、进口利用新材料、新工艺技术和新杀菌原理生产消毒产品，发给卫生许可批件，批准文号格式为：卫消新准字（年份）第××××号。

委托加工的，应标注受委托方的生产企业卫生许可证号和委托方的产品卫生许可批件号。

国产消毒产品批准文号格式：

卫消字（年份）第××××号；

进口消毒产品批准文号格式：

卫消进字（年份）第××××号

禁止生产经营无生产企业卫生许可证或新消毒产品卫生许可批准文件或产品卫生安全评价不合格或产品卫生质量不符合要求的消毒产品。

> **请你想一想**
>
> 洁尔阴洗液（国药准字 Z10930008）是属于卫生消毒品吗？ 为什么？

实训五　非药品类医药商品包装分类识别

一、实训目的

根据非药品类医药商品的包装标志，掌握非药品类医药商品的分类鉴别方法。

二、实训原理

根据非药品类医药商品的类型，如医药器械、保健食品、特殊医学用途配方食品等不同的包装标志，掌握其鉴别方法。

三、实训前准备

1. 活动场所　学校模拟药房，要求有陈列货架、冷藏柜、常温库、阴凉库、密封容器等，具有避光、通风和排水设备；检测与调节温、湿度的设备；防尘、防潮、防霉、防污染以及防虫、防鼠、防鸟等设备，环境卫生整洁；库房其他条件符合 GSP 要求。

2. 指定非药品类医药商品 10 种　包括医疗器械、保健食品、卫生消毒品、特殊用途化妆品等，结合实际教学条件选取代表品种。

3. 学生每两人一组，一次四组，对药篮中 10 种非药品类医药商品进行分类鉴别。

四、实训操作

学生按照分组随机抽选药篮，5 分钟内对药篮中 10 种非药品类医药商品进行分类鉴别，并填写非药品类医药商品信息表。

五、实训记录

填写非药品类医药商品信息表。

六、实训考核

表 2-6　非药品类医药商品信息表

序号	品名	规格	数量	生产企业	批准文号	生产批号	有效期	类别

目标检测

一、单选题

1. 某医疗器械产品标示的批准文号是：粤食药监械（准）字 2006 第 2260058 号，该医疗器械产品属于第几类管理（　　）

　　A. 一类　　　　　　　B. 二类　　　　　　　C. 三类　　　　　　　D. 不能确定

2. 某药品生产企业生产的消痛贴，其批准文号为：鲁卫健用字〔2015〕第 018 号，此产品属于（　　）

　　A. 外用中成药　　　B. 外用化学制剂　　　C. 保健用品　　　　D. 一次性卫生用品

3. 如炎洁植物本草精华抑菌洗液，其包装盒上标注的产品批准文号是：赣卫消证字（2015）第 0003 号，此产品属于（　　）

　　A. 外用中成药　　　　　　　　　　B. 保健用品

　　C. 一次性卫生用品　　　　　　　　D. 外用化学制剂

4. 常见的非药品类医药商品不包括（　　）

　　A. 医疗器械　　　B. 非处方药　　　　C. 保健食品　　　D. 消毒产品

5. 消毒剂的批准文号为（　　）

　　A. 卫消字（年份）第×××号　　　　B. 卫准字（年份）第×××号

　　C. 卫进字（年份）第××号　　　　　D. 消准字（年份）第×××号

二、多选题

1. 医疗器械或者其包装上的标签上一般包括哪些内容（　　）

　　A. 产品名称　　　B. 规格

　　C. 型号　　　　　D. 医疗器械注册证编号或备案凭证编号

2. 特殊用途化妆品包括（　　）

　　A. 染发化妆品　　　B. 脱毛化妆品　　　C. 护肤品　　　　D. 祛斑化妆品

3. 下列属于第三类医疗器械的是（　　　）

    A. 镊子　　　　　　　B. 超声波手术刀　　C.B 超机　　　　　　　　D. 棉签

三、思考题

1. 一般药品和非药品类医药商品的包装标示有何不同？

2. 软胶囊、片剂、口服液等既有药品又有保健食品，该如何区分？

书网融合……

微课　　　　　　自测题

>> 项目三 药品的质量变化及其性状检查技术

PPT

学习目标

知识要求

1. **掌握** 药品包装检查内容。
2. **熟悉** 药品外观性状检查；影响药品变化的因素。
3. **了解** 药品的稳定性。

能力要求

能进行药品性状检查操作。

实例分析

实例 2012 年，四川省泸州市药检所在泸州市场抽检云南白药胶囊（批号：20110213；规格：0.25g*16 粒），抽检结果为水分项不合格。云南白药集团股份有限公司组织相关人员对该批产品的原料采购、生产、销售、流通全过程进行梳理、审核、检验、分析排查等全方位工作。排查结果，生产符合药品 GMP 管理的要求，出厂产品检验符合质量标准，对该批次云南白药胶囊的留样和市场上购入同一批次云南白药胶囊检测，结果均符合标准要求，经综合分析，判定该批次产品水分不合格极有可能因为流通环节的运输、储存、保管过程中受到外界物理或极端环境影响所致。本着对消费者负责的态度，公司对发往该区域的该批次产品，已进行召回工作。

分析 1. 请说说哪些内在因素和外界因素会影响药品变质。

　　　　2. 为防止合格药品在流通环节中变质，应如何严格流通和储存环境？

一、药品的稳定

药品稳定性是药物包括原料药和制剂在一定的时间内（即有效期内）保持其物理、化学和生物学性质稳定的能力。药品稳定是保障临床用药安全和有效的前提条件。

药物制剂的基本要求是安全、有效、稳定。如果临床应用前，药物制剂在体外不具备一定的稳定性，药物发生降解变质，不仅可使药效降低，有些甚至产生不良反应。这样就难以保证用药后体内的安全性和有效性。

（一）药品稳定性的分类

药品稳定性包括化学稳定性、物理稳定性、治疗学稳定性、毒理学稳定性等内容。化学稳定性是指在规定条件下的有效期内，该药物的每一个活性成分均能保持其完整性与规定限度的标识活性程度。以下因素都会影响药品的化学稳定性，包括溶液的 pH 值，广义酸碱对药品水解反应的催化、金属离子等因素。

物理稳定性是指在规定条件下的有效期内，该药物的原有物理性质包括外观性状、均匀性、溶出性、悬浮性等诸多物理特性保持不变。以下因素都会影响药品的物理稳定性，包括引湿性、颜色、溶解性变化、熔点、分散性变化、分子结构改变均可能导致物理变化。制剂物理性质发生的变化包括：混悬剂的结块，结晶生长，乳剂的分层、破裂，片剂的崩解度、溶出速度改变等情况。

微生物稳定性是指在规定条件下的有效期内，该药物按照规定的无菌或微生物生长程度的状态，能保持的程度。微生物污染和繁殖可导致药品的质量变化。有些制剂本身组成与性质，即是微生物污染的内在原因。

治疗学稳定性是指在规定条件下的有效期内，该药物能够保持治疗效果不变的程度。化学降解可导致临床疗效下降，微生物污染造成的有效成分的破坏亦可导致疗效下降。

毒理学稳定性是指在规定条件下的有效期内，该药物所具有的毒性不会发生明显增加。药物染菌而产生细菌毒素会引发毒副反应。药品的化学降解也可能引起毒性反应。

（二）研究药品稳定性的目的

药物制剂稳定性是指药物制剂，从制备到使用期间质量发生变化的速度和程度，是评价药物制剂质量的重要指标之一。药物制剂生产以后须经检验符合标准后方可出厂，在运输贮存销售直至临床使用之前，也必须符合同一质量标准。

研究药品稳定性的目的是考察原料药或药物制剂在温度、湿度、光线的影响下，随时间变化的规律。为药品的生产、包装、贮存条件、运输条件提供科学依据。同时，通过实验确定药品的有效期。

药物制剂稳定性研究还考察制剂在制备和保存期间可能发生的物理化学变化，探讨其影响因素，寻找避免或延缓药物降解，增加药物制剂稳定性的各种措施，为药品储存与养护工作提供依据。

二、药品的变化因素分析

药品的稳定性可以影响其有效性和安全性。药品在储存中的稳定性除与药品本身的理化性质和生产工艺等内在因素有关外，外界因素如温度、光线、空气、湿度以及时间等也可以严重影响药品的稳定性。因此，我们在储存与养护过程中，必须熟悉影

> **请你想一想**
> 影响药品稳定性的内在因素有哪些？影响药品稳定性的外在因素有哪些？

响药品稳定性的内因和外因，根据其性质来控制外因、稳定内因，做好药品储存和养护工作。

（一）影响药品稳定性的内在因素

影响药品稳定性的内在因素除了与药品的处方组成和生产工艺有关以外，主要与药品本身的化学性质和物理性质有关，这些因素往往不单纯表现在一个方面，有时几个方面同时影响。

1. 影响药品化学稳定性的因素

（1）水解性　一些具有苷键、酯键或酰胺键等的药物以及一些盐类药物，在条件适宜的情况下，均能水解而引起药品变质。如青霉素、阿司匹林等。

（2）氧化性　一些具有氧化性的药物，遇光易被还原而变质。如过氧化氢、硝酸银、呋喃西林等。

（3）还原性　一些具有还原性的药物易被空气中的氧或化学氧化剂所氧化。药品在流通过程中所发生的氧化多是由空气中的氧所引起的。如苯酚、吗啡等。

（4）其他因素　药物的异构化、脱羧、聚合、碳酸化以及霉变，都可以影响药品的稳定性。上述因素往往同时存在，反应交错发生，相互伴随，相互促进。如维生素 C 在一定条件下可促使内酯环水解，并进一步发生脱羧反应生成糠醛，然后聚合呈色。

2. 影响药品物理稳定性的因素

（1）吸湿性　吸湿性是药物的重要特性。药物吸湿后可发生结块、胶黏、潮解、稀释，甚至发霉、分解变质等现象。如氯化钙易吸湿潮解，胃蛋白酶易吸湿发霉。

（2）风化性　许多含有结晶水的药物都易风化。例如芒硝（$Na_2SO_4 \cdot 10H_2O$）等。药物风化后，药效虽未改变，但因失水量不定，往往影响使用剂量的准确性。

（3）挥发性　一些沸点较低的药物成分常温下就能变为气体扩散到空气中。如乙醇、挥发油、樟脑等，它们在常温下即有很强的挥发性。

（4）升华性　有些固态药物不经过液态而变为气态，这种性质称为药物的升华性。例如碘、冰片、樟脑、薄荷脑、麝香草酚等均具有升华性。

（5）熔化性　某些药物在一定温度下即开始熔化。例如以香果脂或可可豆脂作基质的栓剂，在夏季往往由于库温过高而发生熔化。

（5）冻结性　某些以水或稀乙醇作溶剂的液体药物当温度过低时往往发生冰冻，导致体积膨胀而引起容器破裂。

（二）影响药品稳定性的外在因素

1. 温度　温度对储存药品的质量影响较大，温度过高或过低都可能导致药品变质失效，尤其是生物制品、脏器生化药物、抗生素及中药对温度要求更严。这里所说的温度一般指仓库温度。

（1）温度过高　温度升高，可以加快药物的化学反应或物理反应速度；利于害虫、霉菌的生长繁殖；使有挥发性的药物加速挥发造成损失；使含脂肪油较多的中药泛油；使含结晶水的药物风化；使某些易熔化的药品发生变软、熔化或粘连，从而影响药品的质量。

（2）温度过低　一般药品均宜储存于阴凉处，但温度过低也可以使一些药品产生沉淀、冻结、凝固，甚至变质失效，有的则使容器破裂而造成损失。

另外，药品本身的温度高低除了受仓库温度影响以外，还可因受潮、受热和虫害等引起药品本身产热而使温度升高。

2. 湿度　空气中水蒸气的含量称为湿度。湿度对药品质量的影响很大，湿度过大可以使药品吸湿而发生潮解、稀释、变形、水解、发霉，如氯化钙易潮解，单糖浆易稀释，胶囊易变形，阿司匹林易水解等；湿度过小又容易使某些药品风化或干裂，如芒硝易风化。

你知道吗

一些药物在水中不稳定，我们的处理办法是：

青霉素分子结构中含有 β - 内酰胺环，容易吸潮水解，最终生成青霉醛和 D - 青霉胺而失效；环磷酰胺具有环磷酰胺基，水溶液稳定性差，易发生分解反应，失去抗肿瘤活性。因此在实际工作中，这两种药物都制成粉针剂，临用前新鲜配制。在储存运输过程中，这类药品一定要注意防潮养护。

3. 空气　空气的组成很复杂，其中对药品质量影响较大的是氧气和二氧化碳。氧气的化学性质很活泼，易使某些药物发生氧化作用而变质。如酚类、芳胺类、含不饱和碳链以及吩噻嗪类药物等。此外，氧气有助燃性，还利于易燃药品的燃烧。空气中的二氧化碳可使某些药品发生碳酸化而变质。如磺胺类药物的钠盐。

4. 光线　许多药物遇光能加速其氧化过程，如苯酚；有些药物受光线作用后，可发生分解，如过氧化氢溶液；光线还可以直接导致药品变色，如磺胺类、维生素 C 等。

5. 时间　有些药品因性质或效价不稳定，即使在适宜的储存条件下，也会因时间过久而变质失效。因此药典对某些药品如抗生素等，根据其不稳定程度规定了不同的有效期，要求在规定的期限内使用。

另外，储存环境中的微生物、昆虫、药品包装材料的选择等都可影响药品的稳定性。

由于制剂工艺的发展，现代科学技术新工艺的不断引入，新问题的产生也将会随之增多，影响药物及其制剂稳定性的因素也将会增加和扩大，所以扩大和加深对药品稳定性知识方面的认识，对搞好科学养护工作将会带来很大的益处。

三、药品包装检查

药品包装，作用在于保护药品质量，是产品的组成部分。

药品包装必须按照规定印有或者贴有标签并附有说明书。药品包装、标签及说明书必须符合国家法律法规要求，以利于药品的运输、贮藏和使用，保证用药安全有效。药品包装必须按照规定印有或者贴有标签，不得夹带其他任何介绍或者宣传产品、企业的文字、音像及其他资料。

销售包装（内包装、零售包装）：销售包装是以销售为主要目的，与药品一起到达消费者手中的包装。它具有保护产品、美化产品、宣传产品，促进销售的作用。

储运包装（外包装）：储运包装是以运输储存为主要目的包装。是指内包装外面的木箱、纸箱、桶以及其他包装物。它具有保障药品的安全、避免破损、方便储运装卸、加速交接、点验等作用。储运包装除了要满足包装的基本要求以外，还应有明显清楚的运输标志，以便提示装卸、搬运、堆码、保管作业。此外，危险品必须有国家标准的危险货物包装标志；特殊管理药品及外用药品应有专用标签。

（一）对药品包装的基本要求

1. 包装应适应不同流通条件的需要　药品在流通领域中可受到运输装卸条件、储存时间、气候变化等情况的影响，所以药品的包装应与这些条件相适应。如怕冻药品发往寒冷地区时，要加防寒包装；药品包装措施应按相对湿度最大的地区考虑等。同样，在对出口药品进行包装时应充分考虑出口国的具体情况，将因包装而影响药品质量的可能性降低到最低限度。

2. 包装应和内容物相适应　包装应结合所盛装药品的理化性质和剂型特点，分别采取不同措施。如遇光照射易变质，露置空气中易氧化的药品，应采用遮光容器；瓶装的液体药品应采取防震、防压措施。

3. 包装要符合标准化要求　符合标准化要求的包装有利于保证药品质量；便于药品运输、装卸与储存；便于识别与计量，有利于现代化港口的机械化装卸；有利于包装、运输、储存费用的减少。此外，药品包装还有一些具体要求，如药品包装（包括运输包装）必须加封口、封签、封条或使用防盗盖、瓶盖套等；标签必须贴牢、贴正，不得与药物一起放入瓶内；凡封签、标签、包装容器等有破损的，不得出厂和销售。特殊管理药品、非处方药及外用药品的标签上必须印有规定的标志。在国内销售的药品的包装、标签、说明书必须使用中文，不能使用繁体字、异体字，如加注汉语拼音或外文，必须以中文为主体；在国内销售的进口药品，必须附中文使用说明。凡使用商品名的西药制剂，必须在商品名下方的括号内标明法定通用名称等。

4. 根据《药品管理法》的规定，药品的包装必须印有或贴有标签　药品的标签分为内包装标签与外包装标签。内包装标签与外包装标签内容不得超出国家药品监督管理局批准的药品说明书所限定的内容，文字表达应与说明书一致。

（二）对药品包装标签的要求

药品标签是指药品包装上印有或者贴有的内容。分为内、外标签；药品内标签指直接接触药品的包装标签。外标签指内标签以外的其他包装标签。

药品的内标签应当根据其尺寸的大小，尽可能包含药品通用名称、适应症或者功能主治、规格、用法用量、生产日期、产品批号、有效期等。注明主要内容"详见说明书"字样。但必须标注药品名称、规格及产品批号。

药品外标签应当注明药品通用名称、成分、性状、适应证或功能主治，规格、用法用量、不良反应，禁忌注意事项，贮藏、生产日期、产品批号、有效期（至）、批准文号、生产企业等。适应证或者功能主治，用法用量，不良反应，禁忌，注意事项不能全部注明的，应当标出主要内容"详见说明书"字样。

用于运输、储藏的包装标签，至少应当注明药品通用名称、规格、储藏、生产日期、产品批号、有效期（至）、批准文号、生产企业，也可以根据需要注明包装数量、运输注意事项或者其他标记等必要内容。对贮藏有特殊要求的药品，应当在标签的醒目位置注明。

原料药的标签应当注明药品名称、贮藏、生产日期、生产批号、有效期、执行标准、批准文号、生产企业，同时还需注明包装数量以及运输注意事项等必要内容。

中药饮片包装必须印有或者贴有标签。中药饮片的标签必须注明品名、规格、产地、产品批号、生产日期等。并附有质量合格标志。实施批准文号管理的中药饮片，还需注明批准文号。

麻醉药品、精神药品、医疗用毒性药品、放射性药品、外用药品和非处方药品等国家规定有专用标识的，其说明书和标签必须印有规定的标识。精神药品的标签颜色为绿白；麻醉药品标签颜色为蓝白；毒性药品标签的颜色为黑白；放射性药品的标签颜色为红黄；外用药品的标签颜色为红白；甲类非处方为红底白字；乙类非处方为绿底白色。

根据《反兴奋剂条例》药品中含有兴奋剂目录所列的禁用物质的，其说明书或者标签应当用中文注明"运动员慎用"字样。

药品的标签应当以说明书为依据，其内容不得超出说明书的范围，不得印有暗示疗效、误导使用和不适当宣传产品的文字和标识。

药品标签中的文字应当清晰易辨，标识应当清楚醒目，药品通用名称应当显著、突出，其字体、字号和颜色必须一致，并符合以下要求：对于横版标签，必须在上三分之一范围内显著位置标出；对于竖版标签，必须在右三分之一范围内显著位置标出；不得选用草书、篆书等不易识别的字体，不得使用斜体、中空、阴影等形式对字体进行修饰；字体颜色应当使用黑色或者白色，与相应的浅色或者深色背景形成强烈反差；除因包装尺寸的限制而无法同行书写的，不得分行书写。药品商品名称不得与通用名称同行书写，其字体和颜色不得比通用名称更突出和显著，其字体以单字面积计不得大于通用名称所用字体的二分之一。药品注册商标是由文字、符号及图形等综合组成的。是药品的销售包装及其他宣传品上专用的标志，也是药品生产者为把自己的产品与他人的同类产品相区别的标志。药品标签使用注册商标的，应当印刷在药品标签的边角，含文字的，其字体以单字面积计不得大于通用名称所用字体的四分之一。药品说明书和标签中禁止使用未经注册的商标以及其他未经国家食品药品监督管理局批准的药品名称。

药品标签不得有印字脱落或者粘贴不牢等现象，不得以粘贴、剪切、涂改等方式进行修改或者补充。应当使用国家语言文字工作委员会公布的规范化汉字，增加其他文字对照的，应当以汉字表述为准。

请你想一想
　　药品包装有破损的药品合格吗？

　　出于保护公众健康和指导正确合理用药的目的，药品生产企业可以主动提出在药品说明书或者标签上加注警示语，国家食品药品监督管理局也可以要求药品生产企业在说明书或者标签上加注警示语。

（三）对药品包装检查

　　对药品包装的检查存在于药品储存与养护的收货、验收、储存、养护、出库备货、出库复核等多个环节。

　　1. 外包装检查内容　包装箱是否牢固干燥，封签封条有无破损，包装箱有无渗液、污损及破损。外包装上应清晰注明药品名称、规格、生产批号、生产日期、有效期、贮藏方法、包装规格、批准文号及运输注意事项或其他标记，如特殊管理药品、外用药品、非处方标识等。有关特定储运图示标志的包装印刷应清晰标明，危险药品必须符合危险药品包装标识要求。

　　2. 内包装检查内容　容器应用合理，清洁干燥，无破损，封口严密，包装印字应清晰，瓶签粘贴牢固。

　　3. 包装标签和说明书检查　药品包装必须按着规定印有或者贴有标签，并附有说明书。标签或者说明书上必须注明药品的通用名称、成分、规格、生产企业、批准文号、产品批号、生产日期、有效期、适应证或者功能主治、用法用量、禁忌、不良反应和注意事项。对安瓿注射剂瓶、滴眼剂瓶等因标签尺寸限制无法全部注明上述内容的，至少应标明品名、规格、批号三项。中药蜜丸蜡壳至少须注明药品名称。

四、药品外观性状检查

　　外观性状检查一般是在包装有破损或者储存运输环境条件出现异常的情况时进行；正常情况下，储存与养护过程中，例行抽检也会进行药品外观性状检查，药品性状检查是药品质量检查的一部分。

（一）药品抽样检验方法和依据

　　1. 随机抽样法　将待检查的药品按批号从原包装中抽取样品，样品应具有代表性和均匀性。抽取的数量，2件以下全部抽取，2~50件以下（含50件）抽取3件，50件以上每增加50件多抽取1件，不足50件按50件计。在每件中从上、中、下不同部位抽3个以上小包装进行检验，如包装破损、污染、渗液或封条损坏等，外观有异常现象需复验时，应加倍抽样复查。

　　2. 药品检验的依据　药品标准是药品质量检验的依据之一。药品标准是国家对药品的质量规格和检验方法所做的技术规定，是药品生产、销售、使用和检验单位共同遵守的法定依据。药品标准的内容一般包括：名称、成分或处方的组成；含量及其检查、检验的方法；制剂的辅料；允许的杂质及其限量、限度，技术要求以及作用、用途、用法、用量；注意事项；贮藏方法等。《中华人民共和国药品管理法》规定我国的药品标准只有国家药品标准，包括《中华人民共和国药典》和国家药品监督管理局颁布的药品标准。

（二）检查程序和内容

外观质量检验：又称直觉判定法，根据药品质量标准或说明书中规定的性状，如糖衣片、白色素片、胶囊、五色澄明液体等描述，结合自己的业务知识和实践经验，通过人的眼睛、鼻子、手等感觉器官来检验药品的形状、颜色等外观质量。

具体操作包括：用眼睛观察药品的外观质量，有无变形、开裂、脱皮、污痕、霉点、熔化、溶解、变色、结块、挥发、沉淀等异状；用鼻子嗅闻药品有无变味或串味情况；对易碎药品进行震动、摇晃后用耳朵倾听其包装内有无碎片撞击声；用手指手掌弹、拍、触、摸药品，感觉其干软、粘结、滑腻的程度。外观检查一般尚不能确定药品质量变化的程度，有的药品内在质量变化不一定引起外观性状的变化，这就需要用化学或其他科学方法检验才能确定，如颠茄、莨菪、麦角等吸潮易使其所含的生物碱水解而失效，外观上都无变化。因此，要全面确定药品的质量情况，还必须进行药品内在质量检验。

你知道吗

内在质量检验：

又称实验判定法，是利用各种试剂、仪器设备，对药品的成分、杂质、含量、效价等内在质量和卫生质量进行物理的、化学的或生物学的分析检验。

（三）几种主要剂型的外观质量检验要求

1. 片剂

（1）外观质量检验　主要检查色泽、斑点、异物、麻面、吸潮、粘连、溶化、发霉、结晶析出、边缘不整、松片、装量等。含生药、脏器及蛋白质类药物的制剂还应检查有无虫蛀、异臭等。包衣片除上述检查内容外，还应检查花斑、瘪片、龟裂、爆裂、脱壳、掉皮、膨胀、片芯变色、变软等。

（2）检查方法及判断标准　取检品100片，平铺于白纸或白瓷盘上，距25cm自然光亮处检视半分钟，压制片只看一面；包衣片应在规定的时间内将盘倾斜，使包衣片侧立，以检查边缘。

压制片应完整光洁，薄厚形状一致，带字片字迹应清晰，压印缩写字样应符合要求；色泽应均匀一致，无变色现象；黑点、色点、异物最大直径在200μm以下不计，直径在200μm以上的不超过5%，色点不超过3%，500μm以上的不得有；不得有明显的暗斑（中草药片除外）；麻面不得超过5%，中草药片的麻面不得超过10%；边缘不整（飞边、毛边等）总数不超过5%；碎片不得超过3%；松片不得超过3%；不得有粘连、溶化、发霉现象；含生药、脏器及蛋白质类药物的制剂，不得有虫蛀及异臭；

片面不得有结晶析出或附着在瓶壁上；装量检查应符合标签所示的包装数量；包衣片除符合上述要求外，还应同一批号包衣颜色均匀；花斑不得超过5%；小珠头（直径为2～3mm）总数不超过2%；瘪片（包括凹凸不平）、异型片总数不超过2%；龟裂、爆裂各不得超过3%；脱壳不得超过2%；掉皮不得超过2%（肠溶衣片不得掉皮）；对主药性质不稳定及中药浸膏的包衣片必要时可切开，观察片芯断面，不应有变色及变软现象。

（3）名词解释　麻面系指片面粗糙不光滑；裂片系指片剂受到震动或经放置时从腰间裂开或顶部脱落一层的现象；飞边系指药片的边缘高于片面而突出，形成不整齐的薄边；毛边系指片子边缘有缺口；花斑系指片面呈现较明显的斑点；龟裂与爆裂系指片面或边缘发生裂纹甚至部分包衣裂掉；暗斑系指片面若隐若现的斑点；松片系指将药片放在中指与食指间，用拇指轻压即行碎裂。

2. 胶囊剂

（1）外观检查　主要检查色泽、漏药、破裂、变形、粘连、异臭、霉变、生虫等。软胶囊还应检查气泡及畸形丸。

（2）检查方法及判断标准　取胶囊100粒，平铺于白纸或白瓷盘上，距25cm自然光亮外检视半分钟。

硬胶囊剂应外观整洁，大小相等，长短一致，无斑点；带色的胶囊颜色应均匀一致，不得有褪色、变色等现象；应无砂眼、虫眼、破裂、漏药等现象；应无粘连、发霉、变形、异臭等现象；检查内容物应无结块、霉变等异常现象。

软胶囊大小应均匀一致，整洁、光亮；不得有粘连、粘瓶、异臭、变形、破裂、漏油等现象（漏油检查是将软胶囊放在白纸上，应无明显油迹）；气泡不得超过3%；畸型丸不超过3%；污物、偏心带尾等总和不超过3%。

3. 滴丸剂

（1）外观检查　主要检查色泽、吸潮、粘连、异臭、霉变、畸型丸等。

（2）检查方法及判断标准　检查方法同片剂。应大小均匀、整洁、色泽一致；不得有吸潮、粘连、异臭、霉变等现象；畸型丸不得超过3%；装量检查同片剂。

4. 注射剂

（1）外观检查

①水针剂、混悬针剂：主要检查色泽、结晶析出、混浊沉淀、长霉、澄明度、装量等。

②油针剂：主要检查色泽、混浊、霉菌生长、异臭、酸败、澄明度、装量等。

③粉针剂：主要检查色泽、粘瓶、吸潮、结块、溶化、异物、黑点、溶解后澄明度、装量等。冻干型粉针剂主要检查色泽、粘瓶、萎缩、溶化等。

（2）检查方法及判断标准

①水针剂、混悬针剂：每批取检品100支或大输液20瓶（袋），置自然光亮处检视。溶液色泽应按质量标准规定进行比色检查，不得有变色现象；不得有结晶析出、

混浊、沉淀及长霉等现象；安瓿应洁净、封头圆整，泡头、弯头、缩头现象总和不得超过5%。

②油针剂：取检品100支，置自然光亮处检视。色泽为淡黄色，不得深于6号黄色标准比色液［见《中国药典》2020年版（二部）附录ⅨA］；不得有混浊、霉菌生长、异嗅和酸败等现象。

③粉针剂：取检品40瓶，在自然光亮处反复旋转检视。色泽应一致，不得有变色现象；不得有粘瓶、结块、溶化等现象；不得有纤维、玻璃屑等异物；冻干型粉针应质地疏松、色泽均匀，不应有明显萎缩和溶化现象。

（3）澄明度检查

①检查装置：采用伞棚式装置，两面或单面用，内装日光灯，五色溶液注射剂于照度1000~2000lx的位置测试；透明塑料容器或有色注射剂于照度为2000~3000lx的位置测试，以不反光黑色为背景，并在背部右侧1/3处和底部有不反光白色背景（供检查有色异物），检查人员在避光室内或暗处用目检视，检品与人眼距离为20~25cm。

②检查方法：擦净安瓿（瓶）外壁污痕（或保持外壁清洁），集中放置。检查时按上表拿取支数连续操作，手持安瓿瓶使药液轻轻翻转，用目检视。50ml或50ml以上按直立、倒立、平视三步法旋转检视。

油针剂的检查方法及时限：按水针的检查方法检查，其检查时限延长一倍。如有结晶析出，可在80℃以下水浴加热30分钟，振摇，放冷至20~30℃检查，若结晶不溶者判为不合格。

混悬针剂的检查方法及时限：同水针剂。

粉针剂的检查方法及时限：取供试品5瓶，擦净容器外壁，加入规定量溶剂使药粉全部溶解后，于伞棚边沿处轻轻旋转，使容器内药液形成旋流，随即用目检视。

③判断标准：水针剂、油针剂和混悬针剂按上述装置及方法检查，未发现有异物或仅带微量白点者为合格。注射剂在出厂检验时，其不合格率不得过5%。贮存的注射剂不合格率不得过7.5%（属麻醉药品管理范围的注射剂不得超过10%）。如检查结果超过规定时，则加倍抽样复检，应符合规定。

粉针剂的判断标准：抗生素粉针剂每次瓶（支）供试品所含短于0.5cm的毛和200~500μm的白点、白块或色点总数不得超过规定。

化学药粉针剂，每瓶（支）含短于0.5cm和100~500μm的白点、白块或色点总数不得超过5个。

④名词解释：白块系指用规定的检查方法，能看到有明显的平面或棱角的白色物质；白点是指不能辨清平面或棱角的白色物质。但有的白色物质虽不易看清平面、棱角（如球形）但与白块同等大小或更大者，应作白块论。在检查中，见似有似无或若隐若现的微细物，不作白色点计数；微量白点系指50ml以下中小针剂，在规定的检查时间内仅见到3个或3个以下的白点，或者100ml以上大型针剂，在规定检查时间内仅见到5个或5个以下的白点；异物系指玻璃屑、纤维、色点、色块及其他

外来异物。

5. 滴眼剂

（1）外观检查

①溶液型滴眼剂主要检查色泽、结晶析出、混悬沉淀、霉菌生长、澄明度等。

②混悬型滴眼剂主要检查色泽、异物、颗粒细度等。

（2）检查方法及判断标准

①取溶液型滴眼剂样品30支，置自然光亮处检视。药液色泽应一致，无明显的变色现象；药液应澄明，不得有混浊、沉淀、结晶析出和霉菌生长。

②取混悬型滴眼剂样品10支（瓶），去掉标签，擦净外壁，轻轻上下转动，在自然光下检视。药液色泽应一致，不得有明显的变色现象；不得有结块、色块、玻璃屑等不溶性异物。

6. 眼膏剂

（1）外观检查　主要检查色泽、颗粒细度、金属性异物、装量等。

（2）检查方法及判断标准　取检品20支在自然光亮处翻转检视并取出检体适量涂布于玻璃板上观察。色泽应一致，不得有变色现象；膏体应均匀、细腻。

7. 散剂

（1）外观检查　主要检查色泽、异臭、潮解、风化、霉变、虫蛀等现象。

（2）检查方法及判断标准　取供试品适量，置光滑纸上，平铺约$5cm^2$，将其表面压平，在亮处观察，应呈现均匀的色泽、无花纹与色斑；袋装散剂用手摸，瓶装散剂上下翻转，应干燥、疏松、无吸潮结块、溶化等现象；取袋装的散剂拆开封口，瓶装散剂启开瓶盖、瓶塞后，用手煽动，空气中不得有异臭（麻、毒药品不检查此项）；不得有生霉、虫蛀等；纸袋或塑料袋包装取样品10袋，将药袋放平，用两手指横敲三下，不得有药粉喷出。

8. 颗粒剂

（1）外观检查　主要检查色泽、气味、吸潮、软化、结块、颗粒是否均匀等现象。

（2）检查方法及判断标准　取5瓶（块）样品，分别取适量置光滑纸上，距30cm自然光处检视半分钟。颗粒剂应干燥，粒径均一，色泽一致，无吸潮、软化、结块、潮解等现象；无异物、异臭、霉变、虫蛀等。

9. 口服溶液剂、混悬剂、乳剂

（1）外观检查　主要检查色泽、混浊、沉淀、结晶析出，异味、异臭、霉变、酸败、杂质异物等。

（2）检查方法及判断标准　取10瓶在自然光亮处，采用直立、横、倒立三步法检视，必要时启开瓶塞检查。

口服溶液剂应色泽一致，药液澄清，无沉淀、异物、异味、酸败、霉变现象；混悬剂应色泽一致，颗粒应细微均匀下沉缓慢，沉淀经振摇能均匀分散，无结块现象，无酸败、异臭、变霉现象；乳剂应色泽一致，不得有异物、异臭、霉变、分层现象。

10. 酊剂

（1）外观检查 主要检查色泽、澄清度、异物、渗漏及包装等。

（2）检查方法及判断标准 取检品 10 瓶，在自然光亮处直立、倒立、平视三步法旋转检视。色泽应一致，无明显变色现象；药液应澄清，无结晶析出（中草药提取制剂允许有少量轻微混浊或沉淀）；不应有较大的纤维、木塞屑、块等异物。

11. 糖浆剂

（1）外观检查 主要检查澄清度、混浊、沉淀、结晶析出、异物、异臭、发酵、产气、酸败、霉变、渗漏等。

（2）检查方法及判断标准 取检品 10 瓶，在自然光亮处直立、倒立、平视三步法旋转检视。糖浆剂应澄清、无混浊、沉淀或结晶析出，不得有异物。含有药材提取物的糖浆，允许有少量轻摇易散的沉淀；不得有异臭、发酵、产气、酸败、霉变等现象。

实训六　药品性状检查

一、实训目的

通过实训，让学生学会片剂性状检查操作流程，能正确的完成片剂性状检查任务，填写检查记录。

二、实训原理

《中华人民共和国药典》2020 年版中相关片剂的要求。

三、实训器材

1. 操作场所：药品外观质量检查室。
2. 器具材料：若干片剂药品。
3. 活动所需表格：药品检查记录表。

四、实训操作

（一）检查准备

1. 明确检查药品。
2. 明确检查任务。
3. 明确检查依据。
4. 明确检查表格填写规范。

（二）检查

1. 取检品 100 片，平铺于白纸或白瓷盘上，距 25cm 自然光亮处检视半分钟，压制片只看一面。

2. 包衣片应在规定的时间内将盘倾斜，使包衣片侧立，以检查边缘。

（三）得出结论

根据检查实际情况，得出合格或不合格结论。

（四）填写检查记录

根据检验的实际情况填写检验记录表格。

五、实训记录

药品检查记录表内容应包括：药品名称、检品数量、检查日期、检验依据、剂型、规格、明确的检查结论等内容。

表 2 - 7　药品检查记录表

年　　月　　日	班级：　　　　姓名：　　　　学号：	
药品名称	检品批号	
规格	包装形式	
生产企业	检品数量	
送检单位	检测日期	
检验依据	报告日期	

【性状】　　　　　　　　　　　【记录内容】

检验人：　　　　　　　　　　　复核人：

六、实训考核

表 2 - 8　药品性状检查实训考核表

项目	考核要求	分值	得分
操作规范性	各项操作符合规范	20	
检查依据	明确检查依据，回答正确	10	
压制片检查	压制片检查要点正确	20	
压制片检查结论	正确记录压制片检查结果	10	
包衣片检查	包衣片检查要点正确	20	
包衣片检查结论	正确记录包衣片检查结果	10	
表格填写的规范性	表格内容填写规范、准确、字迹清晰	10	
合　计		100	

注：每错 1 处扣 1 分，扣完为止。

目标检测

一、单选题

1. 影响药品稳定性的内在因素是（　　）

    A. 贮存时间　　　　　　　　　　B. 温度

    C. 药品的处方组成　　　　　　　D. 光线

2. 影响药品稳定性的外在因素是（　　）

    A. 药品物理性质

    B. 药品的生产工艺

    C. 环境湿度

    D. 药品的化学性质

3. 下列对药品包装标签叙述不正确的是（　　）

    A. 药品包装必须按照规定印有或者贴有标签

    B. 药品的标签应当以说明书为依据，其内容不得超出说明书的范围

    C. 药品标签中的文字应当清晰易辨，标识应当清楚醒目

    D. 药品包装标签可以适当介绍或者宣传产品

4. 解决药品因储存时间过久而变质失效的方法是（　　）

    A. 标记药品储存温度

    B. 改变药品包装

    C. 标记闭光保存

    D. 设定药品有效期

5. 下列哪个不是对药品外观质量检查的方法（　　）

    A. 眼睛观察药品的外观质量

    B. 用鼻子嗅闻药品有无变味或串味情况

    C. 用口尝药品的味道

    D. 对易碎药品进行震动、摇晃后用耳朵倾听其包装内有无碎片撞击声

二、多选题

1. 研究药品稳定性的目的是考察原料药或药物制剂在温度、湿度、光线的影响下，随时间变化的规律，为药品的（　　）提供科学依据

    A. 生产　　　　　　　　　　　　B. 包装

    C. 贮存条件　　　　　　　　　　D. 运输条件

2. 药品包装的作用（　　）

    A. 保护药品质量　　　　　　　　B. 美化产品

    C. 方便运输　　　　　　　　　　D. 方便储存

3. 下列哪类药品标签必须印有规定的标识（　　　）

    A. 中药丹剂　　　　　　　　　　B. 麻醉药品

    C. 医疗用毒性药品　　　　　　　D. 外用药品

三、思考题

1. 影响药品稳定的外在因素有哪些？简单叙述具体如何影响药品质量。

2. 简述如何对药品包装进行检查。

书网融合……

微课

自测题

3

模块三

药品进出及
在库管理操作

▶▶ 项目一　药品的收货技术

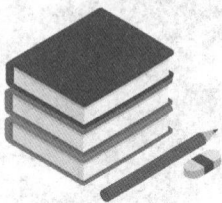

学习目标

知识要求

1. **掌握**　一般药品收货技术；冷链药品收货技术。
2. **熟悉**　收货的工作流程和类型。
3. **了解**　销后退回药品的收货操作。

能力要求

能进行药品收货操作。

　　药品的收货是指药品经营企业对到货药品，通过票据的查验，对货源和实物进行检查和核对，并将符合要求的药品按照其特性放入相应待验区的过程。包括票据之间核对、票据与实物核对、运输方式和运输条件的检查及放入待验区等。

实例分析

　　实例　某药品批发企业采购到货药品，包括阿莫西林胶囊50件，零货拼箱4件，甘精胰岛素2件，收货员小黄清点货物时发现有2件阿莫西林胶囊外包装污染严重，有1件零货拼箱货物箱体破损严重，甘精胰岛素在途温度数据超标，小黄直接把收货有问题的2件阿莫西林胶囊、1件零货拼箱药品和2件甘精胰岛素当场拒收。

　　分析　1. 请问小黄处理的妥当吗？

　　　　　　2. 在药品收货中应如何处理？

一、药品收货的基本工作任务

（一）工作流程

见图3-1。

（二）收货类型

根据药品来源渠道不同，药品收货分为采购到货收货和销后退回收货。

1. 采购到货收货　根据供货单位的随货同行单，与药品采购记录进行核对，审核药品来源，目的是核实采购渠道。

2. 销后退回收货　依据销售退回的相关审批手续，核对销售记录，审核药品退回来源，目的是核实退回渠道。

二、职场环境、场地、设备及用具的要求

1. 库区应保持清洁。垫仓板、仓储设备及设施有序摆放且符合相关清洁要求。根

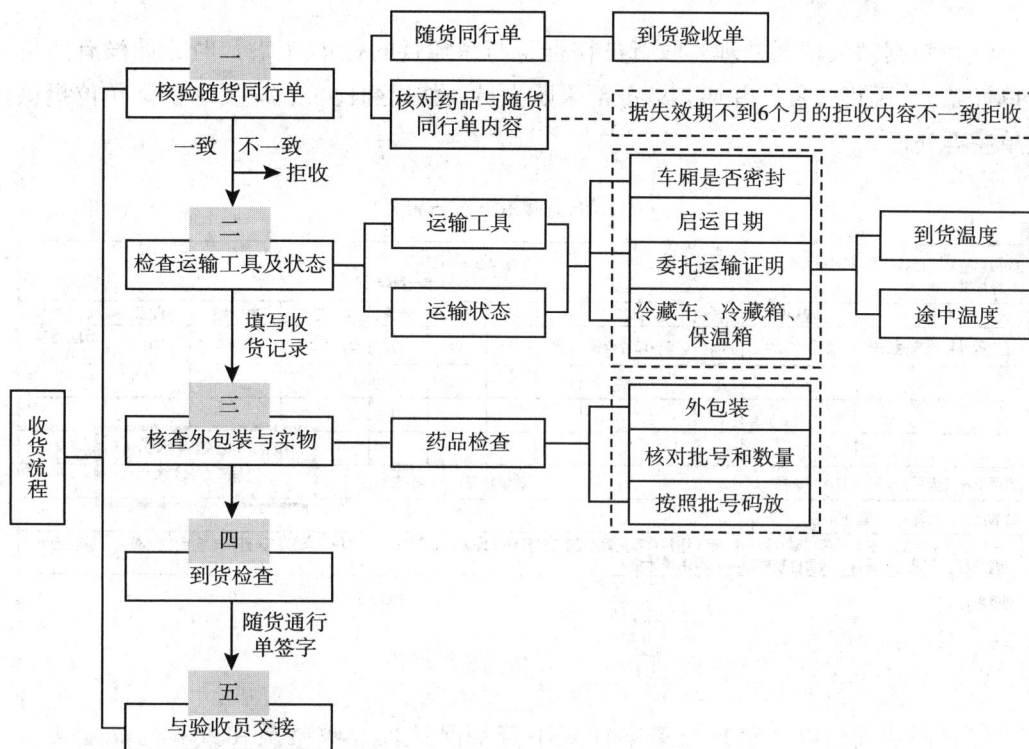

图 3-1　药品收货工作流程

据需要设置控制温度、湿度设施，并予记录。

2. 货物的堆放、离墙、离地、货行间都必须留有一定距离，采用货架或垫板，执行先产先出的发药次序。药品必须按定置管理要求分类存放，设立库存货位卡，贮存系统采用计算机管理的除外。不得露天堆放。

请你想一想

　　我国有哪些法律法规对药品收货有要求？一般药品收货与冷链药品收货有什么不同？

三、一般药品收货操作

（一）核验随货同行单

　　药品到货时，药品收货员应按到货药品的批号逐一进行收货，根据药品采购记录（采购订单）对药品随货同行单（票）进行查验，确保票、账、货一致。

　　随货同行单指随着货物一起的销售单据及相关证明文件，如注册证、通关证、检验报告、出库单、销售票据等。随货同行单的式样各企业可不相同，但必须是在购货单位进行了式样备案的，单据上印有"随货同行"字样，并加盖供货单位药品出库专用章，且随货同行单上盖有的供货单位出库红章必须在药品经营企业备案。随货同行单是依据药品供应企业数据库自动生成，可实现药品追溯。

1. 检查随货同行单

（1）单据缺失情况处理　收货员在查验药品随货同行单（票）时，如没有随货同行单（票），不得收货，并通知业务部采购人员；如无药检单，应要求供货单位提供药检单后再处理。

江西xx药业有限公司随货同行单

购货单位：江西XXXX有限公司 收货地址：xxxxxx				单据号：xxxxxxxx 发货日期：xx年xx月xx日							
生产企业	药品名称	剂型	规格	单位	数量	单价	金额	生产日期	有效期	批号	批准文号
江中药业股份有限公司	健胃消食片	片剂	0.5g*12片*3板	盒	100	10	1000	20190212	20.00	190203	国药准字 Z2013220
								江西XX药业有限公司 出库专用章			
本页小计（大写）：　　1000.00				质量状况：　　合格							
金额合计（大写）：壹仟元整				备　　注：							

第一联：签收回执（白）；第二联：随货同行（红）；第三联：购方财务联（绿）；第四联：存根联（蓝）；第五联：仓库联（黄）。签收回执经购货方签字或盖章确认后传真件视同原件，具法律效应。

制单人：XX　　　　　　　　　　　　　　　　　收货人：XX

图 3-2　随货同行单样式

（2）随货同行单（票）与备案样式不符情况处理　收货员在查验药品随货同行单（票）时：

①随货同行单（票）与备案样式不符：存在单据样式多样，如某单位出现两种纸质或式样的随货同行单，手写版本随货同行单，普通白纸打印的随货同行单等情况，应引起警惕，报质量部处理，企业应认真核查，确认哪些企业的。随货同行单样式可能随着时间的推移而发生变更，随货同行单样式过期，企业应及时更新变更后的随货同行单样式。

②随货同行单所盖公章不符合规定：随货同行单（票）应当加盖供货单位药品出库专用章原印章。单据上出现多种样式的出库专用章，或者随货同行单上加盖的是企业公章、合同专用章、财务专用章、发票专用章、药检专用章、品质保证章等，应格外重视，报质量部门进行深入调查。随货同行单与发票上加盖的印章都应该属于同一家供货单位，且印章与表头应一致。如不符合，应报采购部门进行深入调查。

③发票或随货同行单样式过期：发票或随货同行单式样过期，企业应及时更新变更后的发票或随货同行单样式。在收货过程中发现供货者使用的是企业过期的资料或发票，或经鉴别为假的供货单位的发票和随货同行单样式，报质量部处理，并上报药监部门。

④随货同行单格式不规范或内容不全：随货同行单（票）除包括供货单位、生产厂商、药品的通用名称、剂型、规格、批号、数量、收货单位、收货地址、发货日期等内容，并加盖供货单位药品出库专用章原印章外，还包括表头、制单员、开票人等内容，合法企业的合规操作不应该出现漏项现象。

⑤随货同行单内容有误：如供货单位名称有误、药品金额计算错误、药品金额大小写不一致，这有可能是因为企业工作人员的态度不认真造成，也有可能是因为伪造者对单据不熟悉而出错。企业是使用计算机系统进行单据打印，是固定格式，正常情况下不应出现错误。

你知道吗

药品经营质量管理规范（2016 版）

第七十三条 药品到货时，收货人员应当核实运输方式是否符合要求，并对照随货同行单（票）和采购记录核对药品，做到票、账、货相符。

随货同行单（票）应当包括供货单位、生产厂商、药品的通用名称、剂型、规格、批号、数量、收货单位、收货地址、发货日期等内容，并加盖供货单位药品出库专用章原印章。

第七十四条 冷藏、冷冻药品到货时，应当对其运输方式及运输过程的温度记录、运输时间等质量控制状况进行重点检查并记录。不符合温度要求的应当拒收。

2. 查询采购记录

（1）无采购记录 收货员应当对照随货同行单（票）查询采购记录（销售记录），确认货物发送，没有采购记录的不得收货。

（2）随货同行单（票）或到货药品与采购记录的有关内容不相符 收货员应检查随货同行单内容，内容应包括供货单位、生产厂商、药品的通用名称、剂型、规格、数量、收货单位、收货地址、发货日期、批号等，与采购记录有关内容或者实物不符者不得收货，应当拒收，并通知采购部门处理。

①对于随货同行单（票）内容中，除数量以外的其他内容与采购记录、药品实物不符的，经供货单位确认并提供正确的随货同行单（票）后，方可收货。

②对于随货同行单（票）与采购记录、药品实物数量不符的，经供货单位确认后，应当由采购部门确定并调整采购数量后，方可收货。

③供货单位对随货同行单（票）与采购记录、药品实物不相符的内容，不予确认的，应当拒收，存在异常情况的，报质量管理部门处理。

3. 其他随货同行资料

（1）生物制品批签发合格证 对实施批签发管理的生物制品进行收货时，需检查是否有加盖供货单位药品检验专用章或质量管理专用章原印章的《生物制品批签发合格证》复印件。

（2）进口药品相关资料 对进口药品进行收货时，需检查是否有加盖供货单位质量管理专用章原印章的相关证明文件。

①应有《进口药品注册证》《医药产品注册证》《进口药品检验报告书》或注明"已抽样"字样的《进口药品通关单》复印件。

②进口药品包装应附有中文说明书。

③进口国家规定的实行批签发管理的生物制品，有批签发证明文件和《进口药品检验报告书》。

④进口药材应有《进口药材批件》复印件。

⑤进口麻醉药品、精神药品以及蛋白同化制剂、肽类激素需有《进口准许证》。

⑥以上文件均应加盖供货单位质量管理机构原印章。

（二）检查运输情况

1. 检查车厢情况　收货员在药品到货时，应当检查车厢是否密闭，如发现车厢内有雨淋、腐蚀、污染等现象，应当通知企业采购部及质量管理部门处理。

2. 检查运输时限　应当根据运输单据所载明的启运日期，检查是否符合协议约定的在途时限，对不符合约定时限的应当报质量管理部门处理；

3. 检查委托运输信息　供货方委托运输药品的，业务部门应当提前向供货单位索要委托的运输方式、承运方式、承运单位、启运时间等信息，并将上述情况提前告知收货人员；收货员凭业务部提供的信息逐一核对。信息不一致的应当通知业务部门并报质量管理部门处理。

（三）检查外包装与核对实物

对运输方式无误且随货同行单与采购记录吻合的药品，药品有运输防护包装的，装卸员将药品运输防护包装拆除。收货员检查药品外包装是否完好，检查运输储存包装封条是否有损坏。外包装出现破损、污染、标识不清、挤压、受潮等情况，应拒收，并通知采购部门进行处理。检查包装上是否清晰注明品名、规格、批号、生产厂家、批准文号、生产日期、有效期、储藏条件、包装规格及储运图示标识等，并与随货同行单对照，确认是否吻合。随货同行单（票）中记载的药品的通用名称、剂型、规格、批号、数量、生产厂商等内容，与药品实物不符的，应当拒收，并通知采购部门进行处理。收货员发现来货药品有效期不足 6 个月的不得收货，特殊情况由采购人员同意后方可收货。

（四）收货记录填写

收货员应当将核对无误、符合收货要求的药品按品种特性要求放置于相应的待验区域内或者设置黄色待验状态标志，并在随货同行单（票）上签字，收货须做好记录，每个批号均应有完整的收货记录，填写收货记录表，内容包括药品名称、数量、生产企业、发货单位、运输单位、发运地点、启运时间、运输工具、到货时间、到货温度、收货人员等（表 3 - 1）并将药品移交验收员。"待验"是指对到货、销后退回的药品采用有效的方式进行隔离或者区分，在入库前等待质量验收的状态。"品种特性要求"是指药品温度特性、储存分区管理、特殊管理药品等要求，明确的待验场所，可以是专用的库区或相对稳定的库区，或规定动态待验区域。。待验场所应符合药品储藏条件，阴凉储藏药品待验应在具有阴凉储存条件的区域，冷藏、冷冻药品待验应在冷库或具有冷藏储存条件的区域；动态待验区域也需要设置明显标志，防止未经验收的药品被当作合格品库存管理或销售。待验期间药品质量管理由收货员负责，通知验收员验收。

表 3 - 1　药品收货记录表

发货单位	药品名称	生产厂家	规格	剂型	单位	数量			批号	发货地址	发货时间	运输方式	温控方式	到货时间	温控状况	运输单位	收货人	备注
						到货	收货	拒收										

说明：1. 温度全程监控无问题的药品，在"温控状况"栏内填"正常"字样。

2. 销后退回药品收货应在"备注"栏内注明"销后退回"字样。

3. 非药品不得用此记录，应单独设置记录表。

当到货药品出现信息与实物不符、包装异常、监管码信息不符合规定等情况时，应第一时间上报质量部门、采购部门，等待处理。如果处理结果为拒收，应及时填写药品拒收报告单（表 3 - 2）。

表 3 - 2　药品拒收报告单

品　　名		剂　　型		规　　格	
供货单位		生产企业			
批　　号		单位		数　　量	
有效期		批准文号			
验收日期		进货凭证			

验收情况及存在问题（包括：外观质量、包装质量等）

验收员：
年　月　日

质量负责人意见	
	签名： 年　月　日
备注	

请你想一想

冷链药品的运输过程中，温度应该要求多少度？

四、冷链药品收货操作

冷链药品的收货要求对其全过程冷链储存和运输，不间断地保持低温、恒温状态，使冷链药品在出厂、转运、交接期间的物流过程以及使用始终在符合规定的冷藏要求下而不"断链"。

冷链药品包括冷藏、冷冻药品，冷藏药品是指对储藏、运输有冷处等温度要求的药品，冷处是指 2~10℃。常见的冷藏药品包括疫苗类、生物制品类、其他需冷藏的化学药，如甲乙型肝炎联合疫苗、胰岛素、胎盘组织液、注射用水溶性维生素等。冷冻药品是指对储藏、运输有冷冻等温度要求的药品，温度要求为 -10~-25℃，主要有洛莫司汀胶囊、司莫司汀胶囊、珂立苏等。

（一）放置冷藏收货区

冷藏、冷冻药品收货区设置在冷藏库或阴凉库，不得置于阳光直射或其他可能会提升周围环境温度的位置。冷藏、冷冻药品到货时应有专用缓冲区可直接与冷藏车门对门进行卸货工作，缓冲区控制温度冷链卸货完成后立即转移至收货区内收货，保证冷链全程不断链。没有门对门卸货平台的15℃以下区域的，采用保温车或者保温箱进行药品收货的转移工作。冷藏、冷冻药品从收货转移到待验区的时间需要尽可能的缩短。

（二）核验冷链运输交接单

冷藏、冷冻药品收货检查时，检查随货同行单时，与一般药品收货不同，需要索取运输交接单，查验冷藏车、车载冷藏箱或保温箱到货时的温度数据，导出、保存并核查运输过程和到货时的温度记录，做好实时温度记录，完成冷链运输交接单的填写（表3-3），符合规定的，将药品放置在符合温度要求的收货待验区域待收货；不符合规定的应当拒收，将药品隔离存放于符合温度要求的环境中，并报质量管理部门处理。

表3-3　冷链运输交接单

发货日期：　　　年　　月　　日

销方单位			
购买单位			
产品信息	详见发货清单		
运输方式	保温箱加冰袋	保温箱加干冰	冷藏车
发货人填写	启运地	起动温度（℃）	发货签字确认
	起运时间		
收货人填写	到货时间	到货温度（℃）	收货签字确认

（三）检查冷藏、冷冻药品的运输

冷藏、冷冻药品运输工具主要有冷藏车，车载冷藏箱或保温箱等，冷藏、冷冻药品到货后，核查运输工具是否符合要求，未采用规定的设备运输，拒绝收货。

1. 检查冷藏车 收货员用红外测温仪在车箱内对角线不同位置测量箱体温度，并按抽样原则抽查到货药品温度，测量时红外测温仪距离药品 5～30cm，并取温度最差值作为到货温度，并记录，不符合温度要求的应当拒收；同时向对方索取运输过程温度记录、运输时间等质量控制状况进行重点检查并记录，不符合温度要求的应当拒收。

冷藏车应装配性能可靠的温度自动控制设备、温度自动记录与自动报警系统，具有良好的控温性能，正常情况下具有实时自动调控温度、显示温度、存储和读取温度监测数据的功能；具备良好的保温性能，在控温设备出现故障时能使车厢内温度在一定时间内保持在设定 范围内；当车厢内温度超出设定的温度范围时，温度报警系统应该能发出报警，报警时应进行相应的应急处理措施，由专人进行处理。

2. 检查冷藏箱或保温箱 当药品经冷藏箱或保温箱运至时，收货员查看冷藏箱或保温箱温度记录仪，并逐箱测量到货温度，并做好温度记录，不符合温度要求的应当拒收；检查到货时间并记录，超过运输时限，应当拒收；导出温度记录仪的温度数据备查，同时将记录仪交采购寄回供应商或原车带回，并在收货凭证上记录，不符合温度要求的应当拒收。

冷藏箱或保温箱具有外部显示和采集箱体内温度数据的功能。冷藏箱或保温箱运输冷链药品时，应在冷藏箱上注明储藏条件、运输警告及特殊注意事项等，应根据冷藏箱或保温箱的性能验证结果，在符合药品储藏条件的保温时间内送达。

冷藏、冷冻药品完成运输方式核实，确认运载车辆符合标准后，需登记车牌号码，并录入系统。

你知道吗

冷链药品是具有高风险的药品，但企业在冷链药品的收货过程中，常会出现以下问题：

1. 运输方式、运输单位不符的，需将药品暂存冷库中，通知采购并报质量管理部处理。

2. 空运的冷链药品，允许空运时间段无温度记录，但是从机场到公司的运输温度记录必须齐全并符合要求。

3. 运输过程中温度发生超标情况的上报质量管理部处理。

4. 现场打印热敏纸数据保存时间较短的可复印存档；数据量较大的，留存电子数据。

5. 计算机系统控制必须填写收货时间、运输方式、到货温度等冷链信息方可完成收货。

五、销后退回药品的收货操作 📱微课

销后退回药品是指已正常销售出库并在进入市场流通或使用环节后，因质量或非质量原因被退回企业的药品。其质量已经脱离原经营企业质量体系的监控，在外部运输储存环节存在很大的质量风险，故在退回时，要严格按照销售退回药品处理程序进行申请和审批，并在退回收货环节严格按照收货流程操作。收货人员要依据销售部门确认的退货凭证或通知对销后退回药品进行核对，确认是否为本企业销售的药品后，是本企业药品才能收货，如不是本企业药品，则拒收。

（一）销售退货申请操作

1. 药品销售人员根据用户要求，核实退货原因，开票员查阅"销售记录"系统内容，确认销售客户的品种、批号、销售时间。对符合退货条件的药品，填写《药品销后退货通知单》，报业务部主管审核批准。

2. 销售员填写"销后退回药品申请单"，一式三联（销售经理、开票员、收货员存），并签字。

3. "销后退回药品申请单"依次经过销售主管审核、销售经理批准，并签字，其中一联由销售经理留存。

4. 开票员凭批准的"销后退回药品申请单"开具"销后退货单"，将一联"销后药品申请单"留存。

（二）销售退回收货操作

对符合退货条件的药品计算机将"销售退货单"自动生成"销后退回药品通知单"，收货员凭借"销后退回药品通知单"中的信息与"到货退回药品通知单"执行收货程序。销售退回药品收货程序如图3－3所示。

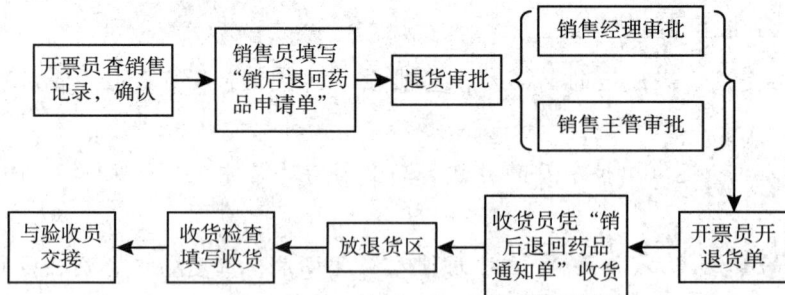

图3－3　销售退回收货程序

对于销后退回的冷冻、冷藏药品，一般由供货企业用冷藏车或冷藏箱带回，退货单位应当提供药品售出期间储存、运输质量控制说明，确认符合规定储运条件的方可收货。如不能提供证明或超出温度控制要求的，按不合格药品处理。

实训七　药品收货入库

一、实训目的

通过实训，让学生学会药品收货入库操作流程，能正确的完成药品的收货任务，填写收货记录。

二、实训原理

医药企业仓库的药品收货入库应当符合 2016 版《药品经营质量管理规范》中的收货与验收条款中的要求。

三、实训器材

1. 操作场所：模拟药品库房
2. 器具材料：若干药品
3. 活动所需表格：药品采购记录表和药品收货记录表

四、实训操作

（一）运输工具与运输状态检查

1. 检查车厢是否封闭。
2. 如果为委托运输，需要索取委托运输证明文件。
3. 记录到货温度，冷藏药品需要索要自动监测的温度记录，并进行验证，保留好温度记录。
4. 将药品放置于符合温度要求的场所（冷藏药品立刻送冷库收货区）。

（二）票据核对

1. 检查票据是否盖有供货单位药品出库专用章原印章，如单据不合格，不得收货并通知采购部门处理。
2. 收货员到计算机软件系统调出采购部的到货通知。
3. 在调出的采购记录中找到与来货一致的单据。
4. 把随货同行单与到货通知单进行核对：供应商、品名、规格、数量，药品上市许可持有人、生产日期。
5. 核对一致的收货，不一致拒收。

（三）核对药品和随货同行单内容

1. 核对 6 个项目：品名、规格、生产企业、数量、批号、有效期至。
2. 如果距失效期不到 6 个月的拒收、内容不一致拒收。

（四）检查药品

主要看药品外包装是否破损。

（五）随货同行单签字

在随货同行单上签字，把拒收的药品标明拒收，签好字给供应方配送员一联，自己留下一联。

（六）填写收货记录

学生在计算机系统中完成药品收货记录的填写。

（七）与验收员交接

通知验收员验收，把已经签好字的随货同行单、药品检验报告书一起交给验收员。

五、实训记录

药品采购记录的内容应有：供货单位、数量、购货日期、药品名称、剂型、规格、单价、采购人等内容。

表 3 - 4　药品采购记录表

年　　　　　　　　　　　　　　　　　　　　　　　　　序号：

序号	购货日期	供货单位	生产厂家	药品名称	规格	剂型	单位	数量	单价	总金额	采购人	备注

药品收货记录的内容应有：供货单位、药品名称、生产厂家、规格、剂型、数量、批号、发货时间、运输方式、温控方式、到货时间、温控状况、收货人等。

六、实训考核

表 3 - 5　药品收货入库　实训考核表

项目	考核要求	分值	得分
步骤操作的完整性	操作完整	20	
运输工具与运输状态检查	操作规范，结论正确	10	
票据核对	检查要点正确，不合格原因查找正确	10	
核对药品和随货同行单内容	正确记录核对结果	20	
检查药品	操作规范，结论准确	10	
单据签字	操作规范，印章准确	10	
表格填写的规范性	表格内容填写规范、准确、字迹清晰	20	
合　计		100	

注：每错1处扣1分，扣完为止。

目标检测

一、单选题

1. 采购药品到货收货时根据供货单位的（   ）与药品采购记录进行核对，审核药品的来源。

    A. 发票   B. 随货同行单   C. 检验报告书   D. 票据

2. 药品到货时，药品收货员应按到货药品的（   ）逐一进行收货。

    A. 数量   B. 批准文号   C. 批号   D. 生产日期

3. 冷链药品到货时，首先核实（   ）是否符合要求。

    A. 票据   B. 温湿度记录   C. 收货缓冲区   D. 运输工具

4. 冷处的温度是（   ）

    A. 2～10℃   B. 0～30℃   C. -10～-25℃   D. 不超过20℃

5. 收货员在收货时，如果距失效期不到（   ）个月的药品可以拒收。

    A. 3   B. 6   C. 9   D. 12

二、多选题

1. 根据药品来源渠道不同，药品收货的类型（   ）

    A. 采购到货收货   B. 销后退回收货

    C. 一般药品收货   D. 冷链药品收货

2. 药品收货的一般流程包括（   ）

    A. 票据核对   B. 到货检查

    C. 通知验收   D. 验收抽样

3. 药品的到货检查要检查哪些项目（   ）

    A. 运输工具的检查   B. 运输状态的检查

    C. 票据货物核对   D. 包装检查

三、思考题

1. 一般药品和冷链药品收货环节有何不同？

2. 当随货同行单（票）与备案样式不符时，要怎么处理？

书网融合……

　 　 E 微课　　　　　　 自测题

▶▶项目二 药品的验收技术

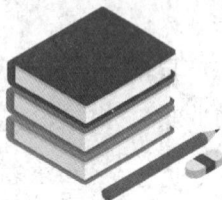

学习目标

知识要求

1. **掌握** 药品验收的工作内容和抽样方法。
2. **熟悉** 一般药品、冷链药品验收操作。

能力要求

1. 能进行一般药品、冷链药品验收操作。
2. 能够规范填写药品验收记录，判断验收药品的质量情况。

　　药品验收是指验收人员依据国家药品标准、相关法律法规及质量条款对药品的质量状况进行检查的过程。包括查验检验报告、抽样、查验药品质量情况、记录等。药品验收是把控到货药品质量状况的关键环节，是防止不合格药品入库的最重要关卡，在实际工作中非常重要。

　　GSP规定企业应当按照规定的程序和要求对到货药品逐批进行验收，验收人员应在符合药品储存要求的场所和规定的时限内完成验收工作。依据随货同行单逐批查验药品的合格证明文件，按照验收制度和操作规程对每次到货药品进行逐批抽样验收。验收的目的是检查到货药品的质量，确保购进药品质量符合药品相关质量标准，有效防止假劣药入库。

实例分析

　　实例 某药品批发企业采购一批药品到货后，收货员小张立即对其进行检查，经检查合格后，小张通知了验收员小李验收药品。

　　分析 1. 小张是否可以代替小李进行验收？

　　　　　2. 小李应如何对药品进行验收？

一、药品验收的基本工作任务

（一）工作流程

见图3-4。

（二）验收类型

　　验收，是指依据一定的标准，对药品进行外观查验，认可并收下。药品是防病、治病、诊断、保健和计划生育等需要的特殊商品。药品验收是药品经营企业保证药品质量的重要措施之一，可保证入库药品数量准确，质量完好，防止不合格药品和不符

接货和单据核对

1. 验收员找到设有"待验"标识的来货，依照收货单及随货同行单核对实物品名、规格、剂型、生产厂商、数量、批号等内容
2. 检查药品有效期是否超出生产日期6个月

货、单信息相符　　货、单信息不符

查同批号检验报告书　　拒收，报采购部

1. 验收员核对检验报告书的品名、规格、批号、生产厂商与来货是否匹配
2. 查检验报告书是否加盖供货单位质检章

信息相符　　信息不符

按"抽样原则"检查，2件以下全抽样；50件以下抽3件；50件以上，每增加50件多抽一件，不足50件按50件计算

开箱抽样　　报采购部

1. 设置"抽样"临时标识
2. 核对产品合格证批号是否和实物一致
3. 检查说明书内容是否齐全，印刷是否清晰
4. 检查最小包装外观及标签是否完好，标识、字迹是否清晰

质量可疑

质量合格　　质管员复查

封箱并粘贴"已抽样"标识

扫码　　质量不合格　　打印拒收单

1. 拒收
2. 封箱

1. 设置"扫码"标识
2. 核对扫码数量和验收合格数量
3. 设置"合格"标识

包装变形、字迹、标识模糊　　破损、封口不牢、污染、渗漏等质量异常

上传电子监管码

退供应商　　按不合格品处理

1. 验收信息录入系统，验收不合格的注明原因。
2. 打印《入库通知单》并注明验收结论
3. 签字交保管员上架

验收完成

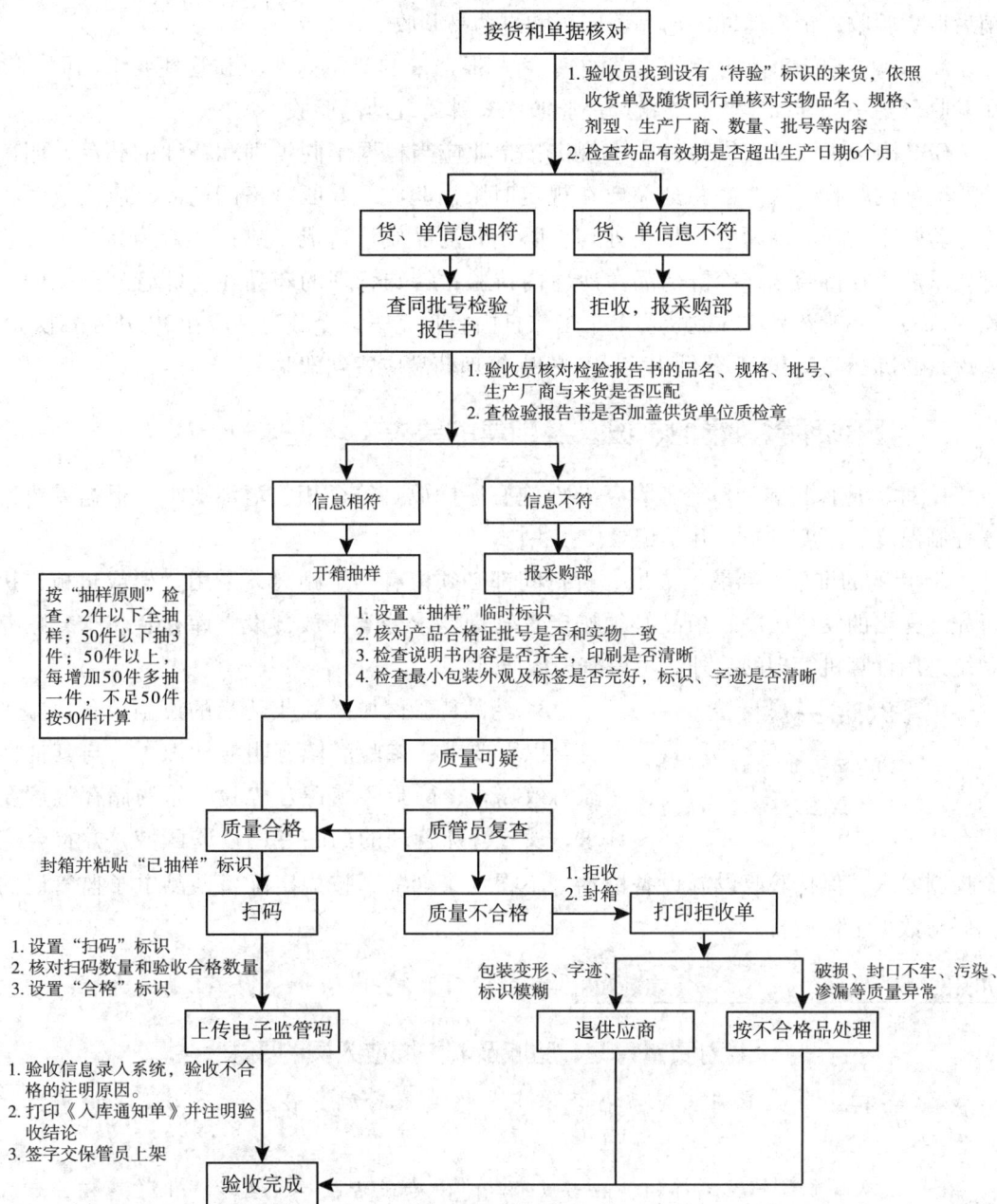

图3-4　药品验收工作流程

合包装要求的药品入库。药品验收是在药品经营活动中，技术要求最高的一个环节，也是做好药品质量工作的一个重要的环节。

1. 按药品购销方式不同　根据药品购销方式不同，药品验收分为普通购销验收和直调药品验收；直调药品是指药品经营企业将已采购的药品不入本企业仓库，直接发送到购货单位的一种购销方式。

2. 按药品来源渠道不同　根据药品来源渠道不同，药品验收分为采购到货验收和

销后退货验收；销后退回的药品等同于购进药品验收。

3. 按采购药品的性质和管理要求不同　根据采购药品的性质和管理要求不同，药品验收分为一般药品验收、冷链药品验收、特殊管理药品验收。

GSP 附录 4 药品收货与验收中规定：企业应当根据不同类别和特性的药品，明确待验药品的验收时限，待验药品要在规定时限内验收，验收合格的药品，应当及时入库，验收中发现的问题应当尽快处理，防止对药品质量造成影响；一般药品按定置管理要求放置在待验区；冷链药品在冷库内待验；特殊管理的药品在特殊管理药品的专库内待验。一般药品应在到货后 1 个工作日内验收完毕，冷藏药品应在 30 分钟内收货、入库，冷冻药品应在 15 分钟内完成；特殊管理药品应货到即验。

二、职场环境、场地、设备及用具的要求

1. 库区应保持清洁。仓储设备及设施有序摆放且符合相关清洁要求。根据需要设置控制温度、湿度设施，并予记录。

2. 货物的堆放、离墙、离地、货行间都必须留有一定距离，采用货架或垫板，执行先产先出的发放次序。药品必须按定置管理要求分类存放，设立库存货位卡，贮存系统采用计算机管理的除外。不得露天堆放。

> **请你想一想**
> 药品经营企业在药品验收工作上要注意哪些问题？

3. 药品待验区域及验收药品的设施设备，应当符合以下要求：待验区域有明显标识，并与其他区域有效隔离；待验区域符合待验药品的储存温度要求；设置特殊管理的药品专用待验区域，并符合安全控制要求；保持验收设施设备清洁，不得污染药品；按规定配备药品电子监管码的扫码与数据上传设备。

你知道吗

GSP 对质量管理、验收及养护岗位人员的要求

第二十二条　企业应当配备符合以下资格要求的质量管理、验收及养护等岗位人员：

（一）从事质量管理工作的，应当具有药学中专或者医学、生物、化学等相关专业大学专科以上学历或者具有药学初级以上专业技术职称；

（二）从事验收、养护工作的，应当具有药学或者医学、生物、化学等相关专业中专以上学历或者具有药学初级以上专业技术职称；

（三）从事中药材、中药饮片验收工作的，应当具有中药学专业中专以上学历或者具有中药学中级以上专业技术职称；从事中药材、中药饮片养护工作的，应当具有中药学专业中专以上学历或者具有中药学初级以上专业技术职称；直接收购地产中药材的，验收人员应当具有中药学中级以上专业技术职称。

从事疫苗配送的，还应当配备 2 名以上专业技术人员专门负责疫苗质量管理和

验收工作。专业技术人员应当具有预防医学、药学、微生物学或者医学等专业本科以上学历及中级以上专业技术职称，并有 3 年以上从事疫苗管理或者技术工作经历。

第二十三条 从事质量管理、验收工作的人员应当在职在岗，不得兼职其他业务工作。

三、一般药品的验收操作 📱微课

药品验收由质量管理部专职验收人员负责，药品验收的一般流程包括核对单据和货物、检查合格证明文件、抽取样品、检查样品、填写验收记录和办理入库交接等环节。

药品验收的依据，包括国家药品标准、《中华人民共和国药品管理法》《进口药品管理办法》等有关规定、药品采购合同及入库凭证上所要求的各项规定。

（一）核对药品

验收员接过收货员交接的随货同行单和同批号药品检验报告书，到待验区进行验收，首先清点大件数量，然后按照随货同行单核对药品实物，核对内容包括：品名、规格、数量、生产批号、有效期至、生产企业、批准文号等，并检查随货同行单上是否加盖供货单位"出库专用章"原印章。

（二）检查合格证明文件

实例分析

实例 2019 年 11 月 20 日下午，某市食品药品监管局第三分局接到群众举报，称位于某区祥平街道银福小区某楼某某有销售假药的违法行为。药监执法人员立即对当事人进行现场检查，在位于其所在的某日用百货商店营业场所标注有"高柜015"货柜上，发现百昌堂珠珀猴枣散、永达堂保婴丹等 2 种未经批准进口的药品。这两种未经批准进口的药品外包装和说明书均标示为境外药品生产企业生产，但未标示合法的进口药品注册证或医药产品注册证，当事人有这两种药品验收记录，但无法提供相应的《进口药品注册证》或《医药产品注册证》等证明文件。药监部门依法判定这 2 种药品应按假药论处，执法人员现场扣押了该批药品，并依据《行政执法机关移送涉嫌犯罪案件的规定》的有关规定，将案件依法移送公安部门审查。

分析 药品合格证明文件的检查是药品验收的重要环节，验收进口药品必须要有哪些相关证明文件？

药品经营企业购进药品，必须建立并执行进货检查验收制度，验明药品合格证明和其他标识，不符合规定要求的，不得购进。企业应当按照规定的程序和要求对到货药品逐批进行收货、验收，防止不合格药品入库。

验收药品应当按照批号逐批查验药品合格证明文件，对于相关证明文件不全或内容与到货药品不符的，不得入库，并交质量管理人员处理。

1. 应当按照药品批号查验同批号的检验报告书：供货单位为生产企业的，应当提供药品检验报告书原件；供货单位为批发企业的，检验报告书应当加盖其质量管理专用章原印章，检验报告书的传递和保存可采用电子数据形式，但应当保证其合法性和有效性。

2. 验收实施批签发管理的生物制品时，应当有加盖供货单位质量管理专用章原印章的《生物制品批签发合格证》复印件。

3. 验收进口药品应当有加盖供货单位质量管理专用章原印章的相关证明文件。

（1）《进口药品注册证》或《医药产品注册证》。

（2）进口麻醉药品和精神药品应当有《进口准许证》。

（3）进口药材应当有《进口药材批件》。

（4）《进口药品检验报告书》或注明"已抽样"字样的《进口药品通关单》。

（5）进口国家规定的实行批签发管理的生物制品，必须有批签发证明文件和《进口药品检验报告书》。

请你想一想

某企业仓库有一批小柴胡颗粒到货，收货员进行收货后，交接给了验收员，现在需要进行抽样检查，一共有120件，需要抽取多少件？

（三）抽取样品

1. 抽样要求和方法 根据《药品经营质量管理规范》验收要求，药品验收必须按批号逐批验收，每个批号至少抽取一个最小包装，验收抽取的药品应具有代表性。同一批号的药品应当至少检查一个最小包装，但生产企业有特殊质量控制要求或者打开最小包装可能影响药品质量的，可不打开最小包装；破损、污染、渗液、封条损坏等包装异常以及零货、拼箱的，应当开箱检查至最小包装；外包装及封签完整的原料药、实施批签发管理的生物制品，可不开箱检查。

（1）外观质量检查抽样 按批号从完整包装中抽取样品，样品应具有代表性和均匀性。

（2）抽取的件数 每批在50件以下（含50件）2件以上抽取3件，50件以上每增加50件多抽1件，不足50件以50件计。

表3-6 抽样数量

整件数量	抽样数量		备注
N≤2	逐件抽样		
50≥N>2	抽3件		
N>50	在应抽3件的基础上，超出部分每50件加抽1件	超出部分不足50件，也加抽1件	

（3）整体药品抽样　在每件中从上、中、下不同部位抽 3 个以上小包装进行检验，如外观有异常现象需复验时，应加倍抽样复查。

2. 抽样注意事项

（1）在抽样的过程中必须注意，抽样必须按批号抽取并且每个批号必须有抽样；同时需要做好抽样记录。

（2）按规定的方法开箱抽样后，如发现可疑批号，必要时应全部拆箱检查。

（四）检查样品

根据 GSP 附录 4 收货与验收要求，验收人员应当对抽样药品的外观、包装、标签、说明书等逐一进行检查、核对，出现问题的，报质量管理部门处理。

1. 包装检查　根据《中华人民共和国药品管理法》（2019 修订）第五十三条规定：药品包装必须适合药品质量的要求，方便储存，运输和医疗使用。规定有效期的药品，必须在包装上注明有效期。根据这个规定，药品在入库验收时，对包装的检查，可分为外包装和内包装。

（1）药品外包装检查　外包装（运输包装）是指内包装外面的木箱、纸箱、木桶、铁桶等包皮以及衬垫物、防潮（寒）纸、麻袋、塑料袋等包装物。药品包装（包括运输包装）必须加封口、封签、封条或使用防盗盖、瓶盖套等。验收人员需检查运输储存包装的封条有无损坏，包装上是否清晰注明药品通用名称、规格、生产厂商、生产批号、生产日期、有效期、批准文号、贮藏、包装规格及储运图示标志，以及特殊管理的药品、外用药品、非处方药的标识等标记。

表 3-7　抽样检查内容

项目	一般项目	必须项目	特定项目
内容	①外包装物是否坚固、耐压、防潮、防震 ②包装衬垫物是否清洁卫生、干燥 ③有无虫蛀、鼠咬 ④衬垫是否紧 ⑤瓶之间有无空隙，纸箱是否封牢 ⑥捆扎是否坚固 ⑦封签、封条有无破损	外包装上必须注明品名、规格、厂牌、批号、批准文号、注册商标、有效期（效期药品）、数量、数字，须清晰齐全	①有关特定储运图示标志及危险药品的包装标志是否清晰，粘贴栓挂是否牢固 ②各种药品的储运标志是否根据内装药品的要求，按照国家标准规定的式样印刷或粘贴 ③危险药品必须符合危险药品包装标志要求 ④箱内应附"合格证"或具有"合格"字样的装箱单

（2）药品内包装检查　内包装是直接接触药品的盛装容器。内包装包括盛药品的瓶塞、纸盒、塑料袋、纸袋、金属等容器以内贴在这些容器外面的瓶签、盒签和瓶（盒）内的填充物等。验收人员需检查最小包装的封口是否严密、牢固，有无破损、污染或渗液，包装及标签印字是否清晰，标签粘贴是否牢固。

2. 药品标签和说明书的检查　药品包装必须按照规定印有或者贴有标签并附有说明书。标签或者说明书必须注明药品的通用名称、成分、规格、生产企业、批准文号、产品批号、生产日期、有效期、适应证或者功能主治、用法、用量、禁忌、不良反应和注意事项。麻醉药品、精神药品、医疗用毒性药品、放射性药品、外用药品和非处方药的标签必须印有规定的标志。

根据 GSP 附录 4 药品收货与验收要求，验收人员需检查每一最小包装的标签、说明书是否符合以下规定：

（1）标签有药品通用名称、成份、性状、适应证或者功能主治、规格、用法用量、不良反应、禁忌、注意事项、贮藏、生产日期、产品批号、有效期、批准文号、生产企业等内容；对注射剂瓶、滴眼剂瓶等因标签尺寸限制无法全部注明上述内容的，至少标明药品通用名称、规格、产品批号、有效期等内容；中药蜜丸蜡壳至少注明药品通用名称。

（2）化学药品与生物制品说明书列有以下内容：药品名称（通用名称、商品名称、英文名称、汉语拼音）、成分〔活性成分的化学名称、分子式、分子量、化学结构式（复方制剂可列出其组分名称）〕、性状、适应证、规格、用法用量、不良反应、禁忌、注意事项、孕妇及哺乳期妇女用药、儿童用药、老年用药、药物相互作用、药物过量、临床试验、药理毒理、药代动力学、贮藏、包装、有效期、执行标准、批准文号、生产企业（企业名称、生产地址、邮政编码、电话和传真）。

（3）中药说明书列有以下内容：药品名称（通用名称、汉语拼音）、成分、性状、功能主治、规格、用法用量、不良反应、禁忌、注意事项、药物相互作用、贮藏、包装、有效期、执行标准、批准文号、说明书修订日期、生产企业（企业名称、生产地址、邮政编码、电话和传真）。

（4）特殊管理的药品、外用药品的包装、标签及说明书上均有规定的标识和警示说明；处方药和非处方药的标签和说明书上有相应的警示语或忠告语，非处方药的包装有国家规定的专有标识；蛋白同化制剂和肽类激素及含兴奋剂类成分的药品有"运动员慎用"警示标识。

（5）进口药品的包装、标签以中文注明药品通用名称、主要成分以及注册证号，并有中文说明书。

（6）中药饮片的包装或容器与药品性质相适应及符合药品质量要求。中药饮片的标签需注明品名、包装规格、产地、生产企业、产品批号、生产日期；整件包装上有品名、产地、生产日期、生产企业等，并附有质量合格的标志。实施批准文号管理的中药饮片，还需注明批准文号。

（7）中药材有包装，并标明品名、规格、产地、供货单位、收购日期、发货日期等；实施批准文号管理的中药材，还需注明批准文号。

（8）检查标签和说明书还应注意以下几点：①标签或说明书的项目内容是否齐全。②药品的各级包装标签是否一致。③标签所标示品名、规格与实物是否相符，标签与说明书内容是否一致。④标签印字是否清晰，粘贴是否端正、牢固、整洁。⑤属分装药品应检查其包装及标签上是否注明药品的品名、规格、原厂牌、批号、分装单位、分装批号、效期、使用期，药品分装后是否标注有效期或使用期。⑥注册商标。注册商标必须在药品包装和标签上注明。无注册商标或注册商标未按规定标识的药品，不予验收入库。

3. 药品外观形状检查 根据药品说明书和药品标准对不同剂型的外观质量要求的必要项目和内容进行检查。不同剂型验收收标准不一样。

（1）片剂 片剂系指药物经加工压制成片状的制剂，主要检查色泽、斑点、异物、麻面、吸潮、粘连、溶化、发霉、结晶析出、边缘不整、松片、装量及包装等。色泽应均匀一致，无变色现象。不得有明显的暗斑、粘连、溶化、发霉现象。瓶装的封口应严密，瓶内填充物应清洁，不得松动。铝塑、热合及塑料袋包装压封应严密，圆整，无破损。印字应端正、清晰。

（2）胶囊剂 胶囊剂分硬胶囊剂和软胶囊剂，供口服应用。硬胶囊剂：系指将一定量的药物加辅料或不加辅料（通常为粉末或颗粒）充填于空心胶囊中制成。空心胶囊是由明胶或其他适宜的药用材料加辅料制成具有弹性的两节圆筒，并能互相紧密套合。主要检查色泽、漏药、破裂、变形、粘连、异臭、霉变、生虫及包装等。软胶囊（胶丸）还应检查气泡及畸型丸。要求外观整洁，大小相等，长短一致，无斑点，带色的胶囊颜色应均匀一致，不得有褪色、变色等现象，无砂眼、虫眼、破裂、漏药、粘连、发霉、变形、异臭、结块、霉变等现象。

（3）注射剂 注射剂系指药物制成的供注入体内的灭菌溶液、乳浊液或混悬液，以及供临用前配成溶液或混悬液的无菌粉末或浓缩液。注射剂可分为水针剂、粉针剂、油针剂和混悬针剂。主要检查色泽、结晶析出、混浊沉淀、长霉、澄明度、装量、冷爆、裂瓶、封口漏气、瓶盖松动及安瓿印字等。不得有结晶析出（特殊品种除外）、混浊、沉淀及长霉等现象。安瓿印字应清晰，品名、规格、批号等不得缺项。不得有裂瓶（裂纹）、封口漏气及瓶盖松动。塑料瓶（袋）装注射液封口应严密，不得有漏液现象。溶液型静脉用注射液、注射用浓溶液和滴眼剂中，均不得检出色块、纤毛可见异物。

（4）冲剂（颗粒剂） 冲剂系指以药物提取物与适宜的辅料或与药物细粉制成的可溶性或混悬性制剂。分为颗粒状和块状冲剂。主要检查色泽、臭味、吸潮、软化、结块、颗粒是否均匀及包装封口是否严密，有无破裂等现象。颗粒剂色泽应一致，无变色。颗粒应均匀、干燥、无结块、无潮解等现象。块状冲剂色泽应一致，无变色。块形应完整、大小相同、干燥、无潮解、软化等现象。块形应完整、大小相同、干燥、无潮解、软化、异物、异臭、霉变、虫蛀等现象。包装封口应严密。袋装的冲剂应无破裂、漏药。

（5）口服溶液剂、混悬剂、乳剂 ①口服溶液剂：系指一种或多种可溶性药物，溶解成溶液供口服的液体制剂。②口服混悬剂：系指难溶性固体药物的微粒分散在液体分散介质中形成混悬液供口服的液体制剂，也包括口服干混悬剂。即难溶性固体药物与适宜辅料制成的，在临用时加水振摇可形成口服混悬剂的粉末或颗粒。③口服乳剂：系指两种互不相溶的液体，经乳化剂乳化后，粒径大多为 $0.1\,\mu m$ 以上的液滴分散在液体分散介质中，形成供口服的油/水型乳浊液的液体制剂。主要检查色泽、混浊、沉淀、结晶析出、异味、异臭、霉变、酸败、杂质异物、渗漏及包装等。口服溶液剂应色泽一致，药液澄清，无沉淀、异物、异味、异臭、酸败、霉变现象。混悬剂应色泽一致，颗粒应细微均匀下沉缓慢，沉淀经振摇能均匀分散，无结块现象，无酸败、异味、异臭、变霉现象。乳剂应色泽一致，不得有异物、异臭、霉变、分层现象。

（6）软膏剂　软膏剂系指药物与适宜基质制成具有适当稠度的膏状外用制剂。其中用乳剂型基质的亦称乳膏剂。

主要检查色泽、细腻度、黏稠性、异物、异臭、酸败、霉变及包装等。色泽应一致，不得有变色现象。软膏应均匀、细腻，涂于皮肤上应无不良刺激性，并应具有适当的粘稠性易于涂布于皮肤或黏膜上而不融化，但能软化，不得有较大的异物、异臭、酸败、霉变等现象封口应严密，不得有漏药现象。管装软膏，压尾应平正。

（7）散剂　散剂也称粉剂，系指药材或药材提取物经粉碎、均匀混合制成的粉末状制剂，分为内服散剂和外用散剂。散剂应干燥、疏松、混合均匀、色泽一致，不得有异味、生霉、虫蛀变色、吸潮、结块、溶化等现象。

（8）丸剂　丸剂是指药材细粉或药材提取物加适宜的粘合辅料制成的球形或类球片形制剂。丸剂外观应圆整均匀、色泽一致。大蜜丸和小蜜丸应细腻滋润、软硬适中。蜡丸表面应光滑无裂纹，丸内不得有蜡点和颗粒。

（9）栓剂　栓剂是由药物和基质组成的，专供用于人体腔道发挥局部或全身治疗作用的固体剂型，常用的有肛门栓和阴道栓两种。栓剂外形应光滑完整并有适宜的硬度，不得有软化、变形、干裂、酸败霉变等现象。色泽应均匀一致，应无明显融化、走油、出汗现象，每粒的小包装应封口严密无泄漏。

4. 抽样药品封箱　检查验收结束后，药品验收人员应当将检查后的完好样品放回原包装，用专用封箱带和封签加封并在抽样的整件包装上标明"已抽验"标志，对已经检查验收的药品，应当及时调整药品质量状态标识或移入相应区域。

（五）填写验收记录

根据 GSP 第八十条规定，验收药品应当做好验收记录，包括药品的通用名称、剂型、规格、批准文号、批号、生产日期、有效期、生产厂商、供货单位、到货数量、到货日期、验收合格数量、验收结果等内容。验收人员应当在验收记录上签署姓名和验收日期。

中药材验收记录包括品名、产地、供货单位、到货数量、验收合格数量等内容，实施批准文号管理的中药材，还要记录批准文号。中药饮片验收记录包括品名、规格、批号、产地、生产日期、生产厂商、供货单位、到货数量、验收合格数量等内容，实施批准文号管理的中药饮片还要记录批准文号。

药品验收记录表见下表 3 - 8。

表 3-8 药品验收记录表

供货单位	药品名称	生产厂家	规格	剂型	单位	数量	批号	批准文号	生产日期	有效期至	质量情况	验收结论	验收日期	验收人	备注

（六）入库交接

验收结束后，对验收合格的药品，应当由验收人员与仓储部门办理入库手续，由仓储部门建立库存记录。

药品入库通知单见下表 3-9。

表 3-9 药品入库通知单

货号	通用名称	剂型	规格	到货数量	实收数量	批号	有效期至	生产厂家	包装	备注

四、冷链药品验收操作

由于冷链药品储运过程对温度控制有较高的要求，因此在验收检查时，项目相应增多，药品经营企业应当按照 GSP 的要求，在冷库内完成冷链药品的验收。

1. 查看冷藏车和冷藏箱、保温箱到货时的温度数据导出，保存并查验运输过程中的温度记录，查看运输全过程温度状况是否符合规定。经过检查，符合规定的，将药品放置在符合温度要求的待验区待验，不符合规定的应当拒收，将药品隔离存放于符合温度要求的环境中，并报质量管理部门处理。验收药品时必须全程保证使药品处于符合温度要求的环境中。

2. 对销后退回的药品验收，应同时检查退货方提供的温度控制说明文件和售出期间温度控制的相关数据。对不能提供文件、数据和温度控制不符合规定的，应当拒收，做好记录并报质量管理部门处理。

你知道吗

药品经营质量管理规范（2016 年修订）

第七十九条 特殊管理的药品应当按照相关规定在专库或者专区内验收。

实训八　药品验收

一、实训目的

通过实训，让学生学会药品验收操作流程，能正确的完成药品的验收任务，填写药品验收记录。

二、实训原理

医药企业仓库的药品验收入库应当符合 2016 版《药品经营质量管理规范》中附录 4 收货与验收条款中的要求。

三、实训器材

1. 操作场所：模拟药品库房。

2. 器具材料：若干药品。

3. 活动所需表格：随货同行单、药品验收记录表、药品检验报告书、药品入库通知单。

四、实训操作

（一）验收员接货

验收员接过收货员交接的随货同行单和同批号的药品检验报告书，到待验区进行验收。

（二）单据与货物核对

1. 验收员找到设有"待验"标识的来货，依照收货单及随货同行单核对实物品名、规格、剂型、生产厂商、数量、批号等内容。

2. 检查药品有效期是否超出生产日期 6 个月。

（三）检查同批号药品检验报告书

1. 验收员核对检验报告的品名、规格、批号、生产厂商与来货是否匹配。

2. 查检验报告是否加盖供货单位质检章。

（四）开箱抽样

1. 设置"抽样"临时标识。

2. 按"抽样原则"检查，2 件以下全抽样；50 件以下抽 3 件；50 件以上，每增加 50 件多抽一件，不足 50 件按 50 件计算。

3. 核对产品合格证批号是否和实物一致。

4. 检查说明书内容是否齐全，印刷是否清晰。

5. 检查最小包装外观及标签是否完好，标识、字迹是否清晰。

6. 检查药品外观形状是否符合验收标准。

（五）封箱还原

药品验收人员应当将检查后的完好样品放回原包装，用专用封箱带和封签加封并在抽样的整件包装上标明"已抽验"标志。

（六）填写验收记录

1. 验收类型分为一般药品验收和特殊管理药品验收，根据药品特性选择验收记录。

2. 如果是多批次的药品入库，则需分批填写。

3. 如果在验收时，发现质量可疑，则通知质管员复查，复查不合格，封箱根据不同情况进行拒收处理，确认为拒收，需填写药品拒收报告单，且如实填写"合格数量"和"拒收数量"。

（七）扫码上传

1. 设置"扫码"标识。

2. 核对扫码数量和验收合格数量。

3. 设置"合格"标识。

（八）入库

1. 验收员验收信息录入系统，验收不合格的注明原因。

2. 打印《药品入库通知单》并注明验收结论。

3. 对于验收合格的药品，由验收员通知保管人员入库，并将随货同行单交给保管员，保管员将验收合格的药品从待验区域转到符合要求的合格药品储存区域。

五、实训记录

药品验收记录表见表3-8。

药品入库通知单见表3-9。

药品拒收报告单见表3-10。

表3-10 药品拒收报告单

品　　名		剂　　型		规　　格	
供货单位		生产企业			
批　　号		单位	数　　量		
有效期		批准文号			
验收日期		进货凭证			
验收情况及存在问题（包括：外观质量、包装质量等）					

验收员：

年　月　日

续表

质量负责人意见	签名： 年　月　日
备注	

六、实训考核

表 3-11　药品验收　实训考核表

项目	考核要求	分值	得分
步骤操作的完整性	操作完整	20	
合格证明文件检查	检查要点正确，不合格说明原因	10	
开箱抽样	检查要点正确，不合格说明原因	10	
最小包装、说明书、标签检查	检查要点正确，不合格说明原因	20	
药品封箱还原	操作规范	10	
将药品放置到分配的货位	操作规范	10	
表格填写的规范性	表格内容填写规范、准确、字迹清晰	20	
合　计		100	

注：每错 1 处扣 1 分，扣完为止。

目标检测

一、单选题

1. 根据（　　）不同，药品验收分为普通购销验收和直调药品验收。

　　A. 药品购销不同　　　　　　　B. 药品来源渠道

　　C. 采购药品行政　　　　　　　D. 管理要求

2. 根据《药品经营质量管理规范》要求，特殊管理药品应（　　）

　　A. 30 分钟内收货　　　　　　　B. 15 分钟内收货

　　C. 货到即验　　　　　　　　　D. 1 日之内收货

3. 从事验收、养护工作的，应当具有（　　）

　　A. 具有中药学中级以上专业技术职称

　　B. 具有药学中级以上专业技术职称

　　C. 具有药学或者医学、生物、化学等相关专业大专以上学历

　　D. 具有药学或者医学、生物、化学等相关专业中专以上学历

4. 验收员在核对随货同行单与实物时，应检查随货同行单上是否（　　）

　　A. 加盖供货单位原印章

B. 加盖供货单位法人印章

C. 加盖供货单位"出库专用章"原印章

D. 加盖供货单位"质量管理部专用章"原印章

5. 如果仓库有 100 件健胃消食片正待验，验收员应需抽取（　　）件进行验收。

A. 1　　　　　　　　B. 2　　　　　　　　C. 3　　　　　　　　D. 4

二、多选题

1. 根据采购药品的性质和管理要求不同，药品验收（　　）

　　A. 一般药品验收　　　　　　　　B. 冷链药品验收

　　C. 特殊管理药品验收　　　　　　D. 进口药品收货

2. 药品验收的一般流程包括（　　）

　　A. 核对药品　　　　　　　　　　B. 检查合格证明文件

　　C. 抽取样品　　　　　　　　　　D. 填写验收记录

3. 药品待验区域及验收药品的设施设备应当（　　）

　　A. 待验区域有明显标识，并与其他区域有效隔离

　　B. 待验区域符合待验药品的储存温度要求

　　C. 设置特殊管理的药品专用待验区域，并符合安全控制要求

　　D. 保持验收设施设备清洁，不得污染药品

三、思考题

1. 简述一般药品验收操作？

2. 验收出现不合格药品的应当如何处理？

书网融合……

📱微课　　　📖自测题

PPT

▶▶ 项目三　药品的仓储管理技术

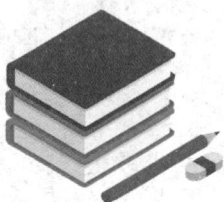

学习目标

知识要求

1. **掌握**　药品仓储管理的流程、工作任务及要求。

2. **熟悉**　药品仓储区的环境、场地、设备及用具的要求；药品储存要求；账货相符的含义；库存盘点方法。

3. **了解**　药品报溢、报损处理程序。

能力要求

1. 能对药品分类并进行仓储安排。

2. 能对药品进行正确的堆垛。

　　药品的仓储管理是指对药品从入库验收到在库储存和出库验发实施全过程科学规范化管理，确保药品在储存过程中的安全，保证药品的使用价值，加强药品的流通，满足人民防病治病的需要，监督药品质量，保证用药安全有效，维护药品用户的利益。针对不同的仓储条件，结合 GSP 的各项要求，仓储保管人员在日常工作当中应加大对药品仓储管理的重视，加强工作责任心，熟悉各种药品理化特性，采取科学、合理的方法进行药品的储存，是保证药品质量可控的必要措施。

🔍 实例分析

　　实例　2019 年 1 月，国家药品监督管理局网站公布了对某医药有限公司飞行检查通报：

　　1. 个别药品销售未开具发票。该企业于 2018 年 1 月 24 日销售给某诊所的复方甘草片 100 盒，未如实及时开具发票。

　　2. 企业在未完成合法性审核前采购部分药品。抽查企业采购复方小儿退热栓 100 盒、维生素 B_{12} 600 盒时，发现企业未在计算机系统中建立上述药品数据库，在未完成药品合法性审核的情况下采购药品，未通过计算机系统进行采购。

　　3. 企业温湿度监测系统的报警设置不符合《药品经营质量管理规范》附录 3 的有关要求。温湿度监测数据未按日备份。

　　4. 企业共有 17 个保温箱，2017 年度定期验证只做了 5 个，有 12 个保温箱未做定期验证。

　　5. 企业储存药品库房内非药品与药品、外用药与口服药未分开存放。

　　6. 企业个别不合格药品的处理没有完整的手续和记录。企业对退货管理不到位，计算机系统不能有效反映退货药品的销售、出库记录。

分析　该药品批发企业在药品储存过程中违反了哪些药品管理相关的法律法规?

一、仓储管理人员的基本工作任务

(一) 工作流程

仓储管理工作流程图见图 3-5。

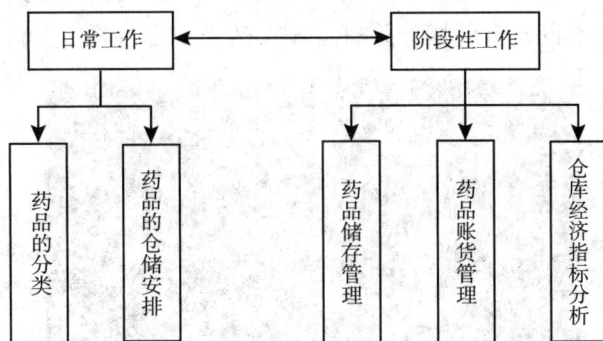

```
        日常工作 ←─────────────→ 阶段性工作
          │                        │
      ┌───┴───┐           ┌────────┼────────┐
      ↓       ↓           ↓        ↓        ↓
    药品    药品的        药品     药品     仓库
    的分    仓储          储存     账货     经济
    类      安排          管理     管理     指标
                                            分析
```

图 3-5　仓储管理工作流程图

(二) 仓储管理的工作任务

仓储管理是指服务于一切库存商品的经济技术方法与活动。其所管理的对象是"一切库存商品",管理的手段既有经济的,又有纯技术的。

1. 仓储保管人员的工作任务

(1) 在企业仓储经理的直接领导下,负责企业仓储药品的保管工作。

(2) 各种药品进库时,检查其有无破损、污染,验收合格后,方可入库,严禁将没有通过质量验收的药品放入合格品库。

(3) 出库的药品做到"四先出",账目清楚,日清月结。各种原始记录、单据保存完整,以备随时抽查,并建好各种台账。

(4) 仓库区内及周围环境,应保持清洁。仓库内货物堆放按 GSP 要求分批、分类存放,整齐有序;注意库内的防火、防盗、防潮、防尘、防鼠等工作,严禁乱堆乱放、账目不清、各种记录不全、混淆等情况发生。

(5) 对易燃、易爆等药品按特殊药品管理要求进行管理。

2. 仓储保管人员的基本要求

(1) 从事仓库保管工作人员应具有高中 (含) 以上文化程度,在职在岗,不得为兼职。

(2) 应经过专业培训并考核合格后持证上岗,熟悉物流管理知识,药品知识,能够按药品自然属性分类进行科学保管。

(3) 具有高度负责的精神和认真工作的态度,具有良好的沟通表达能力、独立工作能力及组织协调能力。

（4）定期接受企业组织的员工继续教育，会使用计算机系统，能够实现信息化管理，通过系统准确反映库房管理的实际，保证物与账的平衡。

二、职场环境、场地、设备及用具的要求

（一）环境

仓储区应有足够的空间，运输通道应保持畅通。工作地面（包括通道）必须平整，保持整洁。仓储设备及设施有序摆放且符合相关清洁要求（图3-6）。

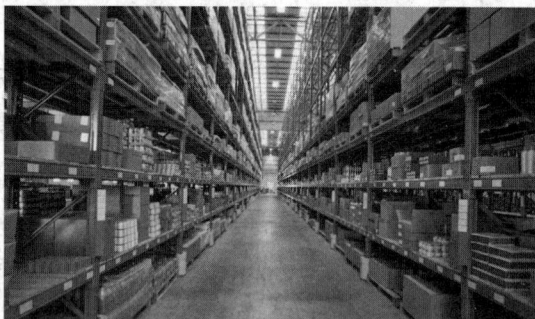

图3-6　仓储设备及设施实景实物图

（二）温湿度

冷库应控制在2~10℃、阴凉库≤20℃、常温库应控制在10~30℃；相对湿度控制在：35%~75%。

（三）场地、设备、用具等要求

1. 仓库保管员着一般区工作服，经常清扫库房卫生，做到保持库区周围环境卫生整洁无积水、无杂物、无污染源。根据需要设置控制温度、湿度设施，并予记录。

2. 保持库内地面整洁，门、墙面、货架、货柜清洁。

3. 仓库内禁止烟火，不得吃食品，不得存放私人存物。非公人员不得随意进入。

4. 仓库内应配备相应的防鼠器材，严禁在库内投入杀鼠的有毒饲料。

5. 保持仓库办公室的整洁，与办公用品无关的物品不得存放于桌面上。

6. 药品入库时，应核验入库数量及包装等情况，按批号规格、品种分类存放，合格品、不合格品，待检品要挂明显标志。

7. 物品存放整齐后及时入账。

8. 仓库在储存货物期间应常检查必备的条件，采取必要措施控制库房温湿度。

9. 药品进出库后要及时清理废弃物，保持清洁。

10. 货物的堆放、离墙、离地、货行间都必须留有一定距离，采用货架或垫板，执行先产先出的发放次序。

11. 定制存放药品必须按定置管理要求分类存放，设立库存货位卡，储存系统采用计算机管理的除外。不得露天堆放。

三、药品储存管理

药品的储存是指药品从生产到消费领域的流通过程中经过多次停留而形成的储备，是药品流通过程中必不可少的环节。药品作为一种特殊商品，其质量的优劣，直接关系到患者的健康，甚至生命安

请你想一想

不同的药品的储存要求有何不同？

全。要保证药品质量，必须合理、正确、严格得进行药品储存。药品的稳定性不仅与自身的性质有关，在很大程度上还受到许多外界因素的干扰，如温度、湿度、光线等。这些因素往往会使药品发生分解、挥发等变化，为了保证药品质量，药品的正确储存就显得格外重要。

（一）药品入库

药品入库时指药品验收合格后，保管员按照规定办理入库手续。药品入库包括采购到货药品入库和销售退回药品入库。药品入库工作流程如图 3 - 7 所示。

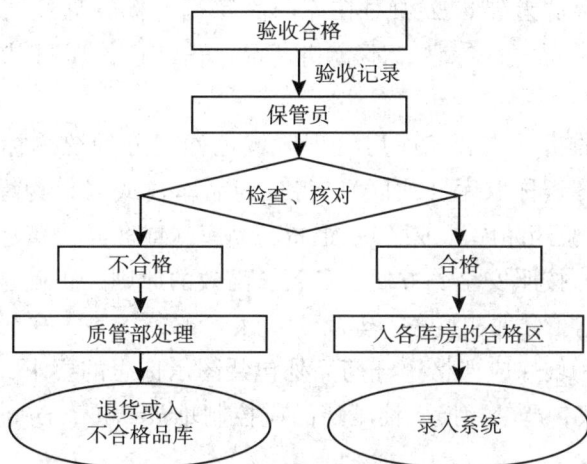

```
        验收合格
          │ 验收记录
          ▼
        保管员
          │
          ▼
       ◇检查、核对◇
       ┌──┴──┐
       ▼      ▼
     不合格    合格
       │      │
       ▼      ▼
   质管部处理  入各库房的合格区
       │      │
       ▼      ▼
   ( 退货或入   ( 录入系统 )
    不合格品库 )
```

图 3 - 7　药品入库工作流程

1. 与验收员交接　验收员按药品特性要求，在不同待验区，完成验收后，验收员将入库凭证和随货同行单交给仓库保管员。

2. 保管员核对　仓库保管员根据入库凭证核对药物，需核对品名、规格、批号、效期、数量等，如对单货不符、质量异常、包装不牢或破损、标志模糊或有其他问题的药品，不能入库并报告质量管理部处理。质量管理部确认后，将药品移入不合格药品区。如符合要求则验收入库。

3. 移入合格品库　保管员按照提示的库位信息，确认药品的库别及货位，将药品从待验区转移到满足储存要求的合格品库。保管员在计算机系统确认后，系统会自动生成"采购入库单数据"，采购员收到"采购入库"信息提醒后，对药品入库信息进行审核，审核签名后，系统自动生成库存记录。

（二）药品在库储存 🅔微课

药品品种繁多，功能剂型各异，不同药品对储存条件要求也不一样，药品储存应当按照药品特性分类进行合理储存，防止差错、混淆、污染、变质及储存过程中不规范操作对药品质量造成影响。因此，如何对药品进行合理储存至关重要。

1. 储存的分类与分区

（1）按库房温度不同划分　根据药品对温湿度要求不同，分为冷库，温度 2 ~ 10℃；阴凉库，温度不超过 20℃；常温库，温度 10 ~ 30℃。三种库房相对湿度控制在 35% ~ 75% 之间。药品按包装标示的温度要求存放在冷库、阴凉库或常温库，包装上没有标示具体温度的，按照《中华人民共和国药典》的贮藏要求进行储存。

（2）按药品储存状态　根据药品质量管理状态分为合格库（区）、不合格库（区）、待验库（区）、退货库（区）、待发货库（区），并悬挂有明显的标识。

（3）根据药品包装状态不同　根据药品是否拆箱，分为整库（区）、零库（区）。

2. 色标管理　为了有效控制药品储存质量，应对药品按其质量状态分区管理，为杜绝库存药品的存放差错，必须对在库药品实行色标管理。药品质量状态的色标区分标准为：合格药品——绿色；不合格药品——红色；质量状态不明确药品——黄色。

按照库房管理的实际需要，库房管理区域色标划分的统一标准是：合格药品库（或区）、中药饮片零货称取库（或区）、待发药品库（或区）为绿色；不合格药品库（或区）为红色；待验药品库（或区）、退货药品库（或区）为黄色；

3. 搬运和堆垛　按照安全、方便、节约、高效的原则，正确选择仓位，合理使用仓容。要求堆码规范、合理、整齐、牢固。

（1）药品搬运和堆垛应严格遵守药品外包装图示标志的要求，规范操作，药品不得倒置、要轻拿轻放，严禁摔撞，怕压药品应控制堆放高度，防止造成包装箱挤压变形，或定期翻垛。

（2）药品应按品种、批号相对集中堆放，并分开堆码，不同品种或同品种不同批号药品不得混垛，防止发生错发混发事故。

（3）药品货垛与仓间地面、墙壁、顶棚、散热器之间应有相应的间距或隔离措施，设置足够宽度的货物通道，防止库内设施对药品质量产生影响，保证仓储和养护管理工作的有效开展。

（4）垛间距不小于 5cm，药品与墙、药品与屋顶（房梁）的间距不小于 30cm，与库房散热器或供暖管道的间距不小于 30cm，与地面的间距不小于 10cm。另外仓间主通道宽度应不少于 200cm，辅通道宽度应不少于 100cm。照明灯垂直下方不准堆放药品，其垂直下方与药品垛之间的水平距离不小于 50cm。

4. 分类储存管理　仓库应按照药品的管理要求、用途、性状等进行分类储存。分类储存要求如下：外用药品、甲类非处方药、乙类非处方药、麻醉药品、精神药品、放射性药品、毒性药品外包装标识见图 3 - 8。

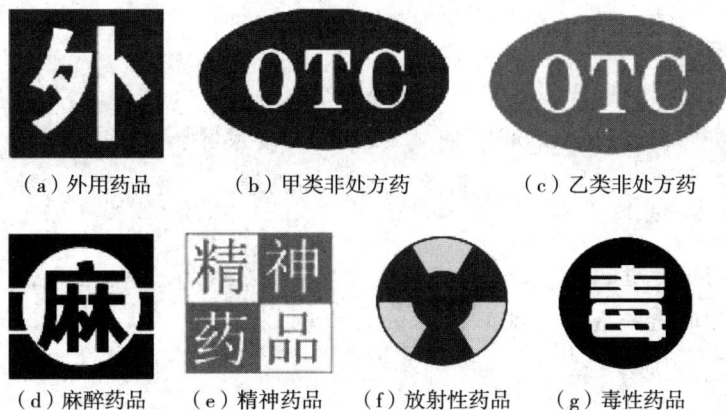

(a) 外用药品　　(b) 甲类非处方药　　(c) 乙类非处方药

(d) 麻醉药品　(e) 精神药品　(f) 放射性药品　(g) 毒性药品

图 3-8　药品外包装标识

（1）药品与非药品（指不具备药品生产批准文号的物品）应分开存放，药品与保健品、医疗器械等分开存放，严禁存放员工生活日用品、食品等。

（2）内服药与外用药应分库或分区存放。

（3）品种与外包装容易混淆的品种应分区或隔垛存放。

（4）易串味的药品、中药材、中药饮片、化学原料药以及性质相互影响的药品应分库存放。

（5）药品中的危险药品应存放于危险品专库，危险品应与其他药品分库存放。

5. 特殊管理药品储存要求

（1）麻醉药品、一类精神药品应当设立专库，实行双人双锁管理，并安装监控、报警防火、防盗设施。

（2）第二类精神药品应在库房中设立独立的专库或者专柜，专柜应当使用保险柜，专人管理。

（3）医疗用毒性药品和药品类易制毒化学品，应当设置专库或专柜存放，实行专人、专柜专账、贴明显标签加锁保管的办法。

（4）放射性药品应设置专库或专柜存放，应由专人负责保管，双人双锁，并采取必要的防护措施。

（5）蛋白同化制剂（胰岛素除外）、肽类激素应设立专区存放。

（6）特殊管理药品应专账记录，记录保存期限应当自药品有效期满之日起不少于5年。

你知道吗

《中华人民共和国药典》（2020 年版）凡例

二十八、〔贮藏〕项下的规定，系对药品贮藏与保管的基本要求，除矿物药应置干燥洁净处不作具体规定外，一般以下列名词术语表示：

遮光系指用不透光的容器包装，例如棕色容器或黑色包装材料包裹的无色透明、半透明容器；

避光系指避免日光直射；

密闭系指将容器密闭，以防止尘土及异物进入；

密封系指将容器密封，以防止风化、吸潮、挥发或异物进入；

熔封或严封系指将容器熔封或用适宜的材料严封，以防止空气与水分的侵入并防止污染；

阴凉处系指不超过20℃；

凉暗处系指避光并不超过20℃；

冷处系指2～10℃；

常温系指10～30℃；

除另有规定外〔贮藏〕项未规定贮存温度的一般系指常温。

四、药品账货管理

请你想一想

药品批发企业库存药品盘点的方法有哪些？

药品账货管理是仓库管理工作的基本要求，可以为企业提供准确地库存药品数量、质量状况等信息，可以发现仓库管理工作存在的问题，保证药品质量，防止不合格药品混入仓库，及时控制不合格药品流通。

（一）药品账货相符的含义

账货相符是指计算机系统库存中的药品品名、规格、生产企业、批号、数量，与库存实物完全一致。

（二）库存盘点内容

为加强资产管理，真实反映库存状况，提高管理水平，企业应定期、不定期对库存药品进行盘点，保证账货相符。

1. 盘点范围　盘点库存药品，包括合格品库（区）、待验库（区）、不合格品库（区）的全部库存，分别记录盘点情况。

2. 盘点内容　盘点时应全面核对药品通用名称、批号、规格、生产厂家、数量等信息，以保证药品来源的可追溯性。盘点发现差异时，应及时查找原因，采取纠正和预防措施，盘点差异的调查、确认和处理应有记录。

（三）盘点方法

企业应当对库存药品定期盘点，结合企业实际情况，选取适合的盘点方法。常用的盘点方法如下：

1. 动碰货盘点　动碰货盘点是指对购进、销售、退货的药品进行针对性核对，不论入库还是出库，凡是动一动，碰一碰都要盘点，此种盘点方法一般适用于当日对贵重货物的盘点，即只要有进出库业务的都要进行盘点。这种盘点方法效率高，但是盘点不够全面，容易漏点。

2. 对账式盘点 对账式盘点是指对实货有选择性地进行盘点，将盘点后的数量与计算机系统内的库存数量进行核对。这种盘点方法比较全面，操作性强，但是对账外商品无法控制。

3. 地毯式盘点 地毯式盘点是根据货物的摆放位置逐一清点数量，再与计算机系统的库存数量逐一核对，盘点安全、无遗漏。这种盘点方法耗时长、人工成本高，需彻底清点数量、核对账目时采用这种方法。

在盘点过程中如果存在计算机库存数量与实货有差异，需查找原因。若盘点数量确实与计算机系统库存有差异，需要填写"报损单"或"报溢单"，按照实货数量对计算机系统中的库存数量进行调整，做到账货相符。

（四）报损报溢处理

1. 报损报溢含义 在商品盘点过程中，如果实货多于计算机系统库存数量，需要进行报溢处理。报溢业务执行后，商品库存数量及库存金额将相应增加。

如果实货少于计算机系统库存数量，或者有破损、过期失效、质量有问题等情况时，需进行报损处理。报损业务执行后，商品库存数量及库存金额将相应减少。

2. 报损报溢程序 在药品库存管理中，出现账货不符情况，保管员需要认真查找原因，及时处理，报损报溢处理过程记录要完整。

（1）填报报损/报溢单 实货多于计算机库存帐的药品，保管员填写药品报溢单（表3–12）；实货少于计算机库存帐的药品，保管员需填写药品报损单（表3–13）。

（2）审批 药品报损/报溢单统一交由仓储部负责人审查，有质量问题的经质量部负责人审核签字，企业分管领导或者企业负责人审批签字。

（3）处理 审批通过后，保管员依据企业分管领导或者企业负责人批准的报损/报溢审批单，在计算机库存管理系统中，选择需要报损或报溢的药品，填写报损或报溢数量等信息后，确认保存。

报损品种移入不合格品区，登记不合格药品台账，由仓储部会同有关部门集中销毁，并做好销毁台账记录。

表3–12 药品报溢单

填表人： 填报日期： 年 月 日 NO：

序号	品名	规格	单位	生产企业	批号	有效期至	单价	数量	金额（元）	原因
合计金额（元）										

仓储部负责人： 质量部负责人： 企业负责人：

表 3 - 13　药品报损单

填表人：　　　　　　　填报日期：　　年　月　日　　　　　　NO：

序号	品名	规格	单位	生产企业	批号	有效期至	单价	数量	金额（元）	原因
合计金额（元）										

仓储部负责人：　　　　　　　质量部负责人：　　　　　　　企业负责人：

五、药品仓库经济指标分析

（一）仓库核算

仓库要根据本单位的条件，加强财产管理。仓库的建筑物、设备和包装物料等各项财产，要设置账册，设立使用和维修责任制度，定期保养，及时维修，并实行独立核算、半独立核算和简易核算。实行独立核算的仓库，要配备专职财会人员：实行简易核算的仓库，要有专职或兼职核算员。核算的项目、内容方法，按财会制度的规定执行。

（二）商品储存量定额管理

商品仓储量定额管理，是指在储存商品任务活动中，对人力、物力、财力的占用及消耗所规定的数量和质量指标的管理。

大中型仓库（大型仓库建筑面积不应低于 $1500m^2$，中型仓库建筑面积不应低 $1000m^2$）定额管理的主要项目有：①单位面积储存（吨/平方米）；②账货相符率（%）；③收发货差错率（%）；④平均保管损失（元/吨）；⑤平均保管费用（元/吨）；⑥保管员平均工作量（吨/人）。

小型仓库（小型仓库建筑面积不应低于 $500m^2$）定额管理的主要项目为上述的①～⑤项。

1. 影响药品储存定额的因素　医药商业企业要制定出经济合理的药品储存定额，就必须研究和掌握药品储存定额的各种因素。影响药品储存定额的因素有以下几个方面。

（1）**药品销售量的大小**　药品销售量是影响药品储定额的最主要因素。一般说来，某种药品销售量越大，其药品储存定额也越大，反之则越小。这就是说，制定药品储存定额的基础是药品销售量。

（2）**药品的物理性质、化学性质**　药品的物理性质、化学性质决定了药品的储存时间具有一定的期限。通常来说，物理性质、化学性质较不稳定的药品，其储存时间较短，因此药品储存的定额也小；物理性质、化学性质稳定的药品。其储存时间较长，因此药品储存的定额可适当大些。

（3）**交通运输条件**　在社会化大生产和大流通的条件下，药品的生产与药品的销售在地域上分离，使得采购的药品需要运来运去。药品购进时间的长短，主要是由药品供应地的远近和交通运输条件决定的。同时，药品储存必须保障在采购这段时间内药品销售的需要。因此，在运输距离一定的前提下，药品储存定额的大小，在相当大的程度上受交通运输条件的制约。

（4）药品的价值 医药商业企业所经营的药品，有的价值高，有的价值低。价值高的药品占压资金较多，价值低的药品占压资金较少。可用 ABC 分析法对库存药品进行分类，A 类药品，品种少，但金额大，占用流动资金多，为有效地利用流动资金，其药品储存定额相对要小一些，否则将增大利息支出；C 类药品，品种多，金额小，为减少采购进货次数，其药品储存定额相对要大一些；B 类药品，其品种和占用的金额居中，其药品储存定额要大于 A 类药品而小于 C 类药品。

（5）药品的更新换代 药品从投入市场开始到退出医药市场为止的整个期间，成为药品的经济寿命周期。这一周期大致要经过投入期、成长期、成熟期和衰退期四个阶段。随着新技术革命的加快，药品更新换代的速度也变得越来越快，从而药品的经济寿命周期也变得越来越短。一方面，更新换代快的药品，其储存定额要小些；反之则大些。另一方面，在药品处于成长阶段时，其储存定额可略大些；处于投入期和成熟期阶段时，其储存定额可略小些；而在衰退阶段，一般可不制定储存定额，有销路则随进随销，无销路则停止进货，并对原有库存及时处理或更新。

2. 储存量定额的制定 制定仓库（库房）的储存量定额，要采取领导与群众相结合的方法，按照先进合理的原则和本单位的实际情况进行制订。经企业领导批准后，落实到班组和岗位，并报请上级主管部门批准执行。其参照依据是：

（1）仓容 仓容是仓库容量的简称。它是由仓库的面积与高度或载重量所构成的。仓储部门为了业务管理的需要，常以仓库可以容纳药品的量（储存吨）来表示仓容。通常所称的××吨仓容，就是指可以容纳××吨药品的仓库容量。

医药商业仓储部门规定体积吨的折算标准是 $2m^3$ 折算为 1 吨，所以计算仓容的公式是

$$仓容 = 仓库容积/2$$

或用， 仓容 = 仓库面积 × 载重量（按地面的安全载荷）

如果前者的计算结果大于后者，则以前者的数值表示仓容；反之，则以后者的数值为仓容。

（2）单位面积可储量的测定 单位面积可储量是指每平方米堆货面积可以储存药品的量（吨）。由于储存药品的量有的按体积吨（凡密度小、商品毛重小于 1000kg，体积已达 $2m^3$ 的按体积吨计算）折算，有的按重量吨（凡密度大、商品毛重已达 1000kg，体积等于或小于 $2m^3$ 的按重量吨计算）折算，所以单位面积可储量实际上反映了库房高度或者载重量的利用程度，反过来说，核定库房高度或载重量的利用程度就可以核定单位面积可储量。

（3）库房的高度及利用率 库房的高度是构成仓容的因素之一。按其建筑结构不同，对库房高度分别规定如下：对于无梁楼板结构的多层库房或平顶的平房库房，它

的高度是地面至平顶间的距离；对于脊形楼板结构的多层库房，它的高度应是地面至大梁间的距离；对于"人"字形屋顶的库房，它的高度是地面至天平木之间的距离。

库房高度利用程度是用高度利用率来表示的。所谓高度利用率是货垛平均高度与库房可用高度的比率，它的计算公式为

$$高度利用率 = 货垛平均高度/库房可用高度 \times 100\%$$

货垛平均高度不可能通过实际测量所有货垛的高度然后加以平均求得，而是按以下公式计算求得：

$$货垛平均高度 = 储存药品体积（货垛总体积）/货垛实际占用面积$$
$$= 储存药品体积（吨）\times 2/（可堆货面积 - 空仓面积）$$

例如：某储存轻泡货的库房，可堆货面积为 $472m^2$，某月平均储存量为 615 吨，平均空仓面积为 $45m^2$，则其货垛平均高度为：

$$货垛平均高度 = 615 \times 2/（472 - 45）= 2.88（m）$$

库房可用高度是指库房高度减去垫垛高度和顶距之后，可用来堆货的高度。用上述方法计算出来的

货垛平均高度与库房可用高度的比率，是实际高度利用率，表示库房高度的实际利用程度。如果先核定高度利用率的标准，则可用下面的计算公式测定要求达到货垛平均高度：

$$货垛平均高度 = 库房可用高度 \times 高度利用率$$

将要求达到的货垛平均高度乘以 $1m^2$，就是每平方米面积上应堆药品的体积。按 $2m^3$ 为 1 吨的规定，将每平方米面积上应堆药品的体积除以 2，就可求得单位面积可储量。

例如：某储存轻泡货的库房可用高度为 3.8m，核定高度利用率为 80%，它的单位面积可储量为：

$$单位面积可储量 = 3.8 \times 80\% \times 1/2 = 1.52（t/m^2）$$

由此可见，凡储存轻泡货的库房，只要核定高度利用率标准，就可以测定单位面积可储量。而高度利用率的标准，必须做到区别库房类型、储存药品包装和批量分别核定。

（4）库房的载重量及其利用率　库房的载重量即库房楼、地面的安全载荷，也是构成仓容的因素之一。它表示库房每平方米楼、地面所能承担药品在静止状态下的重量能力。它的单位是："t/m^2" 或 "kg/m^2"。

除了堆垛时不能超载之外，还不允许将药品从货垛高处推下，直接撞击地面；因为药品从货垛顶甩下着地时，地面所受到的力要比原来设计的大，如这力超过库房载重量时，容易发生事故。

库房载重量和库房高度一样，因受主客观条件的影响，不可能百分之百地利用。但是，载重量利用程度的高低，同样能反映单位面积可储量的高低。因此，库房里储存实重货（即按毛重折算重量的药品，一般为密度较大的药品）测定单位面积可储量

时，只要核定载重量利用程度即可。

库房载重量利用程度是用载重量利用率来表示的。所谓载重量利用率，是货垛实占面积上每平方米实际载荷与库房载重量的比率。它的计算公式是：

载重量利用率 = 货垛实占面积上每平方米实际载荷/库房载重量×100%

货垛实占面积上每平方米实际载荷的计算公式是：

每平方米实际载荷 = 储存药品重量（t）/（可堆货面积 - 空仓面积）

例如，某储存实重货的库房，可堆货面积579m²，某月平均储存量为1004t，平均空仓面积为30m²。则其货垛实占面积上每平方米实际载荷为：

每平方米实际载荷 = 1004/（579 - 30）= 1.83（t/m²）

如果先核定载重量利用率的标准，则可用下面的计算公式，测定要求达到每平方米实际载荷，即单位面积可储量：

每平方米实际载荷 = 库房载重量×载重量利用率

例如，某储存实重货的库房，载重量每平方米2.5吨，核定载重量利用率82%，它的单位面积可储量应测定为：

单位面积可储量 = 2.5×82% = 2.05（t/m²）

因此，对储存实重货的库房，只要核定载重量利用率标准，就可测定单位面积可储量。载重量利用率的标准，同样应该区别库房类别、储存药品情况分别核定。

3. 药品仓储计划管理指标 药品仓储计划指标是衡量仓储工作好坏的重要尺度，也是制定仓储计划构成的具体内容，它可以反映出仓储工作的性质和特点。药品仓库作为医药公司非盈利部门，其经济指标主要以其费用率来考核。

这些指标主要有以下两项。

（1）费用率指标

费用率 = 药品仓库年经营成本/公司年经营额×100%

（2）利润指标

利润是指计划期内仓库收支相抵后的余额，它是反映仓储业务管理成果的一项综合性指标。其计算公式为：

利润总额 = 计划期内仓库总收入 - 同期仓库总支出

式中，仓库总收入或仓库总支出是指仓储费、进出库费收入或支出之和。

<u>你知道吗</u>

医药仓储不合理的主要表现

1. 仓储时间过长 储存时间过长，有形及无形消耗过大，增加了仓储成本。

2. 仓储条件不足或过剩 仓储条件不足，主要是指仓储不能满足被仓储物所要求的良好的仓储环境和必要的管理措施，因而往往造成储存医药商品的损失，如仓储设施简陋、仓储设施不足、维护保养手段及措施不力等；仓储条件过剩，主要是指仓储条件大大超过需要，从而使仓储物过多地负担仓储成本，造成不必要的费用。

3. 仓储结构失衡　仓储结构失衡主要包括仓储医药商品的品种、规格等失调，仓储医药商品的各个品种之间仓储期限、仓储数量失调，仓储地点选择不合理三个方面。

实训九　药品保管

一、实训目的

通过实训，让学生能对入库药品实行科学规范管理，正确、合理地储存药品，保证药品储存质量。

二、实训原理

医药企业仓库的药品保管应当符合 2016 版《药品经营质量管理规范》中的药品储存条款中的要求。

三、实训器材

1. 操作场所：模拟设置药品库房，要求至少有常温库、阴凉库和冷库，储存货架，合格品区、不合格品区标识明显，环境卫生整洁；库房其他条件符合 GSP 要求；

2. 器具材料：模拟药品一批，搬运设备等。

3. 活动所需表格：药品质量验收单、药品保管卡。

四、实训操作

（一）单据核对

保管员凭验收员签字或盖章的入库凭证和随货同行单凭证，核对药物，需核对品名、规格、批号、效期、数量等办理药品入库，并将药品移入相适应的库区。对单货不符、质量异常、包装不牢或破损、标志模糊或有其他问题的药品，不能入库并报告质量管理部处理。质量管理部确认后，将药品移入不合格药品区。如符合要求则验收入库。

（二）移入库区

保管员根据药品的温湿度要求，将符合验收要求的药品储存于相应的库区中，其中常温库 10～30℃、阴凉库不超过 20℃、冷库 2～10℃，相对湿度控制在 35%～75%。

（三）分类储存

保管员根据药品的性质对其进行分类存放，要求药品与非药品、内服药与外用药分开存放；易串味药品与其他药品、中药材、中药饮片与其他药品应分开存放；特殊管理药品与贵细药材实行专库存放，双人双锁保管、专账记录。

（四）药品堆垛

保管员根据药品品种、批号相对集中堆放，并分开堆码，按药品外包装标示图示正确堆垛，堆垛完毕后，设置标牌管理，一般药品挂绿牌（表示合格品）；特殊管理药品、外用药品挂绿牌外，还应示明相应的标志牌。

（五）填写记录

保管员根据药品和药品储存的仓库、货位号填写药品库位卡和保管卡，核对签名并做好复核记录。

五、实训记录

保管员应熟悉《药品保管卡》的使用，并应按该卡内容正确填写。

表 3 – 14　药品保管卡

货号		品名			规格		
包装		批号			有效期		
月	日	摘要	收入	发出	结存	经手人	单位	数量

六、实训考核

表 3 – 15　药品保管　实训考核表

项目	考核要求	分值	得分
步骤操作的完整性	操作完整	20	
单据核对	操作规范，结论正确	10	
移入库区	操作规范，结论正确	10	
分类储存	操作规范，结论正确	20	
药品堆垛	操作规范，结论准确	10	
填写记录	操作规范，印章准确	10	
表格填写的规范性	表格内容填写规范、准确、字迹清晰	20	
合　计		100	

注：每错 1 处扣 1 分，扣完为止。

目标检测

一、单选题

1. 药品入库时，验收员将入库凭证和货物连同（　　）交给仓库保管员。

　　A. 发票　　　　　B. 随货同行单　　　C. 检验报告书　　　D. 票据

2. 仓库保管工作人员的学历要求应具有 （　　　）

　　A. 高中以上文化程度　　　　　　　　B. 中专以上文化程度

　　C. 大专以上文化程度　　　　　　　　D. 本科以上文化程度

3. 库房相对湿度应控制在 （　　　）

　　A. 35% ~70%　　　B. 45% ~70%　　　C. 45% ~75%　　　D. 35% ~75%

4. 阴凉库的温度是 （　　　）

　　A. 2 ~10℃　　　B. 0 ~30℃　　　C. -10 ~ -25℃　　　D. 不超过20℃

5. 适用于当日对贵重货物的盘点是 （　　　）

　　A. 动碰货盘点　　　B. 对账式盘点　　　C. 地毯式盘点　　　D. 普通盘点

二、多选题

1. 仓库保管员根据入库凭证核对药物，需核对 （　　　）

　　A. 品名　　　　　B. 规格　　　　　C. 批号　　　　　D. 有效期

2. 盘点的方法包括 （　　　）

　　A. 动碰货盘点　　　B. 对账式盘点　　　C. 地毯式盘点　　　D. 普通盘点

3. 影响药品储存定额的因素 （　　　）

　　A. 药品的理化性质　　　　　　　　B. 交通运输条件

　　C. 药品的价值　　　　　　　　　　D. 药品销售量的大小

三、思考题

1. 药品入库的工作流程？

2. 在药品库存管理中，出现账货不符情况，保管员要怎么处理？

书网融合……

　　微课　　　　　自测题

项目四 药品的在库养护技术

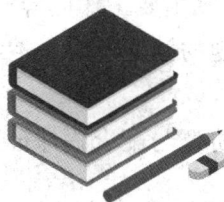

学习目标

知识要求

1. **掌握** 药品在库养护的要求。
2. **熟悉** 药品在库养护工作的理论知识。
3. **了解** 仓储管理要求。

能力要求

能正确进行药品在库养护工作。

药品在库养护是医药商品质量管理的重要环节。企业应当按照规定的程序和要求对药品进行管理和养护，保证药品存储环境，减少不合格药品的产生。药品在库养护工作流程可以分为药品在库、养护、盘点等多个方面的工作任务，必须遵守《中华人民共和国药品管理法》和GSP的相关规定，保证在库药品质量，防止不符合检查标准或怀疑为假劣药的药品出库流入市场。药品在库养护环节是确保患者用药安全的重要环节之一。

实例分析

实例 某药品批发企业采购药品，包括维生素C胶囊整箱30箱，零货拼箱5箱，胰岛素注射剂2箱，养护人员小明清点货物时发现有一箱维生素C胶囊的有效期较近，零货拼箱中的维生素C胶囊和整箱的批号不同。小明把效期较近的维生素C胶囊放在货架的外侧，拼箱中的维生素C胶囊和整箱的放在一起，胰岛素注射剂放置在冷藏药品区。

分析 1. 请问小明的处理都正确吗？
2. 药品在库养护时应注意哪些问题？

一、药品在库养护的基本工作任务 微课

（一）药品养护概述

1. 基本概念 药品养护是指运用现代科学技术与方法，研究药品储存养护技术和储存药品质量变化规律，对在库药品的储存条件、质量进行定期检查，以确保在库药品的质量，发现问题及时采取措施。防止药品变质，保证药品质量，确保用药安全。

各种药品的功能是由药物本身性质所决定的，每种药物的内在成分与其他物质一样，时刻在不断运动和变化，这就构成了它在贮藏期间引起变化的内在因素，加上自然条件的影响，必然发生物理、化学以及生物学等变化。而这些相互影响又互为关联

的变化，要求人们不仅要了解掌握药品内在质变的形式。同时还需要了解自然条件（如温度、湿度、空气等）变化的规律。因此，药品在库养护是一项涉及到质量管理、仓储保管、业务经营等方面的综合性工作。

（二）药品养护人员的任务

药品养护的各项工作内容都应围绕保证药品储存质量为目标。其主要工作内容有：检查控制在库药品的储存条件，对药品进行定期质量检查，对发现的问题及时采取有效的处理措施。

按照工作性质及岗位职责的不同，要求各相关岗位必须相互协调与配合，保证药品养护工作的有效开展。

1. 养护人员的职责

（1）药品养护人员负责指导保管人员对药品进行合理储存，定期检查在库药品储存条件及库存药品质量，针对药品的储存特性采取科学有效的养护方法，定期汇总、分析和上报药品养护质量信息，负责验收养护储存仪器设备的管理工作，建立药品养护档案。

（2）药品养护工作的职责是：安全储存，科学养护，保证质量，降低损耗。

2. 从事药品养护工作的人员的基本要求

（1）从事药品养护工作的人员，应具有中专以上医药或相关专业学历，或高中以上文化程度，经岗位培训和地市级以上药品监管部门考核合格后，取得岗位合格证书方可上岗。

（2）从事药品养护工作的人员，应熟悉在库储存药品的性质与储存养护要求，以便指导并配合仓库保管人员对在库药品进行合理储存保管。

3. 养护人员的工作程序

（1）养护人员每天监测仓库温湿度　温湿度检测一天两次，如库房温湿度超出规定范围，及时采取调控措施。

（2）对在库药品实行定期和不定期检查

①养护人员对库存超过三个月的药品质量每季循环检查一次。检查的内容包括：日期、品名（通用名）、规格、单位、库存数量、生产厂家、生产批号、有效期、质量情况等，并应按规定填写《库存药品质量养护记录》。

②养护人员对由于异常原因可能出现问题的药品、易变质的药品、已出现质量问题药品的相邻批号的药品、储存时间较长的药品、近效期的药品、新进药品，应不定期进行重点检查。

③养护检查过程中，发现有质量问题的药品，应挂"暂停发货"，并填写《药品质量复查通知单》报质量部进行复验，经质量部确认为不合格药品后，将不合格药品移入不合格品区。质量部应立即填写《药品停售通知单》告知销售部停止销售。

（3）对在库药品采取适当养护措施　按药品性能对温、湿度的特殊要求，利用仓库现有条件和设备，采取密封、避光、通风、降温、除湿等养护方法，调控温、湿度，预防药品发生质量变异，并重点做好夏防、冬防养护工作。对中药材和中药饮片，应按其特性，采取干燥、降氧、熏蒸等方法进行养护。在《库房温湿度记录表》上做好详细的养护工作记录。

二、职场环境、场地、设备及用具的要求

（一）职场环境、场地

药品的在库养护主要是在仓库中进行，仓库的环境直接决定了药品的存储环境。仓库由贮存物品的库房、存储设备设施（如货架、药柜等）、出入库房的输送设备以及温控设备、消防设施等组成。

请你想一想

药品在库养护有哪些要求？养护工作中常用的设施设备有哪些？

1. 仓库的功能

（1）储存和保管功能　仓库具有一定的空间，用于储存物品，并根据储存物品的特性配备相应的设备，以保持储存物品完好性。仓库中可以通过各种设施设备达到防潮、防尘、恒温的目的，使仓库真正起到贮存和保管的作用。

（2）调节供需的功能　创造物质的时间效用是物流的两大基本职能之一，仓库可以维持从生产到消费的连续性。每种产品都有不同的特点，产品的生产不一定连贯，但消费却是不断地进行的。要使生产和消费协调起来，就需要仓库"蓄水池"的调节作用。

（3）调节货物运输能力　各种运输工具的运输能力是不一样的。各种运输形式之间的衔接是具有一定难度的，这种运输能力的差异，也是通过仓库进行调节和衔接的。

（4）流通配送加工的功能　现代仓库的功能已处在由保管型向流通型转变的过程之中，即仓库由贮存、保管货物的中心向流通、销售的中心转变。仓库不仅要有贮存、保管货物的设备，而且还要增加分拣、配套、捆绑、流通加工、信息处理等设置。

（5）信息传递功能　随着物流业的发展，仓库对信息传递的要求越来越高。在处理仓库活动有关的各项事务时，需要依靠计算机和互联网，通过电子数据交换（EDI）和条形码技术来提高仓储物品信息的传输速度，及时而又准确地了解仓储信息。

2. 常见的仓库类型

（1）普通仓库　普通仓库是指用于存放无特殊保管要求的物品的仓库。通常用于储存不需要特殊保管条件的一般产品的普通仓库。这类仓库技术设施比较简单，仅有进出、装卸、搬运、商品养护、安全防火等一般性设备，而无保温、冷藏、气调、防毒等特殊性装备。只能储存物理、化学及生物性能比较稳定、彼此互不干扰的商品、这类通用仓库适应性较强、利用率较高，因而是商业仓库网中分布最广、比重最大、使用最为普遍的常规性仓库。

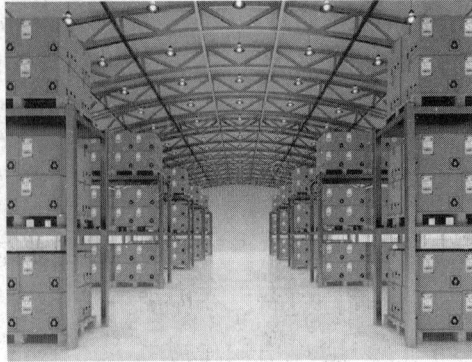

图 3-9 普通仓库

（2）保温、冷藏、恒湿恒温库　保温、冷藏、恒湿恒温库（图3-10）是指用于存放要求保温、冷藏或恒湿恒温的物品的仓库。此类仓库通常是通过机械制冷方式，使库内保持一定的温度和湿度，以储存食品、生物制品和药品等对温湿度有特殊要求的货物的仓库。冷藏库通常保持在2～10℃，冷冻库通常保持在-25～-10℃，为了使货物合理冷藏，在冷藏间的货物通常分散存放，以使其均匀降温。由于预冷作业只是短期的作业，货物不堆垛，一般处于较高的搬运活性状态，多数直接放置在搬运设备上，如放置在推车上或托盘上。

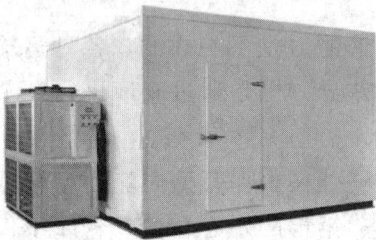

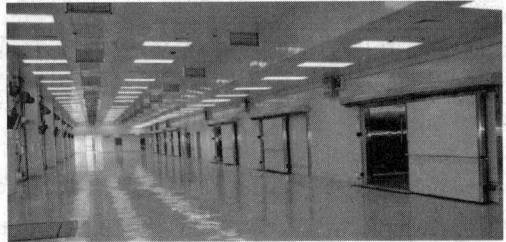

图 3-10　保温、冷藏、恒湿恒温库

（3）特种仓库　特种仓库（图3-11）从字面上就比较容易理解，是指用于存放易燃、易爆、有毒、腐蚀性或辐射性物品的仓库。它是用于储存危险品，和一些特殊物品的。危险品由于可能对于人体以及环境造成危险，因此在此类物品的储存方面一般会有特定的要求，例如许多化学用品就是危险品，他们的储存都有专门的条例。

（4）自动化立体仓库　自动化立体仓库简称立体仓库。一般是指采用几层、十几层乃至几十层高的货架储存单元货物，用相应的物料搬运设备进行货物入库和出库作业的仓库。

其是物流仓储中出现的新概念，利用立体仓库设备可实现仓库高层合理化，存取自动化，操作简便化，能充分利用空间储存货物，其是当前技术水平较高的形式。

自动化立体仓库（图3-12）的主体由货架，巷道式堆垛起重机、入（出）库工作台和自动运进（出）及操作控制系统组成。货架是钢结构或钢筋混凝土结构的建筑物或结构体，货架内是标准尺寸的货位空间，巷道堆垛起重机穿行于货架之间的巷道中，完成存、取货的工作。

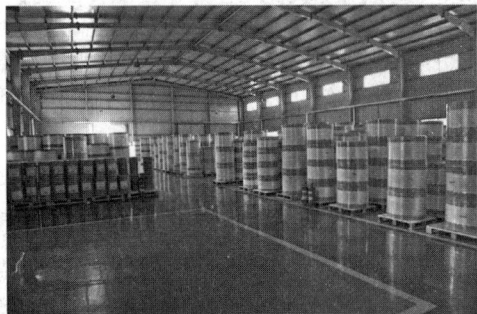

图 3-11　特种仓库

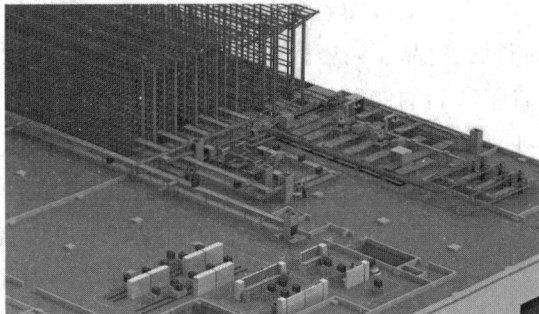

图 3-12　自动化立体仓库

（二）药品养护的设备及用具

药品养护的各项工作内容都应围绕保证药品储存质量为目标。因此，企业根据自身的实际工作情况，可采用不同的养护检验设备。

在仓库中常用的养护检验设备主要有：

1. 温度调节设备　主要包括空调、药品冷藏柜、温度计等设备。

（1）空调　空调即空气调节器（Air Conditioner）；是指用人工手段，对建筑物内环境空气的温度、湿度、洁净度、流速等参数进行调节和控制的设备。仓库中常用的空调有风冷柜式空调（图 3-13）、风冷吊顶式空调、水冷柜式空调三种。

（2）药品冷藏柜　药品冷藏柜主要用于药品，生物制剂，疫苗，血液的冷藏、保存和运输。根据不同需求，分为高温冷藏型（图 3-14）、常温冷藏型（图 3-15）、低温冷藏型、冷冻冷藏型。

药品冷藏柜通常具有的特点：① 结构多为立式箱体；② 箱体内部多采用高密度聚氨酯整体发泡，具有重量轻、保温性好等特点；③ 多采用电脑控温，精准温感探头，自动显示箱体内部温度、控温精度高，具有高低温报警功能。

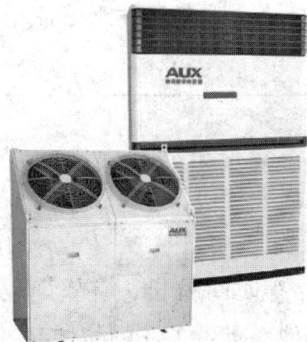

图 3-13　风冷柜式空调

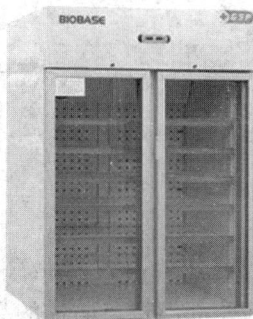

图 3-14　高温冷藏型冷藏柜

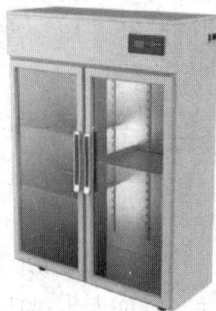

图 3-15　常温冷藏型冷藏柜

2. 湿度调节设备 其主要包括有温湿度自动监控系统、加湿器、除湿机、温湿度计等设备。

温湿度自动监控系统 在生产、物品管理和仓库存储等环节，很多贵重物品，如：药材、食品、精密仪器等对温湿度环境有严格的要求。为了仓储商品的质量，创造适宜于商品的储存环境。建立实时温湿度监控系统，保存完整的历史温度数据已成为行业规范。

温湿度自动监控系统通常具有以下常规功能：

① 可自动采集温度湿度信息，也可设置采集间隔，LED 指示灯支持。

② 支持无线网络传输，网络可支持互联网/办公/工业专网。

③ 温度测量范围：$-20 \sim +80℃$，湿度测量范围：$0\% \sim 100\%$。

3. 其他常用设备

（1）风幕 风幕机是通过高速电机带动贯流或离心风轮产生的强大气流，以形成一面"无形的门帘"空气净化设备。

风幕机安装在阴凉库、冷藏库等门口上方，能把室内外的空气和灰尘隔开，既出入方便，又能防止室内外冷热空气交换。同时还具有防异味、防污染、防蚊蝇的功能。

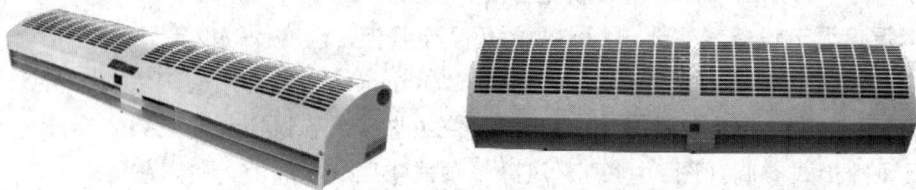

图 3-16 风幕机

你知道吗

药品养护原则：严按要求、手段科学、控制条件、定期检查、防止质变。

药品养护以防为主，影响药品质量的因素很多包括内因（成分的不稳定性），外因（温度、光线、空气、湿度、时间）。养护就是根据药品储存的特性，采取科学合理经济有效的手段和方法，对储存过程中的药品质量进行定期检查，达到有效防止药品质量变异，确保储存药品质量的目的。

三、重点养护品种的养护检查

（一）重点养护品种

其中包括主营、首营、质量不稳定、有特殊储存要求、储存时间较长、有效期较短的、近期发生过质量问题的、药监部门重点监控的品种及其他应重点关注的品种。

1. 易氧化的药物 溴化钠、碘化钙、维生素 E、维生素 A、维生素 D、维生素 C、叶酸等。

2. 易水解的药物 三硝酸甘油酯、阿司匹林、氯霉素、四环素、青霉素、先锋霉素等。

3. 易吸湿的药物 蛋白银、枸橼酸铁铵、胃蛋白酶、淀粉酶、青霉素、洋地黄粉等。

4. 易风化的药物 硫酸钠、咖啡因、磷酸可待因等。

5. 易挥发的药物 麻醉乙醚、乙醇、挥发油、樟脑、薄荷脑、碘仿、酊剂、十滴水等。

6. 具熔化性的药物 以香果脂等为基质的栓剂，易发生共熔现象的药物（水合氯醛、樟脑、薄荷脑等）。

7. 具升华性的药物 碘、碘仿、樟脑、薄荷脑、麝香等。

8. 易发生冻结的药物 含有药物的水剂、以稀醇作溶媒的制剂、鱼肝油乳、松节油搽剂、镁乳、氢氧化铝凝胶等。

9. 具吸附性的药物 淀粉、药用炭、白陶土、滑石粉等。

10. 近效期、首营、已发现不合格的相邻批号的药品。

（二）重点养护品种养护要求

1. 对于重点药品养护品种，养护人员应按规定建立《重点养护药品品种确定表》，每月循环检查一次，并进行重点养护跟踪。遇到高温、严寒等特殊情况，增加检查次数。每月及时填报《近效期商品催销表》，每季对在库药品的质量情况做出分析，每年对库房的温湿度情况进行汇总，做好养护工作记录，并按时上报质量部、采购部。

2. 检查色标和药品储存是否符合规定，确保药品的仓储条件，保证养护设施检测器发挥作用，每天两次记录各库房温湿度。如库房温湿度超出规定，及时采取调控措施。

3. 怕压药品严格控制高度，防止装箱挤压变形，与库门、防火设备、电器装置等保持一定距离，以利于检查、搬运和消防。质轻者放于中心，可适量堆高。按品种、批号集中堆放，不同品种或同品种不同批号药品一般不得混合堆放，防止发生事故。

4. 影响药品质量的因素有紫外线、空气中的氧气、二氧化碳、湿度、温度、微生物和昆虫等。另外，某些药品因其性质或效价不稳，即便是在符合规定的条件下贮存，时间过久也会变质。因此，不同性质的药品应分开保管。

> **请你想一想**
>
> 一般药品养护工作应包括哪些方面？

四、一般养护品种的养护检查

（一）一般药品养护的基本条件

1. 具备符合规定与合适的温、湿度条件，根据所进药品在温、湿度方面的储藏要求与数量情况，放置在相对应的冷库（柜、箱）、阴凉库（柜、箱）及常温库（区、房）、特殊药品库。并配有温、湿度调节与监控设施。

2. 具备合适的、有效的避光条件的库房，易受光线影响而引起质量下降的药品，存放于避光的库房内，如悬挂深色窗帘（门帘）、库房不采取自然采光设计等。

3. 具备合适的、有效的防虫及防霉条件库房，保持其结构与外部环境的严密性，并配置适宜的、有效的防虫、防霉设施，通风口处应装有严密的金属滤网。

4. 具备必要的、有效的防火、防爆及通风条件，《医疗机构药事管理暂行规定》中对易燃、易爆、强腐蚀性等危险性药品提出"另设仓库单独存放，并采取必要的安全措施"，同时还规定了药品仓库应具备通风、防火的条件。

（二）一般药品养护要求

1. 经常检查在库药品的储存条件，配合仓库保管人员做好仓库温湿度的检测和管理工作。每日（上、下午各一次）对库存环境温、湿度进行记录（常温库：10～30℃，阴凉库：20℃以下，冷藏库：2～10℃，相对湿度：35%～75%），如库内温湿度超出规定范围，应及时采取调控措施，并予以记录。

2. 根据温湿度变化采取相应措施并好记录，做好降温、保暖、防潮、加湿等工作。有异常情况即采取相应措施如：开窗通风、闭窗防湿；电扇或空调机降温；干石灰或除湿机吸潮降湿等，并记录采取措施后的温湿度。

（1）每季度循环一次检查药品的外观、包装等质量状况与效期，对近效期药品建立跟踪表，并督促使用或作退货处理。

（2）对由于异常原因可能出现质量问题的药品、易变质的药品、已发现质量问题药品的相邻批号药品、储存时间较长的药品、近效期药品，以及首次经营的药品等，应适当增加养护次数重点养护。

（3）普通品种每季度循环检查一次，并认真填写在库药品养护记录。发现过期、破损、霉变的药品及刚放入不合格区，并填写《不合格品登记表》，按照药品报损制度作报损处理。

（4）连续6个月滞用或3个月内过期的非抢救药品，优先通知出货，如继续滞用，放入退货区，填写《药品退回记表》，报主管同意后，作退药处理。

3. 对由于异常原因可能出现问题的药品、易变质药品、已发现质量问题药品的相邻批号药品、储存时间较长的药品和在库时间较长的中药材及中药饮片，应报请质量管理机构抽样送药品检验机构检验。

4. 库存养护中如发现质量问题，应立即悬挂明显标志和暂停发货，并尽快通知质量管理部予以处理。

5. 健全药品养护档案，包括药品养护档案表，养护记录、台账检验报告书、查询函件、质量报表等。所有记录应按规定及时、完整、逐项填写消楚，保存规定年限备查。

6. 专人负责在库药品养护设备、设施的维护，保证设备、设施（空调、冰箱、除湿机、温湿度计等）处于正常工作状态，遇到故障及时维修排除，并有维护记录。

五、药品仓库温湿度的监测和调控操作

温湿度管理是仓库管理中的重要环节，直接影响药品质量安全。同时，做好温湿度管理更是降低成本，提高效率的关键。

（一）温湿度的基本概念

1. 空气温度 是指空气的冷热程度。一般而言，距地面越近气温越高，距地面越远气温越低。在仓库日常温度管理中，多用摄氏度表示，凡0℃以下度数，在度数前加一个"－"，即表示零下多少摄氏度。

2. 空气湿度 是指空气中水汽含量的多少或空气干湿的程度。表示空气湿度，主要有以下几种方法：绝对湿度：是指单位容积的空气里实际所含的水汽量，一般以克为单位。温度对绝对湿度有着直接影响。一般情况下，温度越高，水汽蒸发得越多，绝对湿度就越大。相反，绝对湿度就小。饱和湿度：是表示在一定温度下，单位容积空气中所能容纳的水汽量的最大限度。如果超过这个限度，多余的水蒸气就会凝结，变成水滴。此时的空气湿度便称为饱和湿度。

3. 相对湿度 是指空气中实际含有的水蒸气量（绝对湿度）距离饱和状态（饱和湿度）程度的百分比。在一定温度下，绝对湿度占饱和湿度的百分比数。相对湿度用百分率来表示。空气的绝对湿度、饱和湿度、相对湿度与温度之间有着相应的关系。温度如发生了变化，则各种湿度也随之发生变化。

4. 露点 是指含有一定量水蒸气（绝对湿度）的空气，当温度下降到一定程度时所含的水蒸气就会达到饱和状态（饱和湿度）并开始液化成水，这种现象叫做结露。水蒸气开始液化成水时的温度叫做"露点温度"，简称"露点"。风与空气中的温湿度有密切关系，也是影响空气温湿度变化的重要因素之一。

（二）温湿度测量与记录

测定空气温湿度通常使用干湿温度表。在库外设置的干湿表，应注意避免阳光、雨水、灰尘的侵袭，通常离地面高度为2m，朝北安放，以防观察时受阳光直接照射。干湿表周围应保持清洁，不放杂物，以免造成空气不流通。

在库内，干湿表应安置在空气流通、不受阳光照射的地方，不要挂在墙上，挂置高度与人眼平，约1.5m左右。每日必须定时对库内的温湿度进行观测记录，一般在上午8点至10点，下午2点至4点各观测一次。记录资料要妥善保存，定期分析，摸出规律，以便掌握商品保管的主动权。特殊情况下需增加测记次数（如高温、超低温、连续下雨、异常天气等）。

（三）温湿度测量设备

1. 手持式 指针式、液晶显示的数字式；品种很多，适用于小型库房、门店等。

2. 自动检测仪 由温湿度变送器、电源适配器、通讯转换器、控制转换器、声光

报警器、计算机、显示器等组成。需要设定控制范围，一般每30分钟自动记录一次温湿度的实际数值。

（四）仓库中湿度的控制

1. 洒水　当湿度比较低的时候，可以用洒水来增加湿度，毕竟有些药品在存储中对湿度也有一定的要求，因此，适当的洒水可以让空气中的水分含量变高，提高湿度。

2. 加湿器　湿度比较低时，还可以使用加湿器来进行增加湿度。这是增加湿度比较方便、快速的方法，节省人工，但加湿器使用一段时间，当湿度达到要求后就需要及时关闭。

3. 干燥剂　仓库内潮湿严重的话，可以使用干燥剂放在仓库里面，但通常用量较多，且干燥剂应密封使用，不得与药品进行近距离接触，或直接放置在药品上。使用干燥剂可以很快降低仓库湿度，并且干燥剂潮湿后，可以晾晒后继续使用，价格便宜，节约成本。

4. 空调除湿器　仓库内可安装空调，空调需要具备除湿的功能，当湿度比较高的时候，可以开启除湿功能来进行除湿，从而避免湿度太大，能够快速控制湿度，但前期成本较高，空调除湿开启一段时间后，应注意关闭。

5. 定期定点检查看湿度情况　仓库内需要定期定点检查湿度情况的，一般最好一天定期检查3次，早上、中午、晚上，可以更好的控制湿度，避免湿度过高或者过低。

6. 吸潮　当库内湿度过高，不适宜商品保管，而库外湿度过大，不宜进行通风时，可以在密封库内用吸潮的办法降低库内湿度。现代仓库普遍使用机械吸潮方法，常用设备有吸湿机等。吸湿机可以很好的把库内的湿空气通过吸入吸湿机冷却凝结为水而排出。其一般适宜于贵重百货、医药、仪器、电工器材等的仓库吸湿散潮。

7. 密封　密封就是把商品尽可能严密封闭起来，减少外界不良气候条件的影响，以达到安全保管的目的。采用密封方法，要和通风、吸潮结合运用，如运用得法，可以收到防潮、防霉、防热、防溶化、防干裂、防冻、防锈蚀、防虫等多方面的效果。密封保管应注意的事项有：在密封前要检查商品质量、温度和含水量是否正常，如发现生霉、生虫、发热等现象就不能进行密封。

8. 通风　通风是利用库内外空气温度不同而形成的气压差，使库内外空气形成对流，来达到调节库内温湿度的目的。库内外温度差距越大，空气流动就越快；若库外有风，借风的压力更能加速库内外空气的对流。但风力也不能过大（风力超过5级，灰尘较多）。正确地进行通风，不仅可以调节与改善库内的温湿度，还能及时散发商品及包装物的多余水分。

你知道吗

我国的药品储存养护管理常见问题

药品在库养护是保证药品质量的重要环节之一，其直接影响着药品的出库质量。

目前，我国的药品储存存在着以下问题：

1. 药品仓库、药房药品储存条件差。大部分基层药库没有良好的隔热装置，室内缺少湿度调节设备，一些需要在阴凉库（温度不高于20℃）储存的药品如青霉素、粉针剂等都是在常温（10~30℃）下存放。

2. 冷藏设备不全。部分冷库配有一定的冷藏设备，但设备不完整，有些地区冷藏设备混合使用。

3. 法律、法规意识谈薄。基层药品管理人员不按法规储存药品，虽然《药品管理法》和《药品经营质量管理规范实施细则》对药品储存条件作出了相应的规定，但并未按规定储存药品。

4. 药品技术人员管理不善或者素质较低。一些库房管理人员没有经过岗位培训，或接受过专业知识，不能严格按照规章制度要求操作。

六、药品仓库生物损害防治技术

药品在存储过程中，影响药品质量的除存储环境，温湿度环境外，仓库的卫生环境也直接影响药品在库保管期间的质量。

（一）昆虫、害虫、鼠害的防治

1. 害虫的来源

（1）中药材在采收时，已寄生害虫的卵、幼虫或成虫，随药材进入仓库。

（2）已污染的包装材料反复使用，污染药材与其他药材同库保管。

（3）仓库内部及周围环境未能按时消杀，存在隐藏害虫。

（4）运输过程中被害虫污染，携带入库。

2. 害虫的危害性

（1）是带菌的媒介，分泌物、排泄物及腐败的残体是微生物生长和繁殖的营养物质，可引起害虫和微生物的共生。

（2）其排泄物，分泌异物等对药品造成污染。

（3）造成药材减量，破坏药物的有效成分，影响药材质量，使疗效降低或丧失药用价值。

（4）破坏包装及库房结构，影响药品的安全储存。

3. 害虫的防治技术

（1）物理防治法

①高温防治法：在夏季雨水较多时，某些易吸湿的品种或含水量较高的品种可采用烘箱或烘房进行干燥，既可杀虫，也可控制药物的含水量，或将库房的温度控制在8℃以下。

②化学防治法：采用少量或大量药物化学防治，多采取熏蒸的方法，但应注意仓库保持密闭的时间，及施药人员的培训和防护措施。

（2）近代养护法

①气调的降氧技术：当氧的浓度在 8% 以下，能有效防止害虫的产生；药品仓库可在温度为 25℃ 左右时，密封时间 15～30 天，能有效地杀灭害虫。

②远红外干燥法：使用远红外辐射药物，使物体变热，经过热扩散、蒸发或化学变化，最终达到干燥灭虫的目的，注意药品对温度的要求。

（二）药品霉变的防治方法

真菌在药品生产、贮藏等各个环节均可污染药品，引起药品变质，危害人体健康，有些真菌毒素也是重要的致癌物质。

1. 真菌的危害性

（1）真菌对中药材、中药饮片的危害　真菌将氨基酸、葡萄糖、有机酸等降解产物作为营养物质而吸收，从而降低了中药材、中药饮片药效成分的含量，并生成许多与治疗无关或有毒的成分。

（2）真菌对中成药的危害　中成药被微生物污染后，在一定条件下微生物就会生长繁殖，导致药剂变质、腐败，使疗效降低或丧失，甚至可能产生一些对人体有害的物质。

（3）真菌对其他药品的危害　真菌的繁殖会腐蚀、污染药品包装或引起局部环境温度上升，严重的直接造成药品的污染，使药品失去使用价值。

2. 防止方法

（1）控制中药材的含水量　在低湿高温的环境下，真菌生长会受到抑制。因此，中药材在存储过程中，应注意药品外包装的密封性，仓库内要经常通风、吸潮，长时间存储的中药材要注意晾晒。

（2）控制库房的相对温度和湿度　库房湿度低于 70% 或温度低于 20℃ 时，能有效的抑制霉菌的生长繁殖，有效防止药品的霉变。因此，库房内应具备良好的吸潮通风设备，并在高温时注意避光降温。

（三）药品储运流通环节的要求

1. 严格的温湿度管理　应按药品的温、湿度要求将其存放于相应的库中，对每种药品，应根据药品标示的贮藏条件要求，分别储存于不同的库区，各库房的相对湿度均应保持在 35%～75% 之间。

2. 完善的进出库管理制度　完善的进出库管理制度可以有效的预防有质量问题的药品进入流通环节，还能提高效率，降低成本。

3. 完备的存储设备　由于不同的药品有不同的贮藏要求，且自然环境对药品的存储有直接的影响，因此，为保证药品在储存期间的质量，完备的仓库设备是保证药品质量的重要条件。

4. 完善的防护措施　建立完整的仓储防护制度，对确保在库药品的质量，及时发现问题采取措施。防止药品变质，保证药品质量，确保用药安全有重要作用。

实训十　药品库内养护检查

一、实训目的

通过实训，让学生学会药品在库养护的相关知识，能正确的完成药品的养护工作，填写养护的相关记录。

二、实训原理

医药企业仓库的药品在库养护管理应当符合2016版《药品经营质量管理规范》中的养护条款中的要求。

三、实训器材

1. 操作场所　模拟药品库房。

2. 器具材料　若干药品。

3. 活动所需表格　药品养护中用到的相关单据。

四、实训操作

（1）储存环境、防护措施与卫生检查。

（2）制定养护计划：包括一般养护品种和重点养护品种。

（3）养护检查方法。

（4）养护检查记录。

（5）养护员在对某种药品养护过程中，发现药品出现质量问题，对不合格药品进行报告确认、标识与处理。

（6）近效期药品的管理。

五、实训考核

表3-16　药品库内养护检查　实训考核表

项目	考核要求	分值	得分
步骤操作的完整性	操作完整	10	
储存环境检查	操作完整度	10	
防护措施与卫生检查	操作完整度	10	
制定养护计划	是否能完成	10	
养护检查方法	熟悉程度	10	
养护检查记录	填写规范准确、字迹清晰	10	

续表

项目	考核要求	分值	得分
发现药品质量问题	是否发现	10	
不合格药品确认	操作规范	10	
不合格药品标识与处理	操作完整度	10	
近效期药品管理	操作规范	10	
合　计		100	

注：每错 1 处扣 1 分，扣完为止。

目标检测

一、单选题

1. 企业在生产经营过程中为销售或者耗用而储备的物品称为（　　　）
   A. 仓储　　　　B. 库存　　　　C. 储备　　　　D. 贮存

2. 要实现对药品温度的控制，关键在于控制（　　　）
   A. 气温　　　　B. 库温　　　　C. 垛温　　　　D. 空气湿度

3. 气温、库温与垛温三者之间的关系描述正确的是（　　　）
   A. 气温对库温和垛温都有直接的影响
   B. 气温对库温有直接影响，对垛温有间接影响
   C. 气温对库温有间接影响，对垛温有直接影响
   D. 气温对库温和垛温都是间接的影响

4. 下列哪一种色标表示待验区（　　　）
   A. 绿底白字　　B. 蓝底白字　　C. 黄底白字　　D. 红底白字

5. 下列哪一个温度是冷藏库温度（　　　）
   A. 10～30℃　　B. 20℃以下　　C. 2～10℃　　D. −10～−20℃

二、多选题

1. 以下对于仓库温度的变化规律描述正确的有（　　　）
   A. 在气温逐渐升降时，库温也随之逐渐升降，库温主要随气温变化而变化
   B. 库温变化的时间，总是落在气温变化之后 1～2 小时
   C. 一般夜间库温低于气温，白天库温高于气温
   D. 库温的变化幅度一般比气温的变化幅度小

2. 药品养护工作的职责是（　　　）
   A. 安全储存　　B. 科学养护　　C. 保证质量　　D. 降低损耗

3. 储存药品的仓库应（　　　）
   A. 阴凉　　　　B. 干燥　　　　C. 通风　　　　D. 防潮

三、简答题

1. 药品在库保管时仓库应达到什么条件?
2. 药品养护人员工作职责有哪些?

书网融合……

e 微课

自测题

▷▷项目五 药品的发放技术

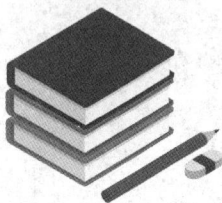

学习目标

知识要求

1. **掌握** 一般药品、冷链药品发放流程。
2. **熟悉** 药品发放工作的相关知识和发放流程。
3. **了解** 销后退回药品的处理工作。

能力要求

能够进行药品发放操作。

药品发放是医药商品物流管理流程的重要环节。企业应当按照规定的程序和要求对药品进行发放，防止不合格药品出库，并对销后退回药品进行处理。药品发放工作流程可以细分为拣选、复核、配装运输、单据处理等多个方面，必须遵守《中华人民共和国药品管理法》和 GSP 的相关规定，保证出库药品质量，防止不合格药品出库流入市场。药品出库环节是确保患者用药安全的重要环节之一。

⌐实例分析

实例 某药品批发企业接到药品订单，包括罗红霉素片剂 2 箱，零货 5 件，云南白药 6 件，人工胰岛素注射剂 3 箱，发货员小李按订单进行分拣后，通知运输准备发货。

分析 1. 请问小李在药品出库过程中应做哪些工作？
2. 在药品发放过程中这些药品应如何处理？

一、药品发放的基本工作任务

（一）工作流程

见图 3 - 17。

（二）发放准备

在药品发放之前，首先要制定药品出库计划，对订单类型、订单是否有效、客户级别等进行划分和处理，并与有关部门联系，做好包装物料和搬运装卸器具的准备等。

（三）订单处理

订单处理是药品发放的重要环节，包括订单准备、订单传递、状态跟踪等活动。订单处理是实现顾客服务的最重要影响因素。改善订单处理过程，缩短订单处理周期，提高订单满足率和处理的准确率，提供订单处理全程跟踪信息，可以大大提高顾客服务水平与满意度，也能够降低库存水平，降低物流总成本。

```
                    ┌──────────┐
                    │  出库准备  │
                    └────┬─────┘
                         ↓
                    ┌──────────┐
                    │ 出库凭证审核 │
                    └────┬─────┘
                         ↓
                    ┌──────────┐
                    │   备货    │
                    └────┬─────┘
          ┌──────────────┼──────────────┐
          ↓              ↓              ↓
    ┌──────────┐   ┌──────────┐   ┌──────────┐
    │   拣选    │   │   补货    │   │   配货    │
    └──────────┘   └────┬─────┘   └──────────┘
                         ↓
                    ┌──────────┐
                    │ 复核、点交 │
                    └────┬─────┘
                         ↓
                    ┌──────────┐
                    │  打印单据  │
                    └────┬─────┘
                         ↓
                    ┌──────────┐
                    │  装车准备  │
                    └────┬─────┘
                         ↓
                    ┌──────────┐
                    │  出库运输  │
                    └──────────┘
```

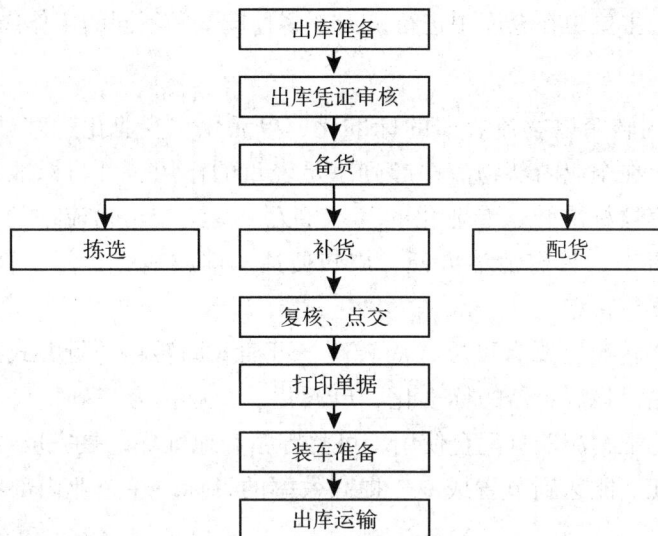

图 3－17　药品发放工作流程

（四）药品备货

备货是指准备备货物的系列活动。它是药品发放工作的基础环节，也是决定着药品发放工作效益高低的关键环节。如果备货不及时或不合理，会造成出库成本较高，降低药品发放工作的整体效益。药品保管人员应根据出库凭证所列品种、规格、数量，经审核无误后，先核销保管卡上存量，后查看各个货位上的散货商品，加以集中，当数量无法满足客户订单时应及时上报。

（五）药品分拣

分拣是指配送中心依据顾客的订单要求或配送计划，迅速、准确地将商品从其储位拣取出来，并按一定的方式进行分类、集中的作业过程。其目的是为了迅速、正确地集中顾客所订购的各种商品。其目的是在低分拣错误率的情况下，将正确的货物、正确的数量在正确的时间送给客户。

（六）装车运输

装车运输是药品发放的最后一个环节，运输人员应在运输前查看药品的编配包装，将所负责药品集中待运。有些药品需要在运输前还要进行编配拼装、换装、改装和加固包装等作业。包装后，即可按商品运送的不同运输方式、线路和收货点、分单集中待运。

> **请你想一想**
> 药品发放作业中常用的设施设备有哪些？

二、职场环境、场地、设备及用具的要求

（一）职场环境、场地

药品从订单接收到出库，主要包括单据处理、药品拣选、药品复核、装车准备、

出库运输等环节。主要是在仓库中进行，涉及多种设备和不同的工作岗位。

（二）设备及用具

1. 周转箱 周转箱以物流容器的标准化、单元化、专业化为基础，以节省成本、提高效率为目标，在企业内部物流中起到举足轻重的作用。可与标准物流器具配合使用，是完成物流容器标准化、专业化的基本单元。广泛用于物流中的运输、配送、储存、流通加工等环节，具有清洁方便，周转便捷、堆放整齐，便于管理，耐酸耐碱、耐油污，无毒无味等特点。

目前常见的周转箱主要有可堆式周转箱、可插式周转箱、折叠式周转箱三种。其中，可插式周转箱以物流容器的标准化、单元化、专业化为基础，尺寸规格经过严格的数学计算，与标准物流器具配合使用，可整齐精确地堆垛，是完成物流容器标准化、专业化的基本单元。能达到节省成本、提高效率的目标，在企业内部物流中起到举足轻重的作用。

2. 自动分拣系统 自动分拣系统是现代化配送中心所必需的设施条件之一。其一般由控制装置、分类装置、输送装置及分拣道口组成，具有很高的分拣效率，是提高物流配送效率的一项关键因素。但也具有一次性投资巨大，对物品外包装要求高，需要相应的大量业务支持的缺点。该系统目前已经成为发达国家大中型物流中心不可缺少的一部分。

通常具有分拣能力高，分拣准确、冲击性小、不损伤货品；能连续、大批量地分拣货物，分拣误差率极低，作业基本实现无人化等优点。

按照不同的分拣模式，自动分拣系统可以分为多种类型，比较常见的是推块式分拣系统。其主要是由链板式输送机和具有独特形状的滑块在链板间左右滑动来完成商品分拣。可适应不同大小、重量、形状的各种不同商品，分拣时所需商品间隙小，分拣能力高，机身长，出口多。

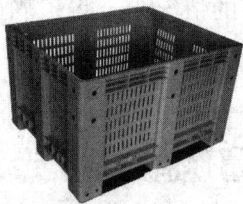

图 3-18 周转箱

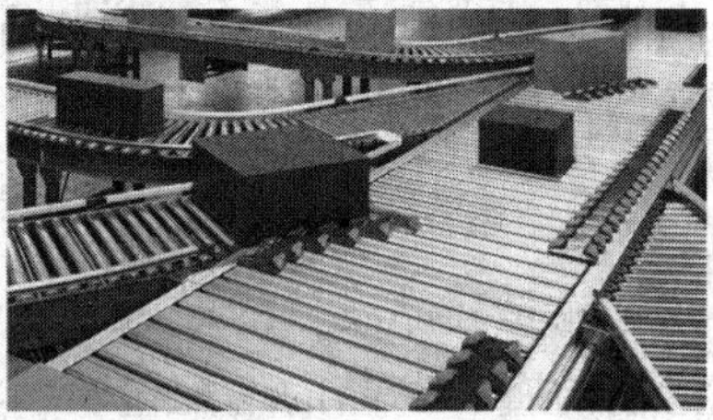

图 3-19 自动分拣系统

3. 电子标签系统 以客户中央计算机为上位机，并运行 WMS 程序，以多组安装在货物储位上的电子标签为下位机。该系统通过中央计算机控制电子标签的指示灯信号、蜂鸣器声音、数码显示等信号，使作业人员正确、快速、轻松地完成补货入库和去货（出库）任务。

它具有弹性控制作业时间、即时现场控制、紧急定单处理等功能，从而达到有效降低分拣错误率、加快分拣速度、提高工作效率、合理安排分拣人员行走路线等目的。

（1）电子标签操作步骤

①无需打印出各类单据，出入库信息通过中央计算机直接下载到对应的电子标签。

②电子标签发出光、声音指示信号，指导分拣人员完成拣货。

③分拣人员完成作业后，按动电子标签按键，取消光、声音指示信号，将完成信息反馈给中央计算机。

④分拣人员按照其他电子标签指示继续进行拣货。

（2）电子标签的性能特点

①提高分拣速度及效率，降低分拣错误率。电子标签借助于明显易辨的储位视觉引导，可简化分拣作业为看、拣、按三个单纯的动作。降低分拣人员思考及判断的时间，以降低分拣错率，并节省分拣人员寻找货物存放位置所花的时间。

②提升出货配送物流效率。

③降低作业成本。除了分拣效率提高之外，因分拣作业所需熟练度降低，分拣人员无需特别培训，即能上岗工作。因此可以引进兼职人员，降低劳动力成本。

三、药品的发放

（一）药品发放的要求

药品发放是药品离开仓库时所进行的验证、配货、点交、复核、登帐等工作的总称。是仓库业务活动的最终环节。

> **请你想一想**
> 药品发放作业的流程包括哪些步骤？

药品发放要求做到"三不、三核、五检查"。"三不"即未接订单不查帐，订单未经审核不备货，未经复核药品不出库；"三核"即在发货时，要核实凭证、核对账卡、核对实物；"五检查"即对单据和实物要进行品名检查、规格检查、包装检查、件数检查、重量检查。

具体地说，药品发放要求严格执行各项规章制度，贯彻"先产先出、近期先出、先进先出、易变先出和按批号发货"的原则，保证药品出库安全，杜绝差错事故。

（二）药品发放工作的形式

1. 送货 仓库根据预先收到的"商品调拨通知单"，通过发货作业，把应发商品交由运输部门送达收货单位，这种发货形式就是通常所说的送货制。进行送货时，要注意划清交接责任。仓储部与运输部的交接手续，是在仓库现场办理完毕的；运输部与收货单位的交接手续，是根据货主单位与收货单位签订的协议，一般在收货单位指定的收货地交接。

送货具有"预先付货、接车排货、发货等车"的特点。其主要优点有：仓库可预先安排作业，缩短发货时间；收货单位可避免因人力、车辆等不便而发生的取货困难；在运输上，可合理使用运输工具，减少运费。

2. 自提　由收货人或其代理人所持有"商品调拨通知单"直接到仓库提取货物，仓库依据单据发货，这就是提货制。其具有"提单到库，随到随发，自提自运"的特点。仓库发货人与提货人在仓库现场，对出库商品应当面交接清楚并完成签收手续。

3. 过户　过户是一种就地划拨的形式，这种形式中，商品不用出库，但是所有权已从原存货单位转移到新客货手中。仓库管理者必须根据原存货单位开出的正式过户凭证，才可以办理过户手续。

4. 取样　客货因为对商品质量检验、样品陈列等需要，到仓库提取货样。仓库应根据正式取样的凭证才可以发给样品，并做好账务记载。

5. 转仓　客户为了业务方便或提高药品储存条件，需要将某批药品从先存仓库转移其他仓库，这就是转仓的发货形式。仓库管理者应依据货主单位开出的正式转仓证明，才可以办理转仓手续。

（三）商品发放作业的流程　📱 微课1

不同的药品在发放工作的操作程序上会有所不同，不同的工作岗位其职责也不同，就整个发货作业的过程而言，一般都是跟随着商品在库内的流向，或出库单的流转而构成各个工作岗位的衔接。发放工作流程通常包括：出库前的准备工作→单据核查→分拣备货→复核→包装→单据整理→交接发货。

1. 出库准备

（1）订单有效性分析　仓库在接到客户订单后，应对订单的有效性进行确认，如检查品名、数量、送货日期等信息，出现问题的应及时采取措施。以下是影响订单有效性的因素：

①货物数量、商品名，送货日期等是否有遗漏、笔误或不符合公司要求的情形。

②订单日期是否有误、是否允许缺货、是否允许延迟交货、应收账款和信用额度是否超出、联系方式、收货人、收货地点等基本信息填写是否完整。

③当送货时间有问题或出货时间已延迟时，需与客户再次确认订单内容或更正运送时间。

（2）无效订单　一般来说，出现下列情况的订单通常视为无效的订单。

①订单信息不完整，缺乏关键信息，或关键信息错误。

②当客户累计应收账款超过信用额度的一定数值，其订单视为无效订单。通常来说，当应收账款＋订单金额＜信用额度（1＋15%）时为有效。

（3）确认订单形态　在接受订货业务时，可以有多种订单的交易形态，所以仓储部门在面对不同的订单形态时，应采取不同的交易及处理方式。

①一般交易：接到一般交易订单后，可将资料输入系统，按正常的订单处理程序处理，资料处理完后进行拣货、出货、发送、收款等作业。

②间接交易：接到间接交易订单后，可以执行订单，也可将客户的出货资料发给合作的供应商，由其代为执行订单。

③合约式交易：接到合约式交易订单，在约定的送货期间内，将配送资料输入系统，以便出货配送；或直接将合约内容的订货资料录入系统，设定一次送货或分批次送货时间，以便在约定日期系统自动生成所需的订单资料。

④寄库式交易：接到寄库式交易订单时，应检查该客户是否有寄库的商品。若有，则出此商品，若无，应加以拒绝。

（4）对比库存商品　查看库存商品是否能满足客户订单的需求，如能满足，则订单可执行，如无法满足，则应及时与客户取得联系，询问客户是否接受缺货、是否允许延迟交货、分割订单等，如客户不同意，则订单按无效处理。

（5）确认客户优先级　当多个客户针对某一货物的要货量大于该货物库存量时，必须对客户进行优先等级的划分，确定各个客户的优先等级顺序及处理理由等。一般按照以下几点进行评价：

①客户是否具有特殊优先权：具有特殊优先权的应先执行。例如，国家调拨、紧急救援、缺货补货订单、延迟交货订单、紧急订单等，应有优先执行的权利。

②客户的信用状况：即统计客户最近一年的付款是否及时，有否拖延及拖延的次数与原因，退货次数及原因等，综合考虑此类因素，判定客户的级别。

③客户的订单频率：查看该客户近一年或两年内下单频率分布，按照其下单数量的多少进行排列。还可以将每次订单的金额列入考核。

④客户的发展前景：对于新客户，企业可以通过了解客户的潜在价值，去判断其重要性。因为新客户没有历史交易的情况，很难用具体的数据进行判断，其潜在实力可以作为指定客户的优先级的依据。

⑤客户对企业利润的贡献率：此种判断依据除考虑客户订单金额外，还涉及到产品的成本与利润问题。可以统计客户一年内订单利润，然后以给企业创造了多少的利润来进行优先级的排名。

⑥综合加权：从单一的方面考虑难免偏颇，将以上几个条件做为指标综合考虑，可以全面评价客户的优先等级，选出价值高的客户。

2. 单据核查

（1）单据审核　发放药品必须有正式的出库凭证，严禁无单或白条发货。保管员接到发放凭证后，应仔细核对，这就是核单（验单）工作。

①要认真审核药品发放凭证的合法性和真实性。

②核对药品品名、型号、规格、单价、数量、收货单位、地址等信息。

③审核发放凭证的发货形式等内容。如属自提商品，还须检查有无财务部门准许发货的签章。

（2）订单数据处理

①订单资料核查、输入与确认：核查客户资料、商品资料（如有无库存、促销优惠、折扣等）、有无特殊要求（如寄库、包装等）——输入计算机管理系统——确定订单信息。

②库存分配：确定出货的仓库及顺序。多个订单时，按有无优先权（急救、抗灾、国家调拨等）、接单时间、配送区域、客户等级等排序。

③订单数据处理输出：订单确定后，录入数据输出——形成拣货单——拣货。

3. 分拣备货

（1）分拣　分拣是指配送中心依据顾客的订单要求或配送计划，迅速、准确地将商品从其储位拣取出来，并按一定的方式进行分类、集中的作业过程。其目的是为了迅速、正确地集中顾客所订购的各种商品。其目的是在低分拣错误率的情况下，将正确的货物、正确的数量在正确的时间送给客户。

在分拣作业的过程中，信息传递是重要的环节，直接影响着分拣的效率及准确性。分拣信息传递主要有传票、拣货单、标签、条码等形式。

①传票：直接利用客户订单或公司交货单作为分拣作业单据。适用于订购品种较少或小量订单的情况。

缺点：传票易受污损，导致作业出错；未标示储位，造成过多的搜寻时间。

②拣货单：将原始订单录入计算机处理后打印拣货单。

优点：可修正分拣过程或单据错误；显示储位编号，节省时间；可配合其他分拣策略，提高效率。

缺点：拣货单处理打印耗时长；分拣作业完成后仍要检查，确保正确。

③标签：用数量等于分拣货物的数量的标签，在分拣货物的同时贴于物品上，用于确认数量。

优点：缩短整体作业时间；即时清点（如果标签有剩余，则拣取一定有错），提高正确性。

缺点：上下游必须统一标签；标签必须贴于单品之上。

（2）备货　保管人员对"商品调拨通知单"所列项目进行核查之后，才能开始备料工作。出库药品应附有质量证明文件原件或复印件、随货通行单、装箱单等资料。并确保药品中说明书及合格证随货同到。

药品备货时应严格遵守药品发放的原则，尽可能零散货物先出库。备货的数量要确保能够完成客户订单的要求，如数量无法达到要求，应及时上报。备货后要及时变动货卡上余额数量，填写实发数量和日期等。

（3）缺货处理　缺货是在供应中一种常见的现象，俗称断货。仓库工作人员在备货过程中如发现货物缺货情况，应及时上报，采取相关措施，并及时与客户沟通，对订单进行处理。缺货处理可以分为以下几种情况：

①重新调拨：客户不允许过期交货，且公司不愿意失去此订单，则重新分配订单。

②补送：客户允许不足额订货，有货时补送或整个订单与下次订货一起配送时，可采取"补送"，但对补送货品需记录成档。

③删除不足额订单：客户允许缺货，但公司不希望分批出货；客户不允许缺货，且公司无法重新调拨。

④延迟交货：有时限的延迟交货：客户允许一段时间的过期交货，并且希望所有订单一起配送；无时限的延迟交货：不论多久客户都允许过期交货，且希望同时出货，则整张订单延后，并记录成档。

⑤取消订单：客户不允许缺货，且公司无法重新调拨，则取消订单。

4. 复核 药品出库复核是指遵循药品出库原则，严格按照药品生产批号、数量等项目，集中发货并进行出库复核，保证发出药品能够按照有关数据进行准确的追踪，必要时可将售出的药品及时、完整、准确的召回所做的工作。

为防止出现差错，药品备货后通常立刻进行复核。复核人员必须按调拨单逐品种、逐批号核对药品品名、生产厂商、规格、批号、数量、有效期、送货日期，以及送货单位名称等项目。还要检查药品品种数量是否准确，商品质量是否完好，配套是否齐全，技术证件是否齐备，外观质量和包装是否完好等内容。对出库药品逐批复核无误后，保管员和复核员应在"商品调拨通知单"上签名，复核人员在出库单上签字。出库单应保存至超过药品有效期一年，但不得少于三年。

复核形式主要有专职复核、交叉复核和循环复核3种。当复核人员发现以下问题时，应停止发货，并报告质量管理部门处理。①药品包装内有异常响动和液体渗漏；②外包装出现破损、封口不牢、衬垫不实、封条严重损坏等现象；③包装标识模糊不清或脱落；④药品已超出有效期。

5. 包装 出库的药品如没有符合运输方式或运输工具要求的包装，应对药品添加运输包装，即外包装。其是为保护商品数量、质量和便于运输、储存而进行的外层包装。有利于提高装卸速度、减轻装卸搬运劳动强度、方便运输、保证货物安全，促进包装标准化，节省运输费用。

运输包装应根据商品外形特点，选用适宜包装材料，其重量和尺寸，应便于装卸和搬运。其基本要求如下：

（1）药品外包装应做到干燥、牢固，符合商品运输的要求。

（2）外包装应牢固，怕潮的商品应垫防潮层，易碎的商品应垫软质衬垫物。

（3）外包装上要有明显标志，标明对装卸、搬运的要求及其他标志，危险品必须严格按规定进行包装，并在包装外部标明危险品有关标志。

（4）在包装中严禁互相影响或性能互相抵触的商品混合包装。

（5）包装后，要写明收货单位、到站、发货号、本批总件数、发货单位等。

（6）有破损、潮湿、捆扎松散等不能保障商品在运输途中安全的，应负责加固整理，做到破损包装或包装箱不出库。

（7）外包装上有水湿、油迹、污损等，也不得出库。

6. 单据整理 在药品包装完成之后，保管员要将药品所用到的单据整理完毕，以便后续工作。药品发放作业中常用的单据有以下几种：

（1）**商品调拨通知单** 根据不同的客户进行编制，具有单一性，基本内容包括：品名、规格、数量、包装、标识及交货期等信息。是制定发货计划和备货的依据。

（2）出库单　由仓库保管员根据备货情况编制。流转中需要以下工作人员签字：备货员（证明货物已备齐）、验收员（证明货物满足外观数量质量等要求）、仓库负责人（证明仓库备货工作已结束）、内部会计（填写所发货物单价及总金额，并证明客户可接收货物）、部门会计（证明货款已收或符合合同发货要求）、部门经理负责人（确认备货流程已结束，可发货）。

其中，出库单的第一联交于综合管理员存档；第二联交给仓库，作为最终的发货依据；第三联与第四联分别交与内部财务负责人及部门财务负责人，由双方沟通货款支付事宜。第五联交质检部验收人员存档，第六联交收货方作为客户收货验证依据。

（3）提货单　由仓库发运员编制。其使用分为两种情况：公司负责运输的，提货单由仓库主管签字后交给承运公司，作为承运公司安排运输的提货凭证；客户自行运输的，将提货单发给合同执行人，提货时需有客户盖章确认。

（4）装箱单　装货完毕后，仓库保管员根据发货情况制作装箱单并签字确认，由装车人员及发运员分别签字，并由仓库主管进行审核并签字。单据一式三份，一份由运输员签字确认留底，作为仓库发货的交接凭证；一份供客户收货时签字确认，作为与客户之间的货物交接凭证；一份客户签字后由运输员带回，仓储部门保存。

7. 交接发货　当所有工作准备完毕后，就可以进行出库发货工作，一般来说，商品出库管理清点交接的工作要点主要有：

（1）仓库工作人员与提货人、承运人等要当面清点交接。

（2）仓库工作人员对重要商品、特殊商品的运输要求、使用方法、注意事项等主动向提货人、承运人交接清楚。

（3）清点交接完毕后，提货人、承运人必须在相关出库单证上签认，同时仓库保管员应做好出库记录。

（四）销后退回药品的处理

1. 退货药品的类型　退货药品包括销后退回和购进退出的药品两种类型。

销后退回的药品包括各级药品监督管理部门及本企业质量管理部门发文通知回收的药品和本企业购货单位要求退回的药品。

购进退出的药品包括在库药品中非质量原因退回供货单位的药品和企业检验时发现不符合验收规定而拒收的药品。

2. 销后退回药品的原则

（1）凡无正当理由或责任不应由本公司承担的退换货要求，原则上不予受理。特殊情况由企业负责人批准后执行。

（2）应按照企业相关规定，填写相应的表格，报批后做相应处理。

3. 销后退回药品的管理流程

（1）药品购货单位有要求退货时，由销售人员负责办理退货药品的相关手续。销售部接到购货单位退货要求时，由销售人员填写《销后退回通知单》经销售部部长审核同意，如有质量问题须经质量负责人审核同意后，销售人员凭《销后退回通知单》与购货单位办理退货。

（2）销后退回药品退回后，销售人员依据经过相关部门签字后的《销售退货通告单》和销售退货清单随同退货药品交仓储部收货人员。收货人员要依据销售部门确认的退货凭证或通知对销后退回药品进行核对，对比原销售记录，出库复核记录和退回药品实物，确认是本企业销售的药品，方可收货并放置于符合药品储存条件的专用待验场所，有特殊储存要求的药品应放于对应的待验区，并悬挂明显标识。

（3）收货人员将相关凭证传递给验收员，并通知验收员进行质量验收。

（4）验收员凭相关部门签字后的《销后退回通知单》和销售退货清单，按进货药品验收程序的相关规定对退回药品进行质量验收。对销后退回的药品进行逐批检查验收，并开箱抽样进行检查。整件包装完好的，按照制定的抽样原则加倍抽样检查；无完好外包装的，每件须抽样检查至最小包装，必要时送药品检验机构检验。

（5）退回药品实物与原记录信息不符的，计算机系统应拒绝退货操作。

（6）对销后退回的冷藏、冷冻药品，根据退货方提供的温度控制说明文件和货品售出期间温度控制的相关数据，确认符合规定条件的，方可收货。对于不能提供文件、数据，或温度控制不符合规定的，应按不合格品处理，给予拒收，在验收记录中注明，并报质量管理部门处理。

（7）销后退回的药品应建立专门的销后退回药品验收记录，记录包括退货日期、通用名称、规格、批准文号、批号、生产厂商（或产地）、有效期、数量、验收日期、退货原因、验收结果和验收人员等内容。

（8）销后退回药品经验收合格后，方可入库销售。验收人员在销售退货清单上签字确认，并将销售退货清单传递给收货员。收货员凭验收员签字后的销售退货清单收货入库，并认真核对退货单位、品名、剂型、规格、数量、批号、有效期等内容后，在销售退货清单上签名。同时建立药品退回记录。退回记录应保存超过有效期后一年，但不得少于三年。

4. 药品购进退出的管理要求

（1）非本企业订购的药品，由储运部门联系来货单位后办理退货手续。

（2）所购进的药品经质量验收发现其包装、标签或说明书有破损，文字标识模糊不清，缺少规定内容或文字内容错误等不规范情况，由购进部门与药品供货单位联系后，办理退货手续。

（3）在库药品中非质量原因的药品出现滞销或需要进行批号调剂时，由购进部门与药品的供货单位联系协商，经对方同意后，办理退货手续。退货时按照药品的储存属性对药品进行打包，并选择合适的运输工具，对方确认收到货之后，方能进行财务上的处理，并要专门进行退货记录。

（4）库管人员填写"退货通知单"，经储运部部长审核同意后交采购部部长签字确认，由采购人员将已审核签字的"退货通知单"交公司总经理批准。

（5）库管人员依据经过公司总经理签字批准后的"退货通知单"，办理购进退出药品出库手续，库管人员做好"药品购进退出台帐"。药品购进退出记录应保存时间不少于三年。

你知道吗

在药品出库时，无法确保说有的药品都是整箱药品，零货拼箱的情况十分常见，如何保证发货时药品的安全，提高发货效率，以下知识应注意了解。

药品拼箱发货时应注意：

（1）尽量将同一品种的不同批号或规格的药品拼装于同一箱内；

（2）若为多个品种，应尽量分剂型进行拼箱；

（3）若为多个剂型，应尽量按剂型的物理状态进行拼箱；

（4）液体制剂不得与固体制剂拼装在同一箱内。

四、不合格药品处理 📱微课2

（一）不合格药品的认定

不合格药品是指包括药品包装不合格、外观质量不合格、内在质量不合格及各种不符合药品质量标准和国家公布不合格的药品。

1. 不合格药品种类

（1）国家或省、市各级药品监督管理部门发布的通知或质量公报中的不合格药品。

（2）符合药品管理法中有关假、劣药品定义的药品。

（3）食品药品监管部门下达的有关药品质量问题的文件、通知及质量通报等的药品。

（4）药品的内在质量不符合国家法定质量标准及有关规定的药品。

（5）药品的外观质量不符合国家法定质量标准及有关规定的药品。

（6）药品包装、标签及说明书不符合国家有关规定的药品。

（7）各级药品监督管理部门抽查检验不合格的药品及法定药检所的检验报告中确定的为假药、劣药的药品。

（8）质量验收、保管养护和销售过程中发现的外观、包装、标识不符，包装污染、破碎及超过有效期的药品，并报质量管理员确认为不合格的药品。

（9）生产厂商、供货单位来函通知的不合格药品。

2. 不合格药品的确认　在药品出库管理中，药品质量是否合格通常由质量管理员进行判断。凡质量不合格药品不得采购、入库、销售和使用。

（1）由质管部人员对怀疑有质量问题的药品进行确认，其中质量合格的药品可重新放回合格品区。

（2）对确定为不合格的药品，通知停止销售并转入不合格品库进行处理。

（二）不合格药品报告与处理

1. 在药品收货、质量验收时，如发现不符合《药品收货管理制度》及《药品质量验收细则》的有关规定，收货员、验收员应填写拒收报告单，报质量管理员进行复核；经质量管理员裁定为不合格的药品，应存放在红色标志的不合格品区并锁定。进一步做退货给供应商或报损销毁处理。

2. 在库保管和保养质量检查中，保管员或养护人员发现不合格药品，应放在红色标志的不合格品区，并在系统办理锁定进行停售。

3. 销后客户退货环节发现的不合格药品，应放在红色标志的不合格品区，并在系统办理锁定进行停售。

4. 对于售后使用过程中出现质量不合格的药品，质量管理员须在系统中锁定暂停销售该药品，并立即报告质量管理部进行处理；质量管理部调查核实后，应发文回收该药品，并按相关规定向药监部门报告。

5. 销售出库后出现争议的药品，应报告质量管理部门处理。属药品内在质量问题的，应抽样送当地的规定药品检验部门检验。在未明确属于合格时，该药品应在系统内锁定，暂停销售和使用。

6. 退货药品属于不合格药品的处理

（1）如果不合格原因不是由本企业造成的，质量验收员应先行拒绝收货。由负责办理退货手续的销售人员与相关部门联系，妥善处理。

（2）经验收人员判断为不合格的药品，若为仓储部收货后待处理时，由库管人员将不合格药转入不合格药品库，做好不合格品标识，建立不合格药品管理台帐。并报告质量管理部，等待具体的处理意见。

（3）对售后退回的不合格药品按"不合格药品管理制度"处理。

（4）售后退回的不合格药品处理必须在三个工作时内完成。验收人员必须在一个工作日内完成。

（三）不合格药品报损

对不合格库的药品，做报损审批程序，由质管部，财务部，质量负责人依次签署审批意见。报损后，该药品在帐面数量核减。

（四）不合格药品销毁

报损过的不合格药品，要进行销毁，不能随便丢弃，以防外人误服误用，发生危害身体健康的不良事件。

1. 一般少量不合格药品的销毁，由仓储人员在质管部的监督下，选择不污染环境（水源、土壤、空气）、不影响周围人们生活工作的合适地点，采用焚烧、捣毁，破坏填埋等方式进行销毁。

2. 大量不合格药品的销毁，应该在当地药监部门的监督下进行销毁。

3. 属于不合格药品的特殊药品及含特殊药品成分的药品，必须清点登记，上报当地药品监督管理部门，在质量管理部门和当地药品监督管理部门的监督下集中销毁，监督销毁人员签字。

4. 对不合格药品的确认、报告、报损、销毁应有完善的手续和记录。记录保存5年。

你知道吗

当出现以下情况时药品不得出库，并报告质量管理部门处理：

（1）药品包装出现破损、污染、封口不牢、衬垫不实、封条损坏等问题；

（2）包装内有异常响动或者液体渗漏；

（3）标签脱落、字迹模糊不清或者标识内容与实物不符；

（4）药品已超过有效期；

（5）其他异常情况的药品。

实训十一　药品出库发放

一、实训目的

通过实训，让学生学会药品出库发放作业操作流程，能正确的完成药品的发放任务，填写发放所需记录。

二、实训原理

医药企业仓库的药品发放作业应当符合2016版《药品经营质量管理规范》中的出库条款中的要求。

三、实训器材

1. 操作场所　模拟药品库房。

2. 器具材料　若干药品。

3. 活动所需表格　药品出库相关单据。

四、实训操作

（一）生成拣货计划，打印拣货单

现接到某公司的药品订单，打印拣货单。

（二）按货位及数量进行拣选

1. 确定药品货位。

2. 按电子标签显示的货位及数量拣取药品。

（三）拍指示灯

拍灭指示灯→任务完成，拍灭总指示灯。

（四）周转箱放置流水线

将周转箱放置流水线，搬至复核区。

（五）药品复核

1. 扫描周转箱条码。

2. 根据订单，清点药品数量，数量正确，将周转箱放回。

3. 扫描药品商品码，核对药品信息（品名、规格、批号、有效期等内容）核对无误（逐一进行检查，步骤同上）。

4. 点击复核按钮，完成复核。

（六）药品包装

1. 根据药品的数量，体积，选择大小合适的包装材料（纸箱选大不选小）开始装箱。

2. 装箱时要做到：大不压小，重不压轻，整不压零，正反不倒置，最小受力面的原则，并做到固液分离，内服药与外用药分开存放（液体制剂用塑料袋包好，外用药品用塑料袋包好）。

3. 箱内如有空隙，将衬垫物塞紧，防止药品在运输途中挤压变形，在箱子上方放上一层纸板，防止开箱时划破药品。

（七）药品封箱与贴签

1. 开始封箱，在箱子左上角粘贴"拼箱标签"或"拼箱标志"箱内如有易碎品，粘贴易碎品标签，有贵重品，粘贴贵重品标签。

2. 建立出库复核记录，内容包括：购货单位，品名，剂型，规格，批号，有效期，数量，生产企业，销售日期，质量状况，复核人。

（八）药品放置待发区

将复核完成的药品放入相应的发货区。

五、实训考核

表 3-17 药品出库发放 实训考核表

项目	考核要求	分值	得分
步骤操作的完整性	操作完整	10	
打印拣货单	操作规范	5	
按货位及数量进行拣选	操作规范	10	
拍指示灯	操作规范	10	

续表

项目	考核要求	分值	得分
周转箱放置流水线	操作规范	5	
扫描周转箱条码	操作规范	5	
清点药品数量	操作规范	10	
扫描药品商品码，核对信息	操作规范	10	
点击复核按钮	操作规范	5	
药品拼箱	操作规范	10	
药品贴标签	操作规范	5	
药品放置待发区	操作规范	5	
表格填写的规范性	内容填写规范、准确、字迹清晰	10	
合　计		100	

注：每错 1 处扣 1 分，扣完为止。

实训十二　不合格药品的手续办理

一、实训目的

通过实训，让学生学会不合格药品的处理流程，能正确的完成不合格药品的处理任务，填写所需记录。

二、实训原理

医药企业仓库的不合格药品的处理应当符合 2016 版《药品经营质量管理规范》中的不合格药品处理条款中的要求。

三、实训器材

1. 操作场所　模拟药品库房。

2. 器具材料　不合格药品若干。

3. 活动所需表格　不合格药品所需单据。

四、实训操作

1. 发现不合格药品，放入待验区。

2. 填写不合格药品报告表，并向专职质量管理员汇报。

3. 专职质量管理员确认，填写不合格药品确认表。

4. 放入不合格药品区，填写不合格药品台帐。

5. 不合格药品报损，填写报损审批表。

6. 由药监局集中统一销毁，填写报损药品销毁记录。

7. 不合格药品处理记录保存。

五、实训考核

表 3 – 18　不合格药品的手续办理　实训考核表

项目	考核要求	分值	得分
步骤操作的完整性	操作完整	10	
不合格药品放入待检区	操作规范	5	
填写不合格药品报告表	内容填写规范准确、字迹清晰	10	
向质量管理员汇报	操作规范	10	
填写不合格药品确认表	内容填写规范准确、字迹清晰	10	
放入不合格药品区	操作规范	5	
填写不合格药品台帐	内容填写规范准确、字迹清晰	10	
不合格药品报损	操作规范	10	
填写报损审批表	内容填写规范准确、字迹清晰	10	
填写报损药品销毁记录	内容填写规范准确、字迹清晰	10	
药品处理记录保存	操作规范	10	
合　计		100	

注：每错 1 处扣 1 分，扣完为止。

目标检测

一、单选题

1. 拼箱的基本要求（　　）

    A. 有拼箱标志　　　　　　　　　　B. 包装洁净安全

    C. 附装箱清单　　　　　　　　　　D. 以上都要

2. 销后退回的药品，对于包装破损，标识不清时应（　　）

    A. 拒收　　　　　　　　　　　　　B. 储于待验药品库中

    C. 抽样送检验部门　　　　　　　　D. 直接签收办理退款

3. 医药商品储存中，不合格药品的销毁处理（　　）

    A. 由仓储部门进行销毁

    B. 由质量管理部门进行销毁

    C. 由当地药品监督管理部门进行销毁

    D. 由质量管理部门会同仓储部门监督销毁

4. 企业在生产经营过程中为销售或者耗用而储备的物品称为（　　）

    A. 仓储　　　　　B. 库存　　　　　C. 储备　　　　　D. 贮存

5. 发货员配发货物时不用遵循哪一项原则（　　）

    A. 先进先出　　　　B. 后进先出　　　　C. 按批号出库　　　　D. 近期先出

二、多选题

1. 药品出库时用到单据有（　　　）
   A. 商品调拨通知单　　　　　　　B. 出库单
   C. 提货单　　　　　　　　　　　D. 装箱单
2. 药品发放工作的步骤有（　　　）
   A. 出库准备　　　B. 单据处理　　　C. 分拣备货　　　D. 复核
3. 以下是不合格药品的是（　　　）
   A. 药品质量不合格的　　　　　　B. 药品说明书不对的
   C. 被药监部门质量通报的　　　　D. 药品外观不符合规定的

三、思考题

1. 药品发放的要求有哪些？
2. 销售退回药品的处理应注意什么？

书网融合……

微课1　　　　　微课2　　　　　微课3　　　　　自测题

项目六 特殊药品的储存与养护

学习目标

知识要求

1. **掌握** 特殊药品的储存与养护要求和方法。
2. **熟悉** 特殊药品的验收、储存与养护工作流程。
3. **了解** 特殊药品的相关法规管理要求。

能力要求

能够对特殊药品进行储存与养护操作。

特殊药品是指麻醉药品、精神药品、医疗用毒性药品、放射性药品、药品类易制毒化学品、蛋白同化制剂、肽类激素、终止妊娠药品、含特殊药品的复方制剂等具有特殊管理规定的药品。《药品管理法》（2020 版）第一百一十二条规定，国务院对麻醉药品、精神药品、医疗用毒性药品、放射性药品、药品类易制毒化学品等有其他特殊管理规定的，依照其规定。特殊药品的储存与养护按照其他药品进行储存与养护的同时必须符合国家相关行政法规、规章规定。

实例分析

实例 2020 年 4 月 14 日上午 11：00，某中药批发企业采购到货生川乌 2 件，收货员张某和黄某双人签收后，将药品存放于毒性中药库。锁好库房门后，黄某因家中急事需要离开公司，遂将自己保管的钥匙交给张某保管。张某认为暂时保管不进入库房并不影响储存过程。接收钥匙保管至第二日下午 14：00 后交还给返回的黄某。

分析 1. 请问张某和黄某的做法妥当吗？
　　　　2. 请问毒性中药有哪些？

一、特殊药品的验收、储存与养护的工作目标及要求

（一）工作目标

1. 按规定完成特殊药品收货、验收、入库、在库管理和出库等工作 特殊药品的收货、验收、入库、在库管理和出库等工作必须按照《麻醉药品和精神药品管理条例》《医疗用毒性药品管理办法》《放射性药品管理办法》《药品类易制毒化学品管理办法》等的规定执行，特殊药品仓库管理必须具备对应的专业技术人员、设备设施和管理制度。

2. 保证特殊药品安全有效 特殊药品具有药品属性，其验收、储存与养护工作目标应包含药品储存养护目标。需要根据药品本身理化性质和质量变化规律，积极采取预防和救治措施，做好在库药品的日常检查和储存养护工作，保证药品质量和数量。

（二）职场环境、场地、设备及用具的要求

1. 麻醉药品、精神药品、医疗用毒性药品、放射性药品、药品类易制毒化学品均应单独建设专库或专柜储存。专用库的建设必须位于库区建筑群之内，不靠外墙。

2. 特殊药品库房条件除达到非特殊药品库房条件外，还应符合以下要求：①采用无窗建筑形式，整体为钢筋混凝土结构，具有抗撞击能力，入口采用专用防盗钢制保险库门，实行双人双锁管理；②具有相应的防火设施；③具有监控设施和报警装置，报警装置应当与当地公安机关报警系统联网。放射性药品储存场地还应具有与放射剂量相适应的防护装置，严格实行专库、专人、专账管理。

3. 特殊药品库房设备设施达到非特殊药品储存养护条件外，还应符合以下要求：①有专用验收台，专用不合格药品存放柜，专用储存养护柜，专用管理登记计算机和与有关管理部门联网的计算机信息管理系统等；②放射性药品配备核医疗技术人员、存放铅罐和贮源室、贮源柜、贮源箱等专用贮源设备和放射源检查和检测设备。

4. 特殊药品库房管理与其他药品一样实行分区管理，待验区、合格品区、不合格区、发货区等实行色标管理，具有明显区分；具有包装物料的存放场地；储存区具备分库（区），分类存放条件。

二、特殊药品入库验收及质量检查

（一）麻醉药品和精神药品入库验收及质量检查

请你想一想

第一类精神药品和第二类精神药品收货验收要求有何不同？是否有相关的法律法规要求？

麻醉药品和精神药品的质量验收必须严格执行各企业依据《麻醉药品和精神药品管理条例》和《药品管理法》制定的《药品质量检查验收管理制度》，麻醉药品和第一类精神药品必须在专库内由双人进行验收并逐件验收至最小药品包装。第二类精神药品应由专人验收。

（1）麻醉药品和第一类精神药品到货时，应核验随货同行单（图3－20）和向承运单位索取《麻醉药品、第一类精神药品运输证明》副本，并在收货后1个月内交还。运输证明有效期为1年（不跨年度）。铁路运输的，应使用集装箱或铁路行李车；道路、水路运输的，应有专人押运，道路运输中途不应停车过夜。第二类精神药品无需办理运输证明，但收货时需索取和核验随货同行单。

（2）麻醉药品和第一类精神药品到货后，收货人员应检查运输工具是否符合要求，专用包装是否完整密封，是否有专人押运。应由2名收货人员指引，直接将药品卸货到麻醉药品专库或精神药品专库，在专库内的待验区待验。第二类精神药品到货也应直接卸货到二类精神药品储存专库或专区。

（3）麻醉药品和第一类精神药品入库验收必须货到即验，确保货物准确交付。验收时至少双人开箱验收，清点验收到最小包装，验收记录双人确认。验收完成后收货

XXXX公司特殊管理药品出库单

收货单位　　　　　　部门：　　　　　　销售员：　　　　　　出库单号：xxxxxxxx

收货地址　　　　　　制单：　　　　　　发货日期：

第一页，共一页

商品名称			剂型		数量	
规格			单位		含税单价	
生产厂家			含税金额（大写）			
批号			含税金额（元）			
效期		件装量		批准文号/注册证号		
生产日期		件数		合同号		
上市许可持有人						
备注						
存储条件：			盖章处：			

仓管：　　　　　复核人：　　　　　运送人：　　　　　销售员确认：　　　　　签收人：

图3-20　特殊管理药品出库单

员在随货同行单上签字并通知入库。

（4）麻醉药品和第一类精神药品应当双人验收、双人签字，第二类精神药品应由专人验收、签字。验收记录内容应真实、准确、完整、可追溯。麻醉药品和精神药品要建立专用账册，专册记录内容应包括：日期、凭证号、品名、剂型、规格、单位、数量、批号、有效期、生产单位、供货单位、质量情况、验收结论、验收和保管人员签字（具备信息化管理条件的应当填写电子验收单）。专用账册的保存期限应当自药品有效期期满之日起不少于5年。

（5）麻醉药品和第一类精神药品按照说明书标明的储存条件存入合适的仓库或仓位后，应进行储存编码和粘贴储存标示标签。同时应登录符合要求的医药商品购销存管理系统填写验收记录，扫描并上传药品追溯信息码，满足药品追溯的要求。另外，麻醉药品和第一类精神药品的入库、出库还需要在联网的专门管理系统中进行记录。

（6）销售退回麻醉药品和精神药品验收记录内容应包括：药品通用名、规格、批准文号、批号、生产日期、有效期、生产厂商（或产地）、数量、退货单位、退货日期、退货原因、验收日期验收结果和验收人员签字等。

你知道吗

国务院发布的《麻醉药品和精神药品管理条例》第五十二条规定托运或者自行运输麻醉药品和第一类精神药品的单位，应当向所在地设区的市级药品监督管理部门申请领取运输证明。为此原国家食品药品监督管理局、铁道部、交通部和民航总局联合出台了《麻醉药品和精神药品运输管理办法》。办法规定，托运或自行运输麻醉药品和第一类精神药品的单位，应向所在省（区、市）药监部门申领《麻醉药品、第一类精神药品运输证明》（简称运输证明）。运输证明有效期1年（不跨年度），期满前1个月须重新办理。运输第二类精神药品无需办理运输证明。

（二）医疗用毒性药品的入库验收及质量检查

医疗用毒性药品的入库验收及质量检查，必须严格执行各企业依据《医疗用毒性药品管理办法》《药品管理法》以及企业制订的《药品质量检查验收管理制度》。

（1）毒性药品到货后，收货人员应核验随货同行单并检查运输工具是否符合要求，专用包装是否完整密封，是否有专人押运。在收货员指引下直接将毒性药品卸货到毒性药品专库。

（2）验收人员应在专用验收台上使用专用工具进行检查，查看外包装是否有毒性药品的特殊标识，查验检验报告和合格证，检查包装是否完好，打开最小包装检查药品外观性状及说明书。清点数量时也应清点到最小包装。检验人员在检验过程中，中途不应离开现场，以防发生事故。

（3）医疗用毒性药品为双人验收，验收记录应为双人签全名，并按规定使用特殊药品验收单（具备信息化管理条件的应当填写电子验收单）。建立专用验收账册。专用账册的保存期限应当自药品有效期期满之日起不少于5年。

（4）验收完成后，按照说明书标明的储存条件存入合适的仓库或仓位后，进行储存编码和粘贴储存标示标签，同时应登录符合要求的医药商品购销存管理系统填写入库记录，扫描并上传药品追溯信息码，满足药品追溯的要求。另外，医疗用毒性药品的入库、出库还需要在联网的专门管理系统中进行记录。

（三）放射性药品的入库验收及质量检查

放射性药品通常是指用于临床诊断或治疗的放射性核素制剂或者其标记药物。包括裂变制品、加速器制品、推照制品、放射性同位素及其配套药盒、放射免疫分析药盒等。放射性药品的入库验收及质量检查必须严格执行《放射性药品管理办法》（2017修订）。

放射性药品到货后立即由核医疗技术人员专人进行收货验收储存与养护，清点数量并检查液体放射性药品容器有无破损、渗漏等，然后立即入库。收货入库应认真核对药品名称、生产批号、生产企业、生产日期、有效期、批准文号、放射性药品特殊标示、放射性浓度、总体积、总强度、容器号、溶液的酸碱度及其他物理性状。

（四）药品类易制毒化学品的入库验收及质量检查

药品类易制毒化学品入库验收及质量检查必须严格执行《药品类易制毒化学品管理办法》，其操作流程和管理要求与麻醉药品和第一类精神药品基本相同。

（1）药品类易制毒化学品到货后，应当双人验收。收货人员应核验随货同行单并检查运输工具是否符合要求，专用包装是否完整密封，是否有专人押运。在收货员指引下直接将药品类易制毒化学品卸货到专库的待验区待验。

（2）药品类易制毒化学品为双人验收、签字，并按规定使用特殊药品验收单（具备信息化管理条件的应当填写电子验收单）和建立专用验收账册。专用账册保存期限应当自药品类易制毒化学品有效期期满之日起不少于2年。

（3）验收完成后，按照说明书标明的储存条件存入合适的仓库或仓位后进行储存编码和粘贴储存标示标签。登录符合要求的医药商品购销存管理系统填写入库记录，扫描并上传药品追溯信息码，满足药品追溯的要求。另外，药品类易制毒化学品的入库、出库还需要在联网的专门管理系统中进行记录。

（五）其他特殊药品的入库验收及质量检查

其他特殊药品包括蛋白同化制剂、肽类激素、终止妊娠药品、含特殊药品的复方制剂等，其入库验收及质量检查与一般药品的入库验收及质量检查一致，但需要专库或专柜存放，实行专人和专帐管理，有专门的验收、检查、保管、销售和出入库登记制度和记录。

> **请你想一想**
>
> 药品批发企业的毒性中药和毒性化学药是否可以储存于同一库房内？

三、特殊药品的储存保管、养护

特殊药品的储存保管养护工作包括入库工作、养护操作、在库检查、不合格品报告与处理、出库与配送等操作，其操作方法可参照前面各章节所学的储存保管养护的方法，一般要求将其确定为重点养护品种进行特定的养护。

（一）麻醉药品和精神药品的储存保管养护

麻醉药品和精神药品专库实行专人（双人）负责管理。麻醉药品和第一类精神药品可同时储存在麻醉药品专库，入库储存同样遵守"分区分类、货位编号"的原则，在专库内设置阴凉储存区（柜）和常温储存区，按照药品包装标示的储存要求，分别储存在符合温湿度要求的储存区（柜）内。日常要对专库内的温湿度进行连续监测和调控，并采取相应的避光、遮光等养护措施。第二类精神药品要专库或专区储存，并满足温湿度等储存条件要求。

麻醉药品和精神药品的出库必须遵守《药品出库复核管理制度》，麻醉药品制剂和第一类精神药品制剂出库时应双人复核，第二类精神药品应专人复核。复核过程中登录医药商品购销存管理系统核对药品基本信息并生成出库复核记录，双人复核记录应由2名复核人员签字确认。复核完成后扫描并上传药品追溯信息码，满足药品追溯的要求。特殊管理药品应单独打印出库单（即随货同行单或送货单），并加盖药品出库专用章。凭合格的出库单才能允许出库放行。麻醉药品和第一类精神药品应由双人同时包装，独立装箱，第二类精神药品也要单独包装，不与其他药品混合拼箱。

对因破损、变质、过期而不能销售的麻醉药品和第一类精神药品品种，应双人清点登记造册，单独妥善保管，并及时向所在地县级以上药品监督管理部门申请销毁。药品销毁应有记录并由监销人员签字，存档备查，药品经营企业不得擅自销毁。

（二）医疗用毒性药品的储存保管养护

储存毒性药品同样需要分库、分类储存。一般根据储存品种和质量特性进行分库或分区。毒性中药（饮片）材、毒性化学原料药和毒性化学药制剂应分库储存，毒性药品专库或专柜（仓）不得混存其他药品，不宜同时用药的（违反十八反、十九畏）毒性药品不能存放在同一仓位，如生川乌、生草乌、生附子不能与生半夏同时存放在同一仓位。同一库房内应根据药品储存要求设置阴凉储存区（柜）和常温储存区。按照药品包装标示的储存要求，分别储存在符合温湿度要求的储存区（柜）内。

在储存过程中要对专库内的温湿度实行连续监测和调控，并采取密封、避光等措施进行储存养护。应根据毒性药品的理化性质、质变的内容及主要原因，结合库存数量的大小来决定养护方法，定期进行养护做好养护记录。比如毒性中药中矿物类药材除了雄黄和水银外都易吸潮，应做好密封，注意防潮；水银容易挥发，散落后不易收起，应储存在阴凉处、严格密封；轻粉和白降丹颜色容易变暗，红粉易变深，也要阴凉、密封保存；洋地黄毒苷遇光变质，故应避光、密闭保管；毒性药材中易泛油的品种有：生千金子、生巴豆、红娘虫、青娘虫、斑蝥、天仙子等，这些药材应阴凉储存；洋金花和闹羊花易变色，应储存在阴凉干燥处；轻粉、红粉和白降丹应避光。

医疗用毒性药品出库、复核、包装、运输以及不合格品的处理等过程与麻醉药品要求相同。医疗用毒性药品出库时也必须凭合格的出库单才能允许出库放行。

（三）放射性药品的储存保管养护

放射性药品的储存保管养护应由核医疗技术人员进行特殊管理，应有与放射剂量相适应的防护装置，严格实行专库（柜）、专人负责保管，专账记录。放射性药品应放在铅罐内，然后按不同品种分类放置在贮源室的贮源柜内，并作明显标示。贮存放射性药品的铅罐应避免拖拉或撞击。

出库验发时必须做好使用登记，要有专人对品种、数量进行复查，剩余的放射性药品应在当天放回库房并核对数量，做好登记。

过期失效而不可供药用的放射性药品，不得随便处理，应单独存放，由专业处理机构进行处理，防止发生放射性污染。

（四）药品类易制毒化学品的储存保管养护

药品类易制毒化学品应被确定为重点养护品种，应当设置专库或者在药品仓库中设立独立的专柜储存药品类易制毒化学品。全国性批发企业、区域性批发企业可在其麻醉药品和第一类精神药品专库中设专区存放药品类易制毒化学品。专库应当设有防盗设施，专柜应当使用保险柜；专库和专柜应当实行双人双锁管理。

药品类易制毒化学品应当建立专用账册，入库应当双人验收，出库应当双人复核，做到账物相符。专用账册保存期限应当自药品类易制毒化学品有效期期满之日起不少于 2 年。

药品类易制毒化学品在库储存保管养护工作可参照非特殊药品的储存保管养护操作进行。如按照规定监测与调节库房温湿度、查看药品包装标识、查看有效期、检查外观质量状况等，以保证质量。

出库应当严格执行出库复核制度，认真核对实物与药品销售出库单是否相符，并确保将药品类易制毒化学品送达购买方所载明的地址，或者医疗机构的药库。在核查、发货、送货过程中发现可疑情况的，应当立即停止销售，并向所在地食品药品监督管理部门和公安机关报告。出库验发时，应同时登录符合要求的医药商品购销存管理系统核对并输入出库信息，扫描并上传药品追溯信息码，满足药品追溯的要求，同时在联网的专门管理系统中进行备案。

购用单位需要将药品类易制毒化学品退回原供货单位的，应当分别报其所在地和原供货单位所在地省、自治区、直辖市食品药品监督管理部门备案。原供货单位收到退货后，应当分别向其所在地和原购用单位所在地省、自治区、直辖市食品药品监督管理部门报告。

（五）其他特殊药品的储存保管养护

其他特殊药品必须实行专库（柜）存放，验收记录、储存养护记录、出库复核记录应保存至药品有效期后 2 年，但至少不能低于 5 年。其他方面操作参照一般药物储存保管养护进行。

你知道吗

毒性品种

一、毒性中药品种

砒石（红砒、白砒）　砒霜　水银　生马钱子　生川乌　生草乌　生白附子　生附子　生半夏　生南星　生巴豆　斑蝥　青娘虫　红娘虫　生甘遂　生狼毒　生藤黄　生千金子　生天仙子　闹羊花　雪上一枝蒿　红升丹　白降丹　蟾酥　洋金花　红粉　轻粉　雄黄

二、毒性西药品种

西药毒药品种：①去乙酰毛花苷丙；②洋地黄毒苷；③阿托品；④氢溴酸后马托品；⑤三氧化二砷；⑥毛果芸香碱；⑦升汞；⑧水杨酸毒扁豆碱；⑨亚砷酸钾；⑩氢溴酸东莨菪碱；⑪士的宁。

注：西药毒性药品品种仅指原料药，不包含制剂。西药品种士的宁、阿托品、芸香碱等包括盐类化合物。

实训十三　特殊药品的储存养护

一、实训目的

通过实训，让学生熟悉特殊药品的特殊管理要求，学会特殊药品的收货、入库、养护等操作流程，能正确的完成相关工作任务，填写相关记录。

二、实训原理

医药企业仓库的特殊药品管理应当符合《麻醉药品和精神药品管理条例》《医疗用毒性药品管理办法》《药品类易制毒化学品管理办法》等的规定。

三、实训器材

1. 操作场所 模拟特殊药品库房。

2. 器材材料 特殊药品若干（使用非放射性药品的其他特殊药品空盒），医药商品购销存管理系统（可进行特殊药品管理和相关票据的打印）。

3. 活动所需表格 特殊管理药品采购记录表、随货同行单、特殊管理药品验收单、储存标示标签。

四、实训操作

（一）运输工具与运输状态检查

1. 检查运输工具是否符合要求，专用包装是否完整密封，是否有押运人。

2. 索取并查看《麻醉药品、第一类精神药品运输证明》。

3. 记录到货温度，冷藏药品需要给一份自动监测的温度记录，收货员要验证一下，把温度记录保留好。

4. 将药品放置于符合温度要求的场所（冷藏药品立刻送冷库收货区）。

（二）药品清点和票据核对

1. 检查《麻醉药品、第一类精神药品运输证明》、随货同行单等票据是否符合要求。

2. 核对随货同行单和采购记录表，核对项目包括：日期、凭证号、品名、剂型、规格、单位、数量、批号、有效期、生产单位、供货单位等。

3. 进行到货药品开箱清点，清点到最小包装并核对票据与药品是否一致，不一致拒收。

（三）药品检查与验收

1. 检查有效期，如果距有效期不到 6 个月的拒收。

2. 查看药品外包装是否破损，如有破损拒收。

（四）验收签字并建立专用账册

1. 收货员、验收员在随货同行单、特殊管理药品验收单上签字。

2. 在专用账册详细记录各项内容。

3. 登录医药商品购销存管理系统核对并输入验收信息，扫描并上传药品追溯信息码。

（五）入库并离开库房

1. 根据特殊药品类别和理化性质等分类进行储存编码和储存位置分配。
2. 将药品放入指定位置并合理摆放。
3. 调节好储存的温度和湿度等储存条件。
4. 离开库房并落双锁，钥匙双人分别保管。

五、实训记录

按照要求规范填写相关表格。

六、实训考核

表 3 – 19　特殊药品的储存养护　实训考核

项目	考核要求	分值	得分
操作步骤的完整性	操作完整	30	
运输工具与运输状态检查	操作规范、结论正确	10	
药品清点和票据核对	清点正确，核对正确	20	
药品检查与验收	检查和验收正确、结论正确	10	
验收签字并建立专用账册	填写完整、规范，字迹清晰	20	
入库并离开库房	储存位置、条件正确，双锁执行规范	10	
合计		100	

注：每错 1 处扣 1 分，扣完为止。

目标检测

一、单选题

1. 麻醉药品和精神药品专用账册的保存期限应当自药品有效期满之日起不少于（　　）年。

    A. 1　　　　　　　　B. 2　　　　　　　　C. 5　　　　　　　　D. 10

2. 下列特殊药品储存养护工作需要配备铅罐的是（　　）

    A. 麻醉药品　　　　　　　　　　B. 精神药品

    C. 放射性药品　　　　　　　　　D. 药品类易制毒化学品

3. 下列特殊药品未强制要求双人双锁的是（　　）

    A. 麻醉药品　　　　　　　　　　B. 精神药品

    C. 放射性药品　　　　　　　　　D. 药品类易制毒化学品

4. 下列毒性中药不能放在同一仓位的是（　　）

    A. 生川乌与半夏　　　　　　　　B. 雄黄和水银

    C. 轻粉和红粉　　　　　　　　　D. 生巴豆和生牵牛子

5. 下列说法错误的是（　　　）

A. 特殊管理药品应单一品种单独打印随货同行单

B. 特殊药品都应当被确定为重点养护品种

C. 麻醉药品和第一类精神药品可以共用专库

D. 特殊药品也是采用红黄绿色标管理进行分区

二、多选题

1. 下列药品预验收时需要索取运输证明的是（　　　）

A. 麻醉药品　　　　　　　　　B. 第一类精神药品

C. 第二类精神药品　　　　　　D. 医疗用毒性药品

2. 下列属于容易泛油的毒性中药的是（　　　）

A. 生巴豆　　　　　B. 生千金子　　　　C. 生红粉　　　　D. 生斑蝥

3. 特殊药品包含（　　　）和蛋白同化制剂、肽类激素、终止妊娠药品、含特殊药品的复方制剂等。

A. 麻醉药品　　　　　　　　　B. 精神药品

C. 放射性药品　　　　　　　　D. 药品类易制毒化学品

三、思考题

1. 进行麻醉品入库验收需要核验的票据有哪些？验收记录的内容有哪些？

2. 比较麻醉药品和非特殊药品入库验收有何不同。

书网融合······

划重点　　　自测题

4

模块四

各剂型和中药储存养护技术

▶▶ 项目一　原料药

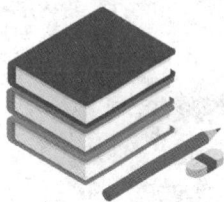

学习目标

知识要求

1. **掌握**　原料药的质量变异现象，以及正确的储存养护方法。
2. **熟悉**　原料药质量变异产生的原因。
3. **了解**　原料药质量验收的检查项目。

能力要求

根据不同类型药品的特点，规范储存养护药品。

　　原料药是指用于配置各种制剂的药物，是一切制剂的基础。根据原料药的来源分为化学合成药和天然化学药两大类，根据原料药存在的状态可以分为固体原料药和液体原料药，按其化学组成或成分可分为无机药类、有机药类、生药类、生化药品及其他类。

☞实例分析

　　实例　本品为解热镇痛非甾体抗炎药，抗血小板聚集药。

　　质量稳定性分析：本品在干燥空气中稳定，遇湿气即缓缓水解成水杨酸与醋酸，分解后有显著的醋酸臭，水溶液显酸性。

　　分析　根据质量稳定性特点，该药储存养护方法分析？

一、原料药简介

（一）基本概念

　　原料药是指用于药品制造中的任何一种物质或物质的混合物，而且在用于制药时，成为药品的一种活性成分。此种物质在疾病的诊断、治疗、症状缓解、处理或疾病的预防中有药理活性或其他直接作用，或者能影响机体的功能或结构。由化学合成、植物提取或者生物技术所制备的各种用来作为药用的粉末、结晶、浸膏等，但病人无法直接服用的物质。

（二）原料药之化学合成药

　　化学合成药又可分为无机合成药和有机合成药。无机合成药为无机化合物（极个别为元素），如用于治疗胃及十二指肠溃疡的氢氧化铝、三硅酸镁等；有机合成药主要是由基本有机化工原料，经一系列有机化学反应而制得的药物（如阿司匹林、氯霉素、咖啡因等）。

（二）原料药之天然化学药

天然化学药按其来源，也可分为生物化学药与植物化学药两大类。抗生素一般系由微生物发酵制得，属于生物化学药范畴。近年出现的多种半合成抗生素，则是生物合成和化学合成相结合的产品。原料药中，有机合成药的品种、产量及产值所占比例最大，是化学制药工业的主要支柱。原料药质量好坏决定制剂质量的好坏，因此其质量标准要求很严，世界各国对于其广泛应用的原料药都制定了严格的国家药典标准和质量控制方法。

原料药的种类繁多，性质各异，要做好原料药的储存和养护工作，首先必须了解各药物原有的理化性质以及生物特性，其次要研究它们受各种因素的影响而产生的多种质量变异的情况和特点，从而采取与之相适宜的贮藏和管理方法，以切实有效地保证药品在贮运、经营、使用过程中的质量。

了解并熟悉原料药的质量性能及储存要求，掌握其科学的养护常识及相关技巧，不仅有利于开展其本身的保管养护工作，还能保管好它们的一些制剂药品。

你知道吗

想知道原料药、药用辅料、药用中间体有什么区别，就必须先了解什么是原料药、药用辅料以及药用中间体。来介绍下这三者之间有什么区别？

原料药英文名 API（Active Pharmaceutical Ingredient），原料药在 ICH Q7A 中的完善定义：旨在用于药品制造中的任何一种物质或物质的混合物，而且在用于制药时，成为药品的一种活性成分。此种物质在疾病的诊断，治疗，症状缓解，处理或疾病的预防中有药理活性或其他直接作用，或者能影响机体的功能或结构，它是药剂的有效成分。原料药只有加工成为药物制剂，才能成为可供临床应用的药品。原料药根据它的来源分为化学合成药和天然化学药两大类。

药用辅料是指在制剂处方设计时，为解决制剂的成型性、有效性、稳定性、安全性加入处方中除主药以外的一切药用物料的统称。药物制剂处方设计过程实质是依据药物特性与剂型要求，筛选与应用药用辅料的过程。药用辅料是药物制剂的基础材料和重要组成部分，是保证药物制剂生产和发展的物质基础，在制剂剂型和生产中起着关键的作用。它不仅赋予药物一定剂型。而且与提高药物的疗效、降低不良反应有很大的关系，其质量可靠性和多样性是保证剂型和制剂先进性的基础。

药用中间体就是所谓的医药中间体，实际上是一些用于药品合成工艺过程中的一些化工原料或化工产品。这种化工产品，不需要药品的生产许可证，在普通的化工厂即可生产，只要达到一些的级别，即可用于药品的合成。

药品的制作完成是离不开原料药、药用辅料的；原料药是药物的有效成分，药用辅料是发挥成型性、稳定性等作用的。

二、原料药质量变异及原因 微课

原料药的质量变异：风化、吸潮、挥发、变色、异臭、异味、发霉、生虫、效价减失等。

（一）常见变异现象及原因

表 4-1　原料药常见变异现象及代表药物

序号	变异现象	代表药品
1	风化	硫酸钠、硫酸阿托品、酒石酸锑
2	潮解	氯化物、水合氯醛、蛋白质、强心苷
3	挥发	乙醇、乙醚、樟脑、薄荷脑
4	变色	甘汞、肾上腺素、维生素 C
5	异臭、异味	阿司匹林、氨茶碱、蛋白质
6	发霉、生虫	生药、生化类药品、生物制品
7	效价减失	抗生素、生化药品

1. 风化　许多含有结晶水的原料药品在湿度过低的干燥空气中容易失去部分或全部结晶水而发生风化。如硫酸钠、硫酸阿托品、酒石酸锑钾、咖啡因、磷酸可待因等。风化后的药品其化学性质一般不变，但会因失去水分子，使重量减少，影响使用剂量的准确性，特别是有毒和剧毒药品，可能会造成超剂量给药而引起中毒。

2. 吸潮　如果药品包装封口不严密，包装容器质量差，或者保管不善，药物便能逐渐吸收潮湿空气中的水分。药物吸潮后可发生结块、粘连（如蛋白质、枸橼酸铁铵）、潮解（如氧化钙、山梨醇）、稀释（如甘油、乳酸），甚至霉变（如胃蛋白酶、胰酶）、分解变质（如阿司匹林、青霉素）等。有些原料药本身容易水解，吸潮后不仅使含量（效价）下降或消失，甚至还可能产生有毒有害的成分；有些药品吸潮后本身药效不改变，但会影响其剂量使用的准确性。

3. 挥发　具有挥发性的原料药（如乙醇、乙醚、樟脑、薄荷脑、挥发油等）如果包装不善，封口不严或储存温度过高，会由固态或液态转变为气态，这就是挥发。挥发性随温度的增高而加强。有的原料药（如麻醉乙醚）因挥发还会引起燃烧、爆炸。

4. 变色　很多遇光、热、氧气易氧化分解的原料药会变色。变色后往往降低或失去疗效，使不良反应加重，甚至产生和增加毒性。如甘汞变深灰色时对人体有害；肾上腺素变棕色后即失去疗效；硫酸亚铁氧化变黄棕色而不可药用；维生素 C 被氧化变黄色而失效等。

5. 异臭、异味　药品因贮藏保管不善而发生化学变化常产生异臭或异味。如阿司匹林吸潮水解有醋酸味；氨茶碱遇光和空气分解产生氨，具有刺激性氨臭；各种挥发油氧化变质产生臭味；含蛋白质的药品容易腐烂发臭；糖类药会发酵变酸等。

6. 发霉、生虫　有些原料药，尤其是生药、生化类药品和生物制品、脏器类制品等受热受潮后极易发生霉变、生虫，如淀粉、蛋白质、胰岛素、糖类药品和很多生药粉末等。无机和有机原料药一般不容易发霉、生虫。

7. 效价减失　有效期药品如抗生素、生化药品、生物制品等，久贮或贮运不当，或受外界多种因素的影响，随有效期临近其效价（含量）会逐渐下降乃至完全丧失或者会增加毒性。

（二）原料药的质量验收

验收：包括包装检查、外观性状检查和其他检查。

请你想一想
原料药在储存与养护中发生变异的因素有几个方面？

1. 包装检查　检查包装是否完好，名称、批号、数量、封口、印字等符合要求。

2. 外观性状检查　检查色、臭、味应符合规定，无结块、溶化或风化，无灰尘、纸屑等杂质，无发霉、发臭、虫蛀、鼠咬等现象。

3. 其他检查　重量（或容量）检查，某些液体原料药需作澄清度检查。

三、原料药的储存养护

（一）原料药的储存养护重点

通常情况下，原料药应密闭保存，包装应完好无损，严防灰尘、细菌等异物污染。

请你想一想
药品吸潮后，对药品质量和药效产生了哪些影响？

对于易受外界因素影响、化学和物理性质不稳定的药品，还应根据物品的不同特点和性质考虑不同的保养方法。

（二）不同类型药品的储存方法

1. 凡吸潮能发生变化的原料药，储存时应注意防潮，包装密封，于干燥处储存，如碳酸氢钠。

2. 易风化的原料药注意包装严密，不能放置在过于干燥或通风的地方，置于凉处储存，如咖啡因。

3. 对光敏感的原料药，储存时要避光，置于深色避光容器中，密闭与阴暗处保存，如维生素C。

4. 易吸收二氧化碳的原料药，不能露置于空气中，应密封，避免与空气接触，如氧化锌。

5. 具有特殊异臭异味或挥发性的原料药（如薄荷脑、樟脑、碘等）必须与吸附性强的原料药（如药用炭、淀粉、乳糖、葡萄糖、氢氧化铝等）分隔储存，防止相互串味，避免近旁、同柜、混合堆放。

6. 生化制品及含蛋白质、肽类的原料药，易引起霉变、腐败、生虫等。使有效成分被破坏或产生异臭要注意密封，置于阴凉避光处。

7. 抗生素类原料药应在干燥、凉暗处储存。掌握"先产先出，近期先出"的原则，如头孢唑林钠、青霉素钠等。

8. 危险品除按规定储存外，应远离一般库房，置于凉暗处防火储存，如硝酸甘油。

9. 强氧化剂、有机过氧化物和强还原性，分别远离存放。如高锰酸钾、过乙酸等。

10. 腐蚀性药品在专门货区、专门货架处保管，如盐酸。

总之，影响药品质量的因素很多，不同企业、部门，其储存和养护的条件不一样，所以在储存和养护中要综合考虑多个因素，可因地、因时制宜，采取相应的措施，妥善保管药品，以确保库存药品的质量。

目标检测

一、单选题

1. 原料药阿托品最易出现哪种质量变异情况 （　　　）

　　A. 风化　　　　　　　B. 挥发　　　　　　　C. 变色　　　　　　　D. 生虫

2. 抗生素类原料药应在 （　　　） 处储存

　　A. 暴晒　　　　　　　B. 干燥、凉暗处　　　C. 潮湿　　　　　　　D. 开盖放置

3. 冷处的温度是 （　　　）

　　A. 2～10℃　　　　　B. 0～30℃　　　　　　C. －10～25℃　　　　D. 不超过20℃

二、多选题

1. 原料药可发生哪些质量变异情况 （　　　）

　　A. 风化　　　　　　　B. 吸潮　　　　　　　C. 发霉、生虫　　　　D. 变色

2. 原料药质量验收要检查哪些项目 （　　　）

　　A. 外观检查　　　　　　　　　　　　　B. 包装检查

　　C. 重量（或容量）检查　　　　　　　　D. 澄清度检查

三、思考题

1. 原料药可发生哪些质量变异情况？

2. 储存易风化、易吸潮、遇光易变质的药品分别应该注意采取什么措施？

书网融合……

微课　　　　　自测题

▶▶ 项目二　注射剂

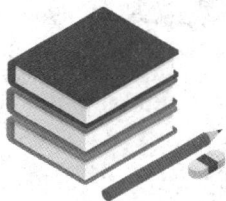

学习目标

知识要求

1. **掌握**　注射剂的质量要求；常见的质量变异现象。
2. **熟悉**　注射剂质量变异产生的原因。
3. **了解**　注射剂验收的检查项目。

能力要求

能进行注射剂日常储存养护操作。

🖐实例分析

　　实例　某社区卫生服务站采购到一批维生素 C 注射液、甘露醇注射液，作为社区卫生服务站的一名验收员，现在要对这批注射剂进行验收。

　　分析　1. 请问注射剂质量要求有哪些？

　　　　　2. 注射剂的质量变异现象有哪些？如何进行储存保管？

一、注射剂简介

　　1. 含义　注射剂系指原料药物或与之适宜的辅料制成的供注入体内的无菌溶液（包括乳浊液和混悬液）以及供临用前配成溶液或混悬液的无菌粉末或浓溶液（图 4 - 1）。是临床广泛应用的剂型。

　　2. 分类　注射剂按分散系统可分为溶液型注射剂、乳剂型注射剂、混悬型注射剂、注射用无菌粉末。

　　（1）**溶液型注射剂**　该类注射剂包括水溶液和非水溶液等，对于易溶于水而且在水溶液中稳定的药物，则制成水溶液型注射剂，如氯化钠注射液。有些在水溶液中不稳定的药物，若溶于油，可制成油溶液型注射液，如黄体酮注射液。按照其分子量大小又可分为低分子溶液型和高分子溶液型注射剂。

　　（2）**乳剂型注射剂**　水不溶性液体药物或者油性液体药物，根据临床用药的需要可以制成乳剂型注射剂，该类注射剂的性质应稳定，不得有相分离现象。

　　（3）**混悬型注射剂**　水难溶性药物或注射后要求延长药效作用的药物，可制成水或油混悬液，药物粒度应控制在 15μm 以下，含 15 ~ 20μm 者，不得超过 10%，若有可见沉淀，振摇时应易分散均匀，如醋酸可的松注射液。

　　（4）**注射用无菌粉末**　注射用无菌粉末亦称粉针剂，系将供注射用的无菌粉末状药物装入西林瓶或其他适宜容器中，临用前加入适当的溶剂溶解或混悬而成的制剂，如青霉素 G - 钠。

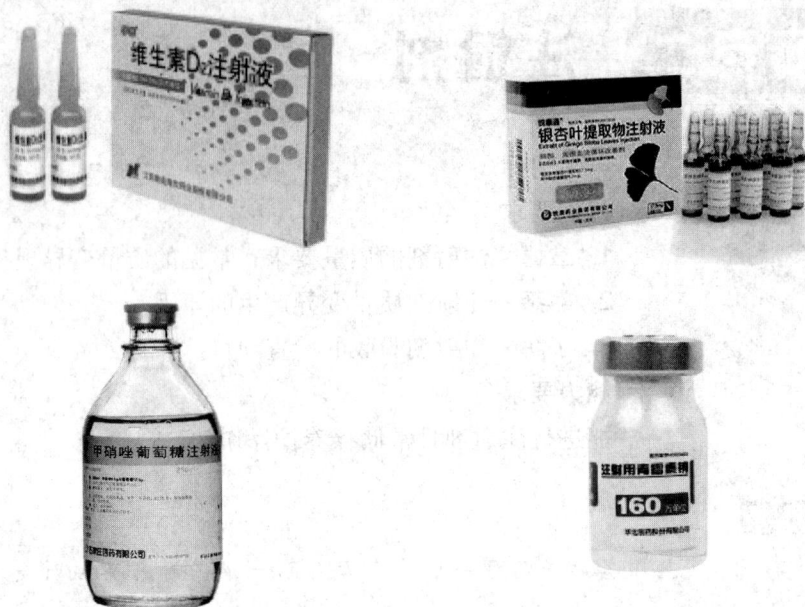

图 4-1 注射剂

3. 注射剂的特点　①注射剂的优点：药效迅速，作用可靠；适用于不能口服给药的患者；适于不宜口服的药物；产生局部作用和靶向作用。②注射剂的缺点：注射给药不方便，注射时疼痛；质量要求高，制造过程复杂、生产成本高；安全性不如口服制剂，一旦产生不良反应后果严重。

4. 注射剂的质量要求　溶液型注射液应澄明，混悬型注射液和乳状液型注射液的粒子大小应符合《中国药典》2020 年版的相关规定；注射剂所用的原辅料应从来源及工艺等生产环节进行严格控制并符合注射用的质量要求；注射剂常用容器应符合国家标准规定；在生产和储存过程中，应防止微生物与热原的污染及药物变质，必要时应进行相应的安全性检查。

二、注射剂的质量变异现象及原因

注射剂的质量变异现象：变色、霉变、析出结晶或沉淀、脱片、产生白点白块、冻结、结块、萎缩；以及因发生化学变化而变质失效，但外观性状不一定有明显变化。

1. 变色　注射剂受氧气、光线、温度、微量重金属等因素的影响，易发生氧化或分解等作用而引起变色，变色是注射剂变质的一个重要标志。某些主药不稳定的注射剂，在生产中往往加入抗氧剂或金属络合剂，以及在安瓿中充入氮气等惰性气体，以使制剂稳定、无菌。但如果操作不慎，生产过程中通入惰性气体量不足，使空气排除未尽，或灭菌时受热不均匀，或储存养护不当，仍可逐渐氧化分解而发生变色现象，或同一批号的产品有时出现色泽

请你想一想

引起注射剂变色的因素有哪些？

深浅不一的现象。

2. 霉变　液体注射剂由于灭菌不彻底，或安瓿有裂缝、熔封不严密，存有毛细孔，或铝盖松动等原因，易导致注射液在储存养护过程中出现悬浮物或者絮状沉淀等霉变现象。尤其是营养成分含量较高，本身又无抑菌作用的药品，如葡萄糖注射液、甘露醇注射液等，更易发生霉变现象。

3. 析出结晶或沉淀　析出晶体并不一定代表药品质量已经变质，如葡萄糖酸钙注射剂在久储后会出现结晶，甘露醇注射液及油溶性注射剂等，遇冷后易析出结晶，但如果在热水中加热仍可溶解澄明，冷却至室温也不再析出结晶，则仍可供注射用。但是有的注射剂出现结晶或者沉淀是由于药品分解变质而出现析出结晶或沉淀者，则这类注射剂不可再供药用。

4. 脱片　若安瓿玻璃质量差，耐碱或耐腐蚀性不强，在装入磺胺嘧啶钠、葡萄糖酸钙等碱性较强的药物，或氯化钙、枸橼酸钠等钙、钠盐类的注射液，往往在灭菌后或长期贮存时，由于药液对玻璃的侵蚀作用而发生"脱片"（即药液中出现闪光的玻璃屑）及混浊现象。温度愈高，腐蚀作用愈强。因此灌装这类药品的注射液应使用耐碱性能较好的含钡或含锆的硬质中性玻璃安瓿，避免出现脱片现象。

5. 白点、白块　某些注射剂出厂时可见异物检查合格，但在贮存一段时间后也会出现白点白块，并且逐渐增多，甚至使药液浑浊，产生沉淀。注射剂产生这些现象的因素可能是在生产过程中如用到钙盐或者钠盐等原材料、过滤不彻底、安瓿未洗净、安瓿本身质量有问题、溶媒或药品吸收了空气中的二氧化碳等原因，均能导致药液中常会出现小白点、小白块。如果安瓿玻璃的碱度过高，会使药液酸碱度发生变化，亦能产生白点或白块。

6. 冻结　水溶液注射剂、水混悬型注射剂、乳浊型注射剂等，因溶媒是水或含水，在低温时易于冻结。通常情况下，浓度越低的注射剂越容易发生冻结，浓度越高的越不容易发生冻结。如5%的葡萄糖注射液在$-4 \sim -5℃$即冻结，而25%的葡萄糖注射液则在$-11 \sim -13℃$左右才冻结。若浓度相同，体积大的则不易发生冻结。

7. 结块、萎缩　如果注射用无菌粉末的盛装容器没有完全干燥，容器封口不严密以及受到光线、热等因素的影响均可导致注射用无菌粉末发生结块、变色、粘瓶、溶化、萎缩等变质现象。

8. 其他　注射剂可因光线、温度等外界因素及药物自身性质的影响而发生氧化、水解、聚合、变旋、差向异构等内在的质量变化，最终导致注射剂变质失效。

<u>你知道吗</u>

注射剂的质量验收项目

1. 外观检查：色泽均匀一致、澄清度检查符合规定，无变色、浑浊、长霉等现象。

2. 包装检查：安瓿等容器、封口、印字的检查，名称、规格、批号、数量等相符，包装完好。

3．其他检查：装量检查，装量差异检查，可见异物检查，不溶性微粒检查，无菌检查。

三、注射剂的储存保管养护 📱微课

一般情况下，注射剂在储存养护过程中的质量的稳定性，除了与药品本身的理化性质、生产工艺、溶剂和包装容器有关外，还与储存条件和保管方法有密切的联系。因此注射剂在储存期间的保管养护，应根据其药品的理化性质、所用溶剂和包装容器，结合外界因素对药品的影响加以综合考虑，采取适宜的储存条件和方法，以确保注射剂的质量。

1．避光　除另有规定外，注射剂应遮光储存，并按药典规定的条件保管。

光线对一些化学活性强（主要指含有易被氧化的结构）的药物影响尤为突出，如盐酸氯丙嗪、肾上腺素、对氨基水杨酸钠、维生素类等注射剂，遇光均易变色、变质、产生沉淀等，在储存保管中应注意采取各种遮光措施，尤其需防止紫外线的照射。油溶液注射剂的溶媒是植物油，内含不饱和脂肪酸在遇到日光、空气或贮存温度过高均能使其氧化酸败，其颜色也会逐渐变深。因此油溶液注射剂一般都应避光、防热储存。溶媒为乙醇、丙二醇、甘油或它们的混合液的注射剂，如洋地黄毒苷注射液、氯霉素注射液等，在储存过程中见光或受热易分解、失效。应将其避光储存于凉处，并注意"先产先出、近期先出"。

2．防热　生物制品，具有蛋白质性质的注射剂如破伤风抗毒素、白喉抗毒素、白蛋白、冻干人血浆等，一般都怕热、怕光，有的还怕冻，温度过高或过低均易使蛋白质变性，故最好置于 $2 \sim 10\text{℃}$ 的避光保存。除冻干品外，一般不能在 0℃ 以下条件储存，否则会因冻结而造成蛋白质变性，可能出现絮状沉淀或悬浮物，致使不可再供药用。

抗生素类注射剂的性质一般都不太稳定，遇热后能够促使分解，效价降低，故一般应置凉处避光保存，并注意"先产先出，近期先出"。对于胶塞铝盖小瓶包装的粉针剂，还应注意防潮，避光储存于干燥、阴凉处。

脏器或酶类注射剂，如注射用玻璃酸酶、垂体后叶注射液、催产素注射液、注射用辅酶 A 等注射剂易受温度的影响，温度较高易引起蛋白质变性，光线亦可使其失去活性，因此一般均需在凉暗处避光保存。三磷酸腺苷二钠、细胞色素 C、胰岛素等对热特别不稳定的注射剂应储存在 $2 \sim 10\text{℃}$ 的冷暗处保存。一般来说这类注射剂储存温度不宜过低，以免发生冻结、变性而使药效降低。

3．防冻　水溶液注射剂以水为溶媒。因此，在低温下易冻结，冻结后体积膨胀，往往会使容器破裂，或发生冻结、结块、浑浊等质量变异现象，不可再供药用。因此水溶液注射剂在冬季应注意防冻，库房温度一般应经常保持在 0℃ 以上，但浓度较大的注射剂冰点较低，如 25% 及 50%

请你想一想

需要防热储存的注射剂有哪几类？原因是什么？

的葡萄糖注射液在 $-11℃ \sim -13℃$ 左右才发生冻结。另外，油溶液注射剂在低温条件下也会发生凝冻现象，但不会冻裂容器，解冻后仍能成澄明的油溶液或均匀混悬液，低温对此类注射剂影响不大，因此无需考虑防冻。

4. 防潮 小瓶装的注射用无菌粉末，虽从外观看封口很严密，但并不能保证完全不漏气、不受潮，尤其在南方湿热地区，易发生吸潮粘瓶、结块变色等变质现象，因此在保管过程中应特别注意防潮，且不得倒置，以防止药物和橡胶塞长期接触而影响药物质量。安瓿装的注射用无菌粉末，封口严密，不易受潮，故一般比小瓶装的稳定，主要根据药物的理化性质进行保管，但应检查安瓿有无裂纹冷爆现象。

5. 正确存放、及时出库 钙、钠盐类注射液的储存与养护，如氯化钠、乳酸钠、枸橼酸钠、碘化钙、碳酸氢钠及氯化钙、溴化钙、葡萄糖酸钙等注射剂，储存时间太长，药液易浸蚀玻璃尤其质量较差的安瓿玻璃而发生脱片、浑浊（多量小白点）等现象，这类注射液在储存时应加强可见异物的检查，不宜久储，也要注意生产日期和有效期，"先产先出、近期先出"。

大输液、代血浆等大体积的注射剂，冬季除应注意防冻外，在贮存过程中切不可横卧倒置。因横卧或倒置，会使药液长时间与橡胶塞接触，橡胶塞中的一些杂质会进入药液，形成小白点。另外，在储存和搬运过程中，也不可扭动、挤压和碰撞瓶塞，以免漏气，造成污染。又因输液瓶能被药液浸蚀，其表面的硅酸盐在药液中可分解成偏硅酸盐沉淀。所以在储存中不得倒置，并应分批号"先产先出"。

注射剂在储存期间，由于受多种因素的影响，随时都有可能出现质量变异现象，当注射剂在储存过程中发生明显变色、霉变、产生大量白点、白块、浑浊及沉淀、明显结块、萎缩等外观性状变化时，

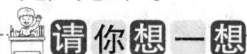

> **请你想一想**
> 注射剂中可见异物来源有哪些？

即不可再供药用。因此，注射剂的储存除采取适当的储存养护措施外，还必须经常和定期进行库存质量检查，了解掌握质量变化规律，采取相应的措施，及时处理所发生的质量问题。

<u>你知道吗</u>

注射剂的质量检查项目

注射剂的质量检查项目除另有规定外，注射剂应进行装量、装量差异、渗透压摩尔浓度、可见异物、不溶性微粒、无菌、热原或细菌内毒素检查。注射液及注射用浓溶液检查装量，注射用无菌粉末检查装量差异，凡规定检查含量均匀度的注射用无菌粉末，一般不再进行装量差异检查。

1. 注射液中若有不溶性微粒，使用后可能引起静脉炎、过敏反应，甚至堵塞毛细血管。《中国药典》采用灯检法或光散射法检查注射液、滴眼液中的可见异物。

2. 不溶性微粒检查是在可见异物检查符合规定后，用以检查静脉注射用溶液型注射液、静脉注射用无菌粉末、静脉注射用浓溶液以及供静脉注射用无菌原料药中不溶

性微粒的大小及数量。检查方法有光阻法和显微计数法，可检出 2～10μm 的微粒。静脉滴注用注射液直接进入静脉，用量大，控制不溶性微粒对于用药安全具有重要的意义。

3. 热原是能引起体温升高的杂质，来自细菌内毒素。静脉滴注用的注射剂及易感染热原的品种需做热原检查。检查方法为家兔法。

4. 细菌内毒素主要来自革兰阴性细菌，主要成分为脂多糖，对人有致热反应，甚至导致死亡。细菌内毒素检查采用鲎试剂法，利用鲎试剂与内毒素发生凝聚反应进行检查，判断供试品中细菌内毒素的限量是否复合规定。检查方法有凝胶法和光度测定法。

目标检测

一、单选题

1. 哪种剂型易出现粘瓶、结块或变色现象（　　）
   A. 溶液型注射剂　　　　　　　　B. 混悬型注射剂
   C. 乳剂型注射剂　　　　　　　　D. 冻干型粉针剂

2. 不属于注射剂质量变异现象的是（　　）
   A. 变色　　　　B. 变味　　　　C. 生霉　　　　D. 脱片

3. 易发生冻结现象的剂型有（　　）
   A. 水溶液注射剂　B. 片剂　　　C. 丸剂　　　　D. 胶囊剂

4. 生物制品，如白蛋白等最好置于（　　）的暗处保存。
   A. 2～10℃　　B. 0～30℃　　C. –10～25℃　　D. 不超过20℃

5. 因横卧或倒置，会使药液长时间与橡胶塞接触，橡胶塞中的一些杂质会进入药液，形成（　　）
   A. 絮状物　　　B. 结块　　　C. 晶体　　　　D. 小白点

二、多选题

1. 下列哪些药品容易生霉（　　）
   A. 葡萄糖注射液　　　　　　　　B. 甘露醇注射液
   C. 氯化钠注射液　　　　　　　　D. 右旋糖酐注射液

2. 引起注射剂变色的因素有哪些（　　）
   A. 氧气　　　　B. 光线　　　　C. 温度　　　　D. 微量重金属

3. 属于注射剂储存保管条件的是（　　）
   A. 防蚊　　　　B. 防冻　　　　C. 防热　　　　D. 防潮

三、思考题

1. 注射剂常见的质量变异现象有哪些？是什么原因引起的？

2. 注射剂储存保管的方法有哪些?

书网融合……

微课　　　自测题

▶▶项目三 固体制剂

学习目标

知识要求

1. **掌握** 片剂、胶囊剂、散剂、颗粒剂和栓剂的质量要求；各剂型常见的质量变异现象和不同类型药品的正确储存养护方法。

2. **熟悉** 片剂、胶囊剂、散剂、颗粒剂和栓剂质量变异产生的原因。

3. **了解** 片剂、胶囊剂、散剂、颗粒剂和栓剂验收的检查项目。

能力要求

能根据片剂、胶囊剂、散剂、颗粒剂和栓剂的特点，规范储存养护药品。

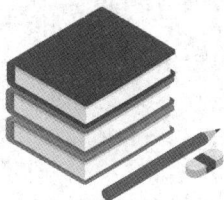

常用的固体制剂有片剂、胶囊剂、散剂、颗粒剂、栓剂等，在药物制剂中约占70%。固体制剂的共同特点是物理、化学稳定性好，生产制造成本较低，服用与携带方便。药物在体内首先溶解后才能透过生理膜、被吸收入血液循环中。

☞实例分析

实例 抗贫血药硫酸亚铁片为糖衣片，片心呈淡蓝绿色。硫酸亚铁受潮、遇热，极易被氧化生成黄棕色碱式硫酸铁，糖衣遇湿热易褪色、熔化粘连。

分析 根据以上情况，请问硫酸亚铁片应如何正确储存？为什么？

一、片剂

（一）片剂的含义与特点

1. 含义 片剂是指原料药物与适宜的辅料混匀压制而成的圆片状或异形片状的固体制剂（图4-2），按制备和使用方法与作用的不同可分为：口服普通片、包衣片、多层片、含片、舌下片、口腔贴片、咀嚼片、分散片、可溶片、泡腾片、阴道片、阴道泡腾片、缓释片、控释片和肠溶片等。

2. 特点 ①片剂的优点：剂量准确，含量均匀；质量稳定；携带、运输和服用均比较方便；生产的机械化、自动化程度高，产量大，成本较低，并且容易控制微生物污染；可根据临床需要的不同制成不同类型的片剂。②片剂的缺点：婴幼儿和昏迷患者不易吞服；某些片剂中含引湿性成分易吸潮；某些片剂中含有挥发性成分，久储含量会有所下降；生产工艺处方和生产过程不当会影响药物的溶出和生物利用度。

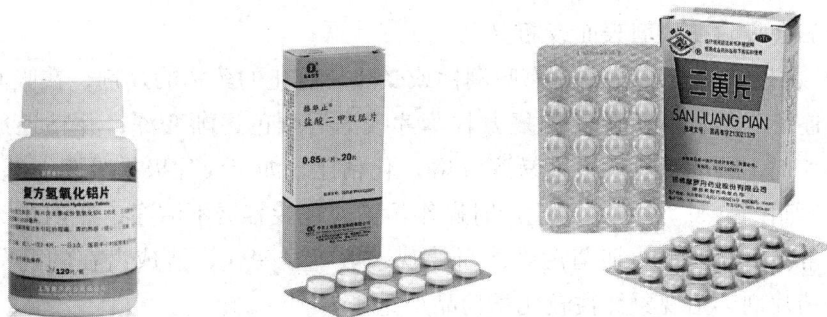

图 4-2　片剂

3. 片剂的质量要求　外观应完整光洁，色泽均匀；有适宜的硬度和耐磨性；含量准确，重量差异小；溶出度、释放度、含量均匀度、微生物限度等应符合要求。

（二）片剂的质量变异及原因

1. 一般压制片的质量变异现象　裂片、松片、麻面、飞边、毛边、变色或表面斑点、崩解迟缓、片重差异超限、溶出超限、片剂含量不均匀、析出结晶、挥发、粘连溶（熔）化、细菌污染、霉变、虫蛀。

（1）裂片、松片　片剂受到振动或经放置后，从腰间开裂或顶部脱落一层的现象称裂片，又称顶裂。片剂的硬度不够，受振动易松散成粉末的现象称为松片。产生裂片或松片的主要原因除生产操作不当外，片剂包装贮存不善，吸潮膨胀亦容易产生裂片或松片。

（2）麻面　片剂表面粗糙不平或有凹陷的现象称麻面。生产过程中操作不当是产生麻面的主要原因。

（3）飞边、毛边　药片的边缘高于片面而突出，形成不整齐的薄边称为"飞边"。药片的边沿不整齐有缺口称为"毛边"。飞边、毛边现象的产生主要与生产过程有关。

（4）崩解迟缓　崩解迟缓是指片剂崩解时限超过药典规定的要求。

（5）片重差异超限　片重差异超限是指片剂超出药典规定的片重差异的允许范围。

（6）溶出超限　片剂在规定的时间内未能溶出规定量的药物，即为溶出超限或称为溶出度不合格，这将使片剂难以发挥其应有的疗效。

（7）片剂含量不均匀　是指片剂中药物含量不符合药典中含量均匀度的规定。

（8）变色或表面斑点　颗粒过硬，或有色片剂的颗粒松紧不匀，润滑剂色泽不好，结晶性药物混合不均，复方制剂（特别是中药片剂）中各成分颜色差别很大等，均可使片面出现花斑。异物混入颗粒中，可使片剂表面出现异物斑点。易引湿的药品如次碳酸铋片、碘化钾片、阿司匹林片等在潮湿情况下与金属接触则容易变色。

（9）析出结晶、挥发　含有挥发性成分（薄荷脑、冰片）的片剂，如薄荷喉片、清凉润喉片受热后药物易挥发，挥发出来的蒸气遇冷又变成针状或絮状结晶析出，黏附在片剂的表面或包装容器内壁上。有些片剂由于储存和养护方法不当，吸潮后易分解、析出结晶，如含乙酰水杨酸的片剂，吸潮后易水解成醋酸和水杨酸，析出的水杨酸针状结晶会吸附在片剂表面或瓶壁上。

（10）粘连溶（熔）化　含有吸潮性或受热易熔化的药物的片剂，在吸潮或受热后易发生粘连溶（熔）化现象，如复方甘草片吸潮后颜色逐渐变深，并粘连成团。含较多糖分的片剂，吸潮受热后也容易溶（熔）化粘连，如三溴片极易吸潮而部分溶化等。

（11）细菌污染　片剂由于生产时操作污染或包装容器不洁净，瓶内填充物消毒不彻底等，常易引起严重的细菌污染，而外观一般不显变化，造成潜在的药品质量安全隐患。中药片剂染菌现象往往较化学药品严重。

（12）霉变、虫蛀　由于片剂的密闭不严或储存不当等原因，片剂在温暖、潮湿的条件下，微生物和霉菌会快速繁殖，从而使片剂发生霉变。片剂在发生霉变的同时，还可能出现虫蛀的现象。如含蛋白质的甲状腺片和干酵母片等，吸潮后除易发生松片、霉变外，还会虫蛀和产生异臭。另外，某些化学药品的片剂，因在生产制片时添加了淀粉、糊精、糖等辅料，受潮后也可生霉。即使抗生素、磺胺类抗菌药等因对霉菌无抑制作用，亦可发霉。

> **请你想一想**
>
> 引起片剂质量变异的因素有哪些？

2. 包衣片的质量变异现象　褪色、花斑或色泽不均、龟裂与爆裂、露边与麻面、起泡、皱皮与脱落、片面不够光亮、溶（爆）化粘连及霉变、片心变色、不能安全通过胃部、不易崩解或出现排片。

（1）褪色　生产时片芯及包衣片层不够干燥或包衣片受潮，以及长时间暴露于光线下，均能引起片面色泽减褪。

（2）花斑或色泽不均　在生产时包衣不匀或片面粗糙，有色糖浆调配不匀，用量不当；或温度过高，干燥过快，糖浆在片面上析出过快使片面粗糙；包衣层未经适当干燥即加蜡打光等，均会使片面出现花斑及色泽不均。

（3）龟裂与爆裂　包糖衣时糖浆与滑石粉用量不当，温度过高，干燥太快，析出粗糖结晶，使片面留有裂缝；或糖的质量不符合要求，或糖衣过分干燥，均可使片面发生裂纹，甚至部分包衣开裂。

（4）露边与麻面　生产过程中包衣物料用量不当，温度过高或吹风过早，干燥过快，均能影响包衣片面的平滑，甚至发生露边现象。

（5）起泡、皱皮与脱落　薄膜衣片在制备过程中因固化条件不当，干燥速度过快，或成膜剂的影响；不同片剂表面与衣料特性影响了粘着性，两次包衣间的加料间隔过短，以及包衣物料的浓度不当等，均可引起薄膜衣片的起泡、皱皮甚至包衣脱落。

（6）片面不够光亮　包衣片受潮，或制造时进行打光的包衣片片面干燥不当、粗糙以及打光不充分，都会使片面色泽不够光亮。

（7）溶（熔）化粘连及霉变　包衣片由于包装不够严密、贮存不当，吸潮、受热后可发生包衣失去光泽、褪色，严重者可出现溶（熔）化粘连，甚至霉变。

（8）片心变色　某些药物性质不稳定，若制造贮存不当，可使片心逐渐发生氧化变色，而药片表面无变化。如硫酸亚铁片片心变棕黄色，对氨基水杨酸钠片片心可变红褐色，致使不可供药用。

（9）不能安全通过胃部 肠溶衣片制造过程中由于包衣物料选择和用量配比不当，衣层与药物结合强度低，或衣层厚度不够均匀等，均使肠溶衣片不能安全通过胃部。

（10）不易崩解或出现排片 包衣片在制造过程中操作不当，造成物料与片心结合较强，或衣层过厚，以及久储等都能使崩解时限超过药典规定，甚至不崩解出现排片现象。

你知道吗

片剂的包衣是指在压制的素片（片芯）表面均匀地包裹上适宜材料的工艺操作。包裹层的材料称为"衣料"，包成的片剂称"包衣片"。

1. 包衣的种类 根据包衣材料的性质不同，片剂的包衣通常分糖衣、薄膜衣、肠溶衣三类。

2. 包衣的目的 改善片剂的外观，便于识别；掩盖药物的不良气味，增加患者的顺应性；防潮、避光、隔绝空气以增加药物的稳定性；改变药物释放的位置、速度；将有配伍禁忌的成分分别置于片心和衣层，防止药物的配伍变化。

3. 对包衣片片芯的要求及包衣后片剂质量的要求 片芯在外形上必须具有适宜的弧度，一般选用深弧度，极可能减小棱角，以利于减少片重增重幅度，防止衣层包后在边缘处断裂。片芯的硬度应较一般压制片高，不低于 $5kg/cm^2$，脆度也应较一般压制片低，不得超过 0.5%，必须能承受包衣过程中的滚动、碰撞、摩擦。

（三）片剂的储存养护

一般储存片剂的库房湿度要求较严格，以相对湿度在 45% ~ 70% 为宜，不得超过75%，如遇梅雨季节或在南方潮热地区，当相对湿度超过75%时，应注意通风或采取其他防潮措施。

1. 防潮

（1）包衣片（糖衣片、肠溶衣片）较普通片剂而言，更容易吸潮，吸潮、受热后，容易出现包衣褪色、失去光泽、溶（熔）化、粘连等现象，甚至出现脱壳、膨胀、霉变等现象，因此这类片剂应注意防潮、防热，应将其密闭储存于干燥、阴凉处。

（2）含有生药、脏器和蛋白质类的片剂，如健胃片、干酵母片、胃蛋白酶片等吸潮后，除容易出现霉变、松散变异现象外，还会出现虫蛀现象。

（3）含较多糖分的片剂，如三溴片、乙酰水杨酸片、草珊瑚口含片等，在制片的过程中加入了大量的糖粉等赋形剂，吸潮受热后容易出现潮解、溶（熔）化、变质、粘连甚至变形等现象。因此，除另有规定外，片剂都应密封、置于干燥处储存，并采取防潮防热措施。

（4）口腔用片剂（含片、舌下片、颊额片），如复方草珊瑚含片、侧金盏总黄酮口腔贴片、硝酸甘油舌下片等受潮吸湿后容易溶化、溶散或融化。

（5）素片如安胃片，分散片如双黄连分散片，阴道片如鱼腥草素泡腾片，泡腾片如维生素 C 泡腾片等受潮吸湿后破碎、崩解。

（6）口崩片如利培酮口崩片、阿立哌唑口崩片、枸橼酸西地那非口崩片等受潮会受潮会迅速崩解。通常情况下，一般片剂中由于含有大量的淀粉、糖粉、糊精、羧甲基淀粉钠（CMS—Na）、交联聚维酮（PVPP）等赋形剂易吸收空气中的水分，使药片松散、破碎，然而当片剂储存环境温度过低时，药片又容易干裂。因此片剂易密封，在干燥阴凉处保存，严格防潮。

2. 避光 凡药物对光敏感的片剂，如磺胺类药物片剂、维生素 C 片、硫酸亚铁片、对氨基水杨酸钠片、环磷酰胺片、盐酸苯海拉明片等均需装于避光容器（棕色瓶）内，并在干燥阴凉处保存。

3. 防热 含有挥发性成分（薄荷脑、冰片）的片剂，如薄荷喉片、清凉润喉片等片剂受热后，其所含易挥发性的药物容易挥发，导致有效成分含量降低，从而影响药品的质量。这类药品应注意密封、防热，置干燥凉处保存。

4. 隔离存放 内服片剂、外用片剂、环境卫生消毒用片剂等，须分开储存，以免混淆错发；有特殊臭味的片剂，也应与其他片剂分开存放，以免串味。

5. 抗生素类、某些生化制剂等一些性质不稳定的片剂，应严格按照规定的贮存条件保管，掌握"先产先出，近期先出"的原则，以免过期失效。

片剂在贮存期间，由于生产工艺、包装、空气、光线、湿、热等影响，随时都有可能出现各种质量变异现象，片剂在储存中若出现变色、异臭、异味、发霉、生虫、吸潮、粘连、松散、破裂、析出结晶等现象即不可供药用。因此，除采取适当的养护措施外，还需经常和定期地进行库存质量检查，了解掌握质量变化规律，采取相应的措施及时处理所发生的质量问题。

实例分析

实例 头孢地尼胶囊，主要成分为头孢地尼。本品为硬胶囊，内容物为淡黄白色或浅黄色粉末或小块，久储或受潮、受热或遇光后易使效价下降。

分析 试分析对该药的储存保管有哪些注意事项，以保证其质量？

二、胶囊剂

胶囊剂系指将原料药物或与适宜辅料填充于空心胶囊或密封于软质囊材中所制成的固体制剂（图4-3）。胶囊剂主要供口服，但也可供直肠、阴道等外用。胶囊剂填充的药物可为固体粉末、颗粒或小丸、液体或半固体。空心胶囊的成分包含成囊材料、增塑剂、增稠剂、着色剂、遮光剂等，主要的成囊材料为明胶，近年来也有用甲基纤维素、淀粉等高分子材料制备胶囊，以改善胶囊的溶解和释药性能。

胶囊剂按照其囊材不同，胶囊剂可分为硬胶囊剂和软胶囊剂；按照胶囊剂的释药性能不同，可将其分为速释胶囊、缓释胶囊、控释胶囊和肠溶胶囊；按照胶囊剂的给药途径和释放部位不同，还可将药物制成结肠靶向胶囊剂、植入胶囊剂、气雾胶囊剂、直肠胶囊剂和阴道胶囊剂等，以适应医疗上的不同需要。

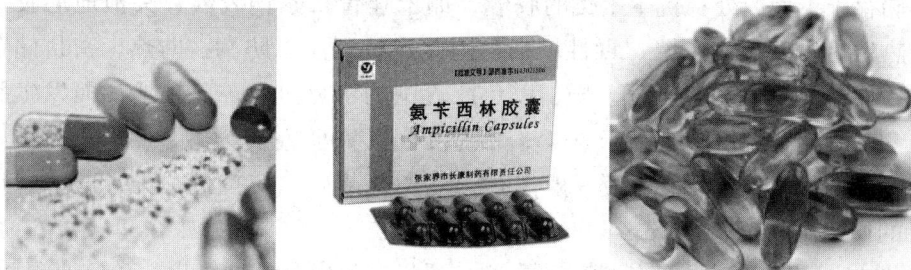

图4-3 胶囊剂

胶囊剂的优点有携带、储存、服用方便，颜色多样，可以印字，整洁、美观，便于识别；可以掩盖药物的不良嗅味，提高药物的稳定性；提高药物生物利用度；可将液体药物做成固体剂型；可制成缓控释制剂；胶囊剂的缺点有不适合吞咽困难的患者，不适合特殊药物的制备。

胶囊剂的质量要求，除了外观应整洁，不得有黏结、变形、渗漏或囊壳破裂现象，并应无异臭以及药典品种项下规定的检验项目外，装量差异限度和崩解时限等均符合中国药典的规定。

（一）胶囊剂的质量变异及原因

由于胶囊壳的主要原料是明胶，若生产或储存条件、运输方式不当及受温湿度的影响，可能会出现一些质量变异现象，如霉变、有异臭、脆裂、漏粉、溢漏、吸潮或受热后黏软变形、膨胀、囊壁面浑浊失去光泽等变异现象。

1. 霉变、异臭 含有中药、脏器、蛋白质等成分的胶囊剂，吸潮受热后易出现霉变、异臭等变异现象，使药物质量严重受损。

2. 脆裂、漏粉 硬胶囊在生产过程中由于过于干燥和胶囊内填充药物过多，储存时湿度过低或过于干燥，运输及搬运过程中剧烈震动，胶囊填充药物过程中不严实或装瓶包装时填充胶囊过多等因素，均可造成胶囊破裂而漏粉。

3. 溢漏 一般情况下，软胶囊剂在制备过程中若操作不规范、生产条件不符合要求或受温湿度等因素影响，会导致囊内液体出现溢漏现象。溢漏会使软胶囊剂受到污染、发生氧化而变质。

4. 黏软变形、膨胀、囊壁面浑浊失去光泽 硬胶囊剂或软胶囊剂在包装不严或储存时由于防潮、防热措施不当，胶囊剂会因吸潮、受热而发生黏软、变形、膨胀、囊壁面浑浊失去光泽等现象。

（二）胶囊剂的储存与养护

一般情况下，不同的胶囊剂所含主药不同，胶囊剂在储存与养护时应以防潮、防热为主，可密封储存于干燥阴凉处，同时结合主药的特性，考虑具体的储存养护方法。

1. 防潮、防热　含有中药、脏器、蛋白质等成分的胶囊剂，如羚羊角胶囊、蜂王浆胶囊等吸潮、受热后易霉变、生虫、发臭，较之普通的胶囊剂更应该密封、防潮、防热，储存于干燥凉处；抗生素类的胶囊，如苯唑青霉素钠胶囊、头孢地尼胶囊等吸潮、受热后易出现效价下降、毒性增强。因此应特别注意防潮、防热，密封储存于干燥凉暗处保存。但也不宜过分干燥，以免胶囊中的水分过少、脆性增加而发生脆裂漏粉。胶囊剂的储存温度不宜高于30℃，相对湿度以70%左右为宜，储存1年后应检查其溶出度。另外，抗生素类胶囊一般都有"效期"规定，应按照"先产先出、近效期先出"的原则出库。

2. 避光　凡主药对光线敏感的胶囊剂，遇光有效成分易被氧化，颜色变深而失效，因此应注意避光储存于干燥阴凉处。

实例分析

实例　胃可舒为抗酸药及抗溃疡病药。每100g内含氢氧化铝40g、碳酸钙25g、碳酸氢钠20g、颠茄浸膏0.25g、薄荷油0.289ml。久储，本品组分中的氢氧化铝受潮后制酸力降低，碳酸氢钠吸潮后分解成碳酸钠，碱性增强；薄荷油受热后容易挥发。

分析　试分析对该药如何储存保管以保证其质量？

三、散剂

散剂系指原料药物或与适宜的辅料经粉碎、均匀混合制成的干燥粉末状制剂（图4-4）。散剂按照用途不同可分为内服散剂和外用散剂。内服散剂可以直接吞服，亦可用水或其他液体冲服或调服，外用散剂可直接撒布患处，亦可吹入耳、鼻、喉等腔道，亦可用酒等调敷于患处。散剂按照组成不同可分为单散剂和复方散剂。单散剂系由一种药物组成，复方散剂系由两种或两种以上的药物组成。散剂按照剂量不同可分为分剂量散剂和不分剂量散剂。分剂量散剂系按一次剂量包装，患者按包服用，此类散剂内服者较多，不分剂量散剂系以多次使用的总剂量包装，患者根据医嘱自取服用，此类散剂多以外用散剂为主。

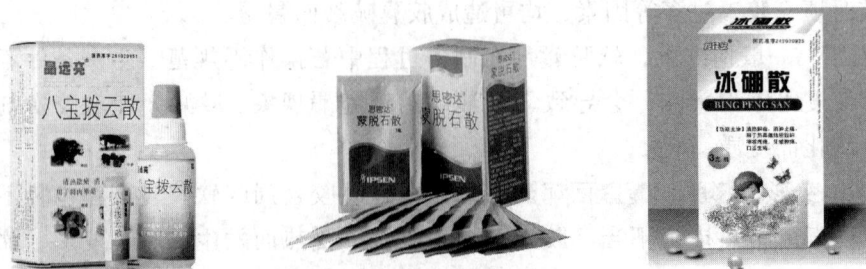

图4-4　散剂

散剂主要有以下特点：易分散，奏效快；制法简便，运输携带方便；剂量可以随意加减，尤其小儿服用很适宜；用于溃疡、外伤流血等，可起到保护黏膜、吸收分泌物及促进凝血作用。但是由于药物粉碎后表面积加大，故其臭味、刺激性及化学活性也相应增加，且某些挥发性成分易散失；一些腐蚀性强的、易吸湿变质的药物一般不宜制成散剂；剂量大的散剂，有时不如片剂、丸剂便于服用，分剂量也很麻烦。

散剂的质量要求：散剂应干燥、疏松、混合均匀、色泽一致。粒度、装量、干燥失重、微生物限度等均应符合《中国药典》2020年版的规定。

（一）散剂的质量变异及原因

1. 吸潮 由于药物粉碎后表面积增大，因此散剂的吸湿性相比原料药较大，特别是复方散剂更容易吸潮。因包装或储存养护方法不当，散剂中药物粉末吸潮后会出现药物结块、变质、微生物污染、分解或药品效价降低等变化，有些散剂中的极性基团易于水结合形成氢键，有些散剂中的碱金属或碱金属盐易于水分子形成极性分子等原因，导致散剂很容易吸潮变质。因此，在散剂的储存养护中，应注意防潮。

2. 变色 有些散剂，因包装或储存养护方法不当，在遇到光、热、空气、吸潮后易出现氧化、分解、变色。变色后的药物，可能出现毒性增加、效价降低等情况，故不能再供药用。

3. 异臭、异味 有些散剂因其主药含有生物制品成分，在受热、吸潮后可出现异臭和异味，如胃蛋白酶散、复方胰酶散等；有些散剂主药性质不稳定，吸潮受热后发生分解产生相应的臭气和异味。如氨茶碱散剂吸潮和吸收空气中的二氧化碳后会放出强烈的氨臭。

4. 挥发 有些散剂内含有挥发性成分，如薄荷脑、冰片、薄荷油、樟脑等，在药品储存时间过长或受热后易挥发，使药物含量减少而影响其药效，甚至可能出现串味、燃烧等现象。

5. 分层 有些散剂包装不满、不严、容器中空隙较大，在运输过程中由于各成分密度不同，受震动的影响，使密度不同的成分发生流动，密度大的下沉，而发生分层现象，破坏了散剂的均匀性，造成用药剂量不准，从而影响药品疗效。

6. 虫蛀、霉变 含有淀粉、胶质、蛋白质、糖类或生化药品的散剂，吸潮后容易发生虫蛀、霉变，还可能出现结块、变色、异臭、异味等现象。中药散剂吸潮后尤易发生虫蛀、霉变。

7. 微生物污染 散剂在制备、包装、储存过程中，杂菌和霉菌的污染情况往往比其他制剂容易发生且更严重，尤其是中药散剂染菌更为突出，有时每克散剂中含杂菌数可高达数千万个至几亿个。微生物污染除造成散剂质量问题外，还可对患者造成严重危害。

（二）散剂的储存养护

散剂在储存过程中，空气、温度、湿度、光线

请你想一想

有哪些环境因素会对药品质量变异造成影响？

及微生物等对其质量都是有一定的影响，其中以湿度影响最大。因为散剂的分散度比一般原料药大得多，其吸湿性也比较显著，吸潮后散剂可发生湿润、失去流动性、结块等物理变化，变色、变质和效价降低等化学变化，以及微生物污染等生物变化。因此在散剂的储存保管中防潮是关键。

一般散剂均应在干燥处密闭保存，同时还要结合药物的性质、散剂的包装特点等来综合考虑具体保管方法。

1. 防潮　特别是含吸湿组分或加糖的散剂更易吸湿，要特别注意防潮，经常作重点检查，对吸潮剂也须定期检查，并及时更换。纸质包装的散剂不仅容易吸潮，而且容易破裂，除应严格注意防潮外，还应避免重压、撞击，并注意防止虫蛀、鼠咬。塑料薄膜包装的散剂虽较纸质包装的散剂稳定，但仍需注意防潮，尤其在潮热地区，且不宜久储。

2. 避光　有些散剂含有遇光易变质的成分，如含磺胺类药物的散剂遇光线照射后逐渐变色失效，应避光、密封在干燥处保存。

3. 防热　含糖粉散剂、中药散剂或生化药品散剂，吸潮受热易发生虫蛀、霉变现象。含挥发性药物及含结晶水药物成分的散剂，受热后更容易挥发散失，造成药效降低。这些药物应特别注意防热，应密封在容器中置干燥凉处保存。

4. 隔离存放　有特殊臭味的散剂应与其他药品隔开存放，以防串味。内服散剂和外用散剂应分区、分库储存。特殊药品散剂应专柜或专库储存、储存于密闭容器，必要时加入吸潮剂存放。

散剂在储存过程中若发生外观明显变色、产生异臭异味、明显吸潮结块或发霉生虫、包装严重破损、漏粉等变异情况之一者，即不可再供药用。

你知道吗

《中国药典》2020 年版（一部）"凡例"贮藏项下的规定，系对药品贮藏与保管的基本要求，一般以下列名词术语表示（如贮藏项未规定贮存温度的系指常温）：

遮光：系指用不透光的容器包装，例如棕色容器或黑色包装材料包裹的无色透明、半透明容器。

阴凉处：系指不超过 20℃ 的环境。

凉暗处：系指避光并不超过 20℃ 的环境。

冷处：系指 2～10℃ 的环境。

常温：系指 10～30℃ 的环境。

四、颗粒剂

颗粒剂是指原料药物与适宜的辅料制成具有一定粒度的干燥颗粒状的制剂（图 4-5）。颗粒剂可分为水溶性颗粒、酒溶性颗粒、混悬型颗粒、泡腾颗粒、肠溶颗粒、缓释颗粒和控释颗粒等。供口服用，曾称之为冲剂或冲服剂。

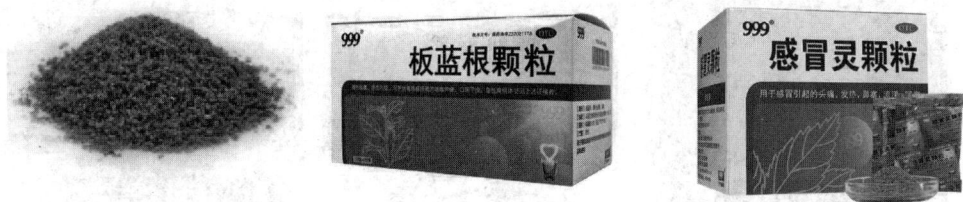

图 4-5 颗粒剂

颗粒剂主要有以下的特点：继承了传统汤剂吸收快、作用迅速的优点，又克服了汤剂服用量大、易霉变等缺点；可根据需要加入矫味剂、芳香剂，以掩盖药物不良气味，便于服用；颗粒剂适于工业化生产，飞扬性、附着性小，产品质量稳定；体积小、携带、运输、储存方便；辅料加入量大，吸湿性较强，因此应注意包装材料的选择、控制储存与运输条件，同时，颗粒剂成本较高，无法随证加减。

颗粒剂的质量要求：应干燥、颗粒均匀、色泽一致，无吸潮、结块、潮解等现象；溶出度、释放度、含量均匀度、微生物限度等应符合要求。

（一）颗粒剂的质量变异及其原因

颗粒剂与散剂一样，比表面积较大，吸湿性和风化性都比较显著，极易产生潮解、结块、变色、分解、霉变等变质现象，严重时会影响药品的质量和用药的安全性。因此，颗粒剂的包装一般都用复合膜包装。

（二）颗粒剂的储存保管

颗粒剂保管贮存和散剂大致相似，首先应注意防潮，也要进行防热和避光保存。

五、栓剂

请你想一想

密闭、密封、熔封或严封的区别？

栓剂是指原料药物与适宜基质制成供腔道给药的固体制剂（图 4-6）。多数用于直肠给药，少数用于尿道、阴道等腔道使用。栓剂在常温下通常为固体，塞入人体腔道后在体温条件下能迅速软化、熔融或溶解于腔道分泌液，逐渐释放药物而产生局部或全身作用。栓剂一般因适用的腔道不同而分为直肠栓、阴道栓、尿道栓、耳用栓和鼻用栓等。目前常用的栓剂是直肠栓和阴道栓。

栓剂常用的基质分为油脂性基质和水溶性基质。栓剂的基质不仅具有载负药物和赋以药物成型的作用，还影响药物的释放、吸收和发挥作用，直接影响药物质量。

栓剂主要有以下特点：用法简便；剂量一定，一枚栓剂为一次剂量；肛门栓可避免肝脏的首过效应；不经胃肠道给药，因而不受胃肠道 pH、酶或细菌的分解破坏，可以较高浓度到达作用部位；栓剂的生产工艺较为简单，易于生产。栓剂吸收不稳定，受压后易变性或折断，遇高温时会发生融化或软化，栓剂基质中的一些成分易变质，一些栓剂易吸湿，所以在储存和携带时要引起注意。

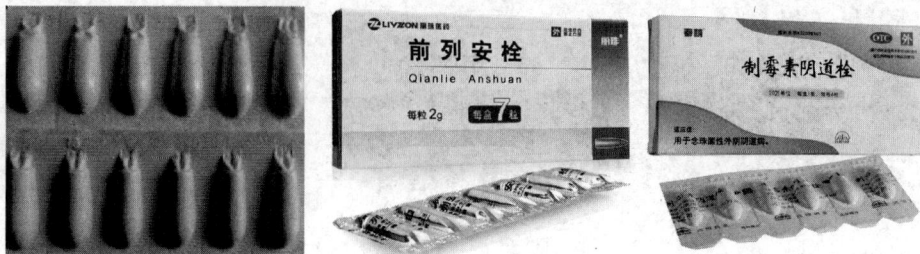

图 4 - 6　栓剂

栓剂的质量要求：外形应完整光滑，塞入腔道后应无刺激性，在体温下应能融化、软化或熔化，具有适宜的硬度；重量差异、融变时限、释放度、微生物限度等应符合规定。

（一）栓剂的质量变异及其原因

1. 软化变形　栓剂由于基质的性质，若储存温度较高或受潮后，均可引起软化变形或融化走油，情况严重则不能供药用。

2. 酸败和腐败　栓剂储存时间过久或密闭不严，受热、温度、光线、空气等外界因素的影响，基质容易分解变质而酸败，并产生较大的刺激性，或因栓剂受到微生物污染、导致微生物大量繁殖而腐败。

3. 出汗　水溶性基质的栓剂具有较强的引湿性，如甘油明胶栓等栓剂，吸潮后表面附有水珠，俗称"出汗"。

4. 外观不透明　栓剂由于生产不当或储存中受潮吸收了水分，水溶性基质的栓剂即变不透明。

5. 干化　由于储存时间太长或气候干燥，栓剂基质中的水分蒸发，使栓剂出现干化现象，使栓剂表面凹凸不平，且颜色深浅不一。

6. 变色　栓剂中的成分因储存时间过长，受到外界空气、温度、水分等外界因素的影响，发生氧化反应，出现变色现象。

🖝实例分析

实例　克霉唑栓系广谱抗真菌药，用于念珠菌性外阴阴道病。本品每枚含主要成分克霉唑0.15g，辅料为硬脂酸聚烃氧（40）脂、聚乙二醇1500、甘油、聚山梨脂80、纯化水，为乳白色至微黄色的栓。储存时较不易变质，但遇热易软化变形，甚至溶化。

分析　试分析对该药如何储存保管以保证其质量？

（二）栓剂的储存养护

栓剂由于基质的特性，易受温度、湿度的影响而发生融化走油、软化变形等质量变异现象，因此栓剂在储存期间，应充分注意防热、防潮，具体保管方法如下。

1. 栓剂一般应在30℃以下密闭储存，防止因受热、受潮而变形、发霉、变质。

2. 避免重压，并且储存时间不宜过长，以免腐败、酸败。

3. 储存养护中还应注意清洁卫生，防止异物、微生物的污染。

4. 水溶性基质的栓剂引湿性强，吸潮后容易发生不透明和出汗的现象，气候干燥时又易干化变硬，故应密闭（如装入玻璃瓶中密塞），于凉处储存。

5. 对受热易融化，遇光易变色的栓剂，如聚维酮碘栓、联苯苄唑栓等栓剂，应密闭、避光，在凉处储存。

栓剂在储存中若出现软化、变形、融化、出汗、干化、酸败、霉变、外观不透明、有明显的花纹和斑点、色泽不一致等现象之一者，即不可再供药用。

目标检测

一、单选题

1. 一般储存片剂的库房相对湿度应控制在（　　）为宜。

　　A. 25% ~ 50%　　　B. 35% ~ 75%　　　C. 45% ~ 70%　　　D. 30% ~ 70%

2. 维生素 AD 胶丸储存保管时应（　　）

　　A. 防潮　　　　　B. 避光　　　　　C. 防霉　　　　　D. 防热

3. 薄荷脑、冰片等久储或受热后易出现（　　）现象。

　　A. 异臭　　　　　B. 分层　　　　　C. 挥发　　　　　D. 变色

4. 含遇光变质药品的散剂储存方法（　　）

　　A. 隔离存放　　　　　　　　　　B. 防潮

　　C. 干燥阴凉处　　　　　　　　　D. 避光、密封在干燥处

5. 栓剂由于储存时间太长或气候干燥，栓剂基质中的水分蒸发，使栓剂出现（　　）现象。

　　A. 软化　　　　　B. 出汗　　　　　C. 干化　　　　　D. 酸败

二、多选题

1. 一般压制片的质量变异现象有（　　）

　　A. 裂片、松片　　B. 飞边、毛边　　C. 发霉、虫蛀　　D. 麻面

2. 包衣片的质量变异现象有（　　）

　　A. 褪色　　　　　B. 花斑、色泽不均　C. 露边、麻面　　D. 片心变色

3. 片剂的储藏保管应做到（　　）

　　A. 密闭　　　　　B. 干燥处储存　　C. 防热　　　　　D. 防潮

4. 胶囊剂出现（　　）时，则不得供药用

　　A. 吸潮　　　　　B. 粘连　　　　　C. 发霉　　　　　D. 酸败

5. 纸质包装的散剂储存保管方法（　　）

　　A. 不易久储　　　B. 防潮　　　　　C. 防虫　　　　　D. 防鼠

6. 栓剂的储藏保管应做到（ ）

  A. 防潮   B. 一般应在 30℃以下密闭保存

  C. 防热   D. 不易久储

三、思考题

1. 简述散剂常见的质量变异现象及保管方法。

2. 简述湿热对胶囊剂会产生哪些影响？

书网融合……

    微课   自测题

PPT

学习目标

知识要求

1. **掌握** 掌握软膏剂、乳膏剂、糊剂和眼用半固体制剂的质量要求，各剂型常见的质量变异现象，以及不同类型药品的正确储存养护方法。

2. **熟悉** 软膏剂、乳膏剂、糊剂和眼用半固体制剂质量变异产生的原因。

3. **了解** 软膏剂、乳膏剂、糊剂和眼用半固体制剂质量验收的检查项目。

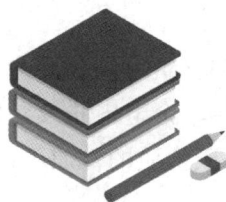

能力要求

能根据软膏剂、乳膏剂、糊剂和眼用半固体制剂的不同类型药品的特点，规范储存养护药品。

实例分析

实例 复方酮康唑软膏属咪唑类抗真菌药，主要成份为酮康唑、丙酸氯倍他索和硫酸新霉素等。本品为乳剂型基质的白色或类白色软膏。

分析 试分析该药品如何储存保管？

一、软膏剂、乳膏剂、糊剂和眼用半固体制剂的含义、分类、特点及质量要求

软膏剂是指原料药物与油脂性或水溶性基质混合制成的均匀的半固体外用制剂。按药物在基质中的分散状态不同可分为溶液型软膏剂和混悬型软膏剂（图4-7）。

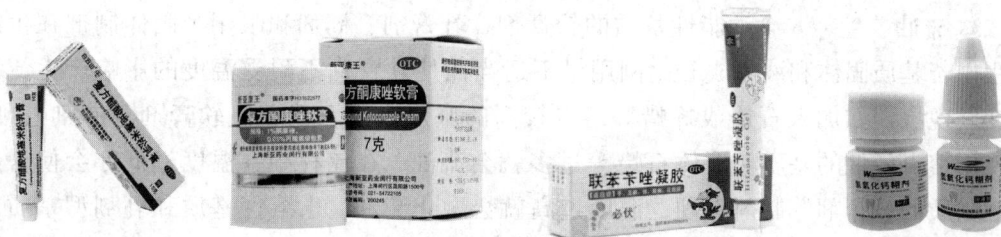

图4-7 软膏剂、糊剂

乳膏剂是指原料药物溶解或分散于乳状液型基质中形成的半固体外用制剂。乳膏剂由于基质不同，可分为水包油型乳膏剂和油包水型乳膏剂。

糊剂是指大量固体粉末（一般25%以上）均匀地分散在适宜的基质中所组成的半固体外用制剂。可分为单相含水凝胶性糊剂和脂肪糊剂。

眼用半固体制剂包括眼膏剂、眼用乳膏剂和眼用凝胶剂。眼膏剂是指由药物与适宜基质均匀混合，制成溶液型或混悬型膏状的无菌眼用半固体制剂。眼用乳膏剂是指由药物与适宜基质均匀混合，制成乳膏状的无菌眼用半固体制剂。眼用凝胶剂是指由药物与适宜辅料制成无菌凝胶状的眼用半固体制剂。

软膏剂、乳膏剂、糊剂和眼用半固体制剂涂布于皮肤或黏膜，能使药物在长时间内紧贴、黏附或铺展在用药部位，发挥药物的作用。

软膏剂、乳膏剂、糊剂和眼用半固体制剂是由主药和基质两部分组成。基质为主药的赋形剂，常温下为半固体，具有一定的稠度、粘着性及涂展性。涂于皮肤及黏膜后，能软化或融化而逐渐释放出药物，呈现出缓和的疗效，同时由于基质的性质不同，亦能影响主药疗效的发挥。

软膏剂、乳膏剂、糊剂和眼用半固体制剂的质量要求：基质均匀、细腻、无刺激性，黏稠度适宜；粒度、装量、无菌检查等应符合规定。

二、软膏剂、乳膏剂、糊剂和眼用半固体制剂的质量变异及原因

请你想一想

含油脂性基质的软膏剂可能出现哪些质量变异现象？

制备软膏剂、乳膏剂、糊剂和眼用半固体制剂的方法不当或保管不善，不但主药变质，而且基质也会产生变异而使软膏剂等制剂变质，在储存期可能发生：发硬、融化流油、分离、霉变、酸败、变色、变质等质量变异情况。

1. 酸败和异臭 用植物油或脂肪性基质制成的软膏剂、乳膏剂、糊剂和眼用半固体制剂，储存时受到光线、温度、空气、微生物的影响能发生酸败，产生不适的异臭，当含水量过多或储存温度过高时，就更容易发生。

2. 变色 某些含有不稳定药物成分的软膏剂，储存时易受空气、光线、温度、容器等因素的影响易发生氧化反应而变色。

3. 流油、发硬 含油脂性基质的软膏剂、乳膏剂、糊剂和眼用半固体制剂在生产过程中若基质固体和液体成分比例用量不适当而使软膏剂不耐受温度的影响产生流油和变硬现象。如加入石蜡或蜂蜡等熔点较高的基质过多，就会使软膏剂等制剂发硬，而使用熔点较低的基质如液体石蜡等过多就会流油。在储存中，温度过低亦会使含油脂性基质的软膏剂等制剂发硬，温度过高就会融化流油。水溶性基质和乳剂型基质制成的软膏剂等制剂，久储或温度过高水分蒸发，亦可使此类半固体制剂发硬，甚至干裂。

4. 油水分离 用乳剂型基质、水溶性基质制成的软膏剂等制剂，储存时间过长、

受冻或剧烈振动后易因乳析或破裂而产生油水分离现象，失去均匀性。含不溶性药物的油脂性基质的软膏剂等制剂，受热后基质熔化变稀，药物易沉于底部而分离。

5. 霉变 含乳剂型基质、水溶性基质、中药成分的软膏剂等制剂，由于含水分较多，防腐力差，在微生物、空气、温度等因素的影响下，易产生霉变现象并出现异臭。

6. 变质失效 软膏剂等制剂中的药物与基质、药物与容器之间起化学作用，或药物受空气、光线、温度、湿度等影响，均可使药品变质失效。变质后的软膏剂还会增加药物的毒性和刺激性。

你知道吗

软膏剂、乳膏剂、糊剂和眼用半固体制剂的质量验收

外观检查：均匀细腻、色泽一致、黏稠性适当、易于涂布、无刺激性，无异物，无熔化、流油、发硬、变色、分离、异臭、酸败、霉变等。

包装检查：包装完好，名称、批号、数量等相符，封口、印字等符合要求，溢漏检查合格，无漏药现象。

其他检查：软膏剂、乳膏剂、糊剂——粒度检查，装量检查，微生物限度检查，用于烧伤或严重创伤的制剂还应作无菌检查。

眼用半固体制剂——粒度检查，金属性异物检查，装量检查，微生物限度检查。

三、软膏剂、乳膏剂、糊剂和眼用半固体制剂的储存与养护

软膏剂、乳膏剂、糊剂和眼用半固体制剂在储存期间的稳定性，与其基质、药物的性质、储存的条件（温度、光线、湿度）、容器和包装形式等有关。用凡士林作为基质的软膏剂等制剂一般比较稳定，但若含有某些不稳定的药物，亦容易变质。用动植物油脂作为基质的软膏剂等制剂易于酸败，光线、空气、温度等均能促使其酸败，故不易保存。乳剂型基质、水溶性基质的软膏剂等制剂不稳定，如系用塑料管包装，久储后易失水或霉败。因此，软膏剂等制剂应根据药物和基质的性质，结合包装容器的特点进行保管。

一般软膏剂应遮光密封贮存；糊剂应避光密闭贮存：置25℃以下贮存，不得冷冻；乳膏剂应遮光密封，温度控制在25℃以下保存；眼用半固体制剂应避光密封储存。乳剂型基质和水溶性基质制成的软膏剂等制剂，冬季还应防冻，夏季则应避热保存，以免水分与基质分离，失去其均匀性。

软膏剂、乳膏剂、糊剂和眼用半固体制剂中含有不稳定的药物或基质时，除应根据它们的性质加强保管外，还应掌握"先产先出"，避免久储。

具有特殊臭味的软膏剂、乳膏剂、糊剂和眼用半固体制剂，如硫磺软膏、松馏油软膏、盐酸金霉素鱼肝油软膏等，应置凉处，并与一般药物隔离存放，以防串味。

眼膏剂的包装已经过灭菌，保管中不应随便开启，以防微生物污染。

表4-2　软膏剂、乳膏剂、糊剂和眼用半固体制剂不同包装容器的产品在保管中的注意事项

包装容器	注意事项
锡管装	在储运过程中防止重压，堆码不宜过高，以防锡管受压发生变形或破裂
塑料管装	装有水溶性基质的软膏剂等制剂在南方潮热地区多不稳定，储存中应注意避光，避免重压和久储
玻璃管装	注意避光，防止重摔，不得倒置横放，以免破碎、流油
金属或塑料装	防止重压，不得倒置横放，以免包装变形、流油

软膏剂、乳膏剂、糊剂和眼用半固体制剂在储存过程中若出现变色、流油、明显分层、发硬、异臭、酸败、霉变等现象，则不可供药用。

目标检测

一、单选题

1. 在储存保管过程中，不需要密封保存药品剂型是（　　　）

　　A. 颗粒剂　　　　　　　　　　　　B. 栓剂

　　C. 片剂　　　　　　　　　　　　　D. 注射用无菌粉末

2. 在储存过程中，不宜较长时间储存在湿度较低的环境中的药物剂型是（　　　）

　　A. 片剂　　　　　B. 胶囊剂　　　　C. 散剂　　　　D. 栓剂

3. 乳膏剂的储存温度一般是（　　　）

　　A. 2~10℃　　　B. 25℃以下　　　C. 40℃以下　　　D. 0~40℃

4. 在储存过程中，温度过低亦会使含油脂性基质的软膏剂等制剂发硬，温度过高就会熔化（　　　）

　　A. 酸败　　　　　B. 分离　　　　　C. 干裂　　　　D. 流油

5. （　　　）遇光颜色变暗

　　A. 磺胺类软膏剂　　　　　　　　　B. 水杨酸类软膏剂

　　C. 氯化铵基汞眼膏　　　　　　　　D. 抗菌素类软膏剂

6. 避孕药膏中的醋酸苯汞因基质含水，易于（　　　）

　　A. 发霉　　　　　B. 酸败　　　　　C. 分离　　　　D. 分解失效

二、多选题

1. 软膏剂、乳膏剂、糊剂和眼用半固体制剂质量要求（　　　）

　　A. 基质均匀　　　B. 细腻　　　　　C. 无刺激性　　　D. 黏稠度适宜

2. 软膏剂、乳膏剂、糊剂和眼用半固体制剂质量变异现象有（　　　）

　　A. 发硬　　　　　B. 变色　　　　　C. 生霉　　　　D. 虫蛀

3. 一般软膏剂、糊剂的储存保管方法（　　　）

　　A. 密闭　　　　　B. 遮光　　　　　C. 干燥凉处保存　　D. 密封

三、思考题

1. 水溶性基质的软膏剂可能出现哪些质量变异现象？是什么原因引起的？
2. 软膏剂、乳膏剂、糊剂和眼用半固体制剂的储存保管的方法有哪些？

书网融合……

微课　　　　自测题

▶▶ 项目五 液体制剂

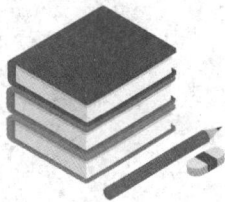

学习目标

知识要求

1. **掌握** 糖浆剂的质量要求，糖浆剂、水剂类和含乙醇药剂的质量变异现象，以及不同类型药品的正确储存养护方法。

2. **熟悉** 糖浆剂、水剂类和含乙醇药剂质量变异产生的原因；气雾剂、粉雾剂、喷雾剂质量变异现象及正确储存的养护方法。

3. **了解** 水剂类、糖浆剂和含乙醇药剂、气雾剂、粉雾剂、喷雾剂质量验收的检查项目。

能力要求

能根据糖浆剂、水剂类、和含乙醇药剂的特点，规范储存养护药品。

📖 实例分析

实例 磷酸可待因糖浆系镇痛药、镇咳药，含糖量65%（g/ml），本品主药遇光易变质。

分析 请分析应如何储存？

液体药剂系指药物分散在适宜的分散介质中制成的液体形态的药剂。可供内服或外用。液体药剂中的药物可以以分子状态或微粒状态分散在介质中，从而形成均相的或非均相的液体药剂。液体药剂中药物粒子分散的程度与药剂的药效、稳定性和毒副作用密切相关。不同分散状态的液体药剂，要用到不同的制备方法。

液体药剂的优点：药物在介质中的分散度大，与人体的接触面积大，故吸收快，起效迅速，生物利用度较高；可避免局部药物浓度过高，从而减少某些药物对人体的刺激性；给药途径多，既可用于内服，亦可外用于皮肤、黏膜和人体腔道；便于分取剂量；用药方便，特别适用于婴幼儿和老年患者。液体药剂的缺点：药物分散度大，同时受分散介质的影响，化学稳定性较差，易引起药物的分解失效；水性液体药剂易霉败，需加入防腐剂；非均相液体药剂存在不稳定的倾向；体积较大，携带、运输、贮存不方便。

液体药剂的质量要求：溶液型应澄明，乳浊液型或混悬液型的分散相小而均匀，振摇时可均匀分散；分散介质最好用水；其次为乙醇，最后考虑其他毒性较小的有机溶剂；浓度准确、质量稳定、久贮不变；内服的应适口，外用的无刺激性；制剂本身具有一定的防腐能力；包装容器大小适宜，便于病人服用。

一、糖浆剂

糖浆剂是指含有药物、药材提取物或芳香物质的浓蔗糖水溶液，供口服应用（图4-8）。根据糖浆剂的组成和用途不同，可分为单糖浆、药用糖浆和芳香糖浆。

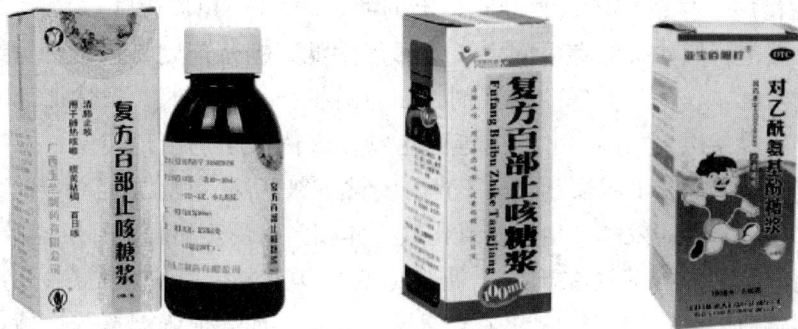

图4-8　糖浆剂

糖浆剂具有味甜、服用量小、服用方便、吸收快等特点，能掩盖药物的苦、咸等不适气味，改善口感，利于服用，受儿童患者欢迎。但糖浆剂含糖量高，不适合糖尿病等患者使用。糖浆剂因含糖等营养成分，在制备和储存过程中易滋生微生物而霉败变质，故应注意采取适当的防腐措施，通常情况下要加入适当的防腐剂。

糖浆剂的质量要求：糖浆应澄清，不得有酸败、异臭、产生气体或其他变质现象；相对密度、pH值、装量及微生物限度等应符合要求。

（一）糖浆剂的质量变异及原因

糖浆剂的质量变异现象：霉变、沉淀、变色、产气、包装瓶变形等。

1. 霉变　糖浆剂在生产制备过程中被空气中的霉菌、酵母菌等其他微生物污染后均可导致糖浆剂的霉变或发酵，以致引起糖浆的变质。霉变的主要原因有：药材不纯净、蔗糖质量不符合药用标准、含糖浓度较低、制备不当、环境不洁、包装不善或储存时受温度、光线的影响而变质。

2. 沉淀　糖浆剂在储存过程中可会出现浑浊或沉淀，其主要原因有：蔗糖的质量不符合药用要求、糖浆剂中所用的浸出浓缩物、流浸膏、浸膏等原料中含高分子杂质呈不稳定的胶体状态形成固体粒子而呈现浑浊或沉淀、含糖浓度低致使糖浆酸败、配伍不当等。

3. 变色　变色多出现于有着色剂的糖浆，主要是由于色素本身起了变化，如色素遇还原性药物或在光线作用下逐渐褪色。此外，糖浆剂（特别是酸性糖浆）在制备时加热过久或储存温度过高，由于转化糖量的增加，亦会使糖浆颜色变深变暗。

4. 酸败和产生气体　含糖浓度低的糖浆剂，容易繁殖微生物，微生物的新陈代谢会将糖浆剂逐渐分解，导致糖浆剂酸败并产生大量气体，同时还会出现浑浊、变酸、瓶塞胀出等现象。

（二）糖浆剂的储存养护

1. 一般储存方法 糖浆剂应密封储存，若储存条件不适宜，水分、热、光线均能导致糖浆剂产生霉变、酸败、产生气体和变色等质量变异现象。因此，糖浆剂应注意密封，30℃以下避光保存。

2. 防霉措施 含糖80%（g/ml）以上的糖浆剂，本身具有良好的防腐作用，微生物不易生长繁殖，但如果储存时间太长或温度太低，糖浆剂则易析出蔗糖结晶，影响糖浆剂的澄明度。含糖浓度低的糖浆剂，如川贝枇杷止咳糖浆，虽然加入了一定量的防腐剂，仍然容易滋生霉菌、酵母菌等微生物，致使糖浆剂出现霉变、发酵等质变现象。在储存养护期间，如糖浆剂包装不严、受热或被污染，则仍然会出现霉变、发酵，甚至变酸、发臭，有时发酵产生的二氧化碳气体较多，受热膨胀，可使容器爆破。

糖浆剂的储藏养护关键在于防止糖浆霉变，其主要措施应以防热、防污染为主。如在南方湿热地区温度较高，应置阴凉通风处保存，或采取降温措施；梅雨季节需加强养护和检查，防止因包装不严出现霉变现象的发生。此外，应掌握"先产先出、近效期先出"加速流通，不宜久储。

3. 沉淀的处理 糖浆剂在储存过程中会出现浑浊或沉淀。如含少量沉淀物，摇匀后能均匀分散者，则仍可供药用。若糖浆剂变质产生浑浊或沉淀，则不可再供药用。

4. 防冻问题 一般来讲，含糖量在60%（g/ml）以上的药用糖浆在-21.5℃的低温下一般不冻结。这主要是因为药用糖浆除含糖外，还含有流浸膏、酊剂或其他化学药物，有的还含有乙醇、甘油或其他多元醇、防腐剂等作稳定剂，这些都是降低冰点的重要因素，所以其冰点远远低于含糖量60%（g/ml）的单纯蔗糖溶液。含糖量在60%（g/ml）以上的药用糖浆虽然多数在-25℃的低温情况下发生冻结，但一般仅呈凝冻状态，质地松软，亦没有包装破裂现象，当放置室温中即可全部自行解冻，和留样对比没有显著区别和变化，亦无蔗糖析出的不溶现象。因此，药用糖浆含糖量在60%（g/ml）以上的，一般可不防冻，个别特冷地区可根据情况确定；含糖60%（g/ml）以下的制剂，则应根据处方及各地气温情况，考虑是否需要防冻。

请你想一想

无味氯霉素干糖浆系干糖浆制剂，为淡黄色干燥颗粒，易吸湿潮解，结块发霉，若包装封口不严或包装材料选用不当则易透湿，会加速药物变质。请问作为一名药品保管员，你如何储存养护此类药品？

若糖浆剂遇冷受冻，一般可置室温中自行解冻，受冻严重者，可置温水中缓缓融化，解冻后恢复澄清者仍可供药用。

糖浆剂在储存过程中如出现发霉、酸败，浑浊、沉淀、有杂质异物，且沉淀系无效物或对病人服用不利，或出现渗漏现象，瓶外有糖浆痕迹等情况者即不可供药用。

二、水剂类

水剂类药品是以水为溶剂，或药物混悬于水中而制成的各种制剂。它是液体制剂中应用比较广泛的剂型，包括：溶液剂、芳香水剂、混悬剂、乳剂、合剂、滴眼剂、滴鼻剂、滴耳剂、洗剂、凝胶剂等。

溶液剂一般指化学药物的内服或外用的澄明溶液，以分子或离子状态分散，溶剂大多为水，少数为醇或油，如硝酸甘油溶液等。可供内服、外用或环境卫生用（图4-9）。大多数药物制成溶液剂后稳定性较差，易氧化、水解、霉变、沉淀等，因此对其包装材料的要求比固体制剂严格。

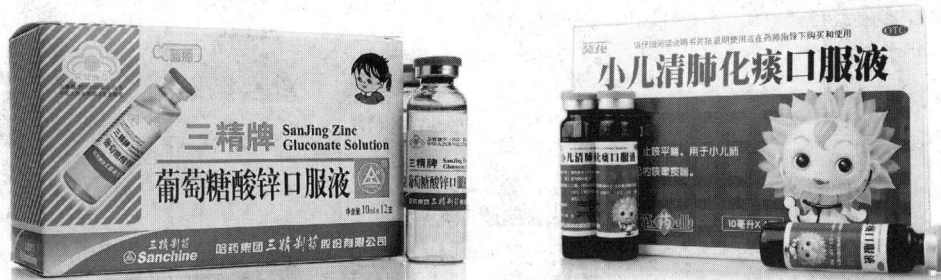

图4-9 口服液

混悬剂指难溶性固体药物粉末，以 $0.5 \sim 50 \mu m$ 大小的微粒分散在溶剂中，所制成的非均相分散系的液体药剂（图4-10）。混悬剂在口服、外用、注射、滴眼、气雾以及控释等长效制剂中均有应用。

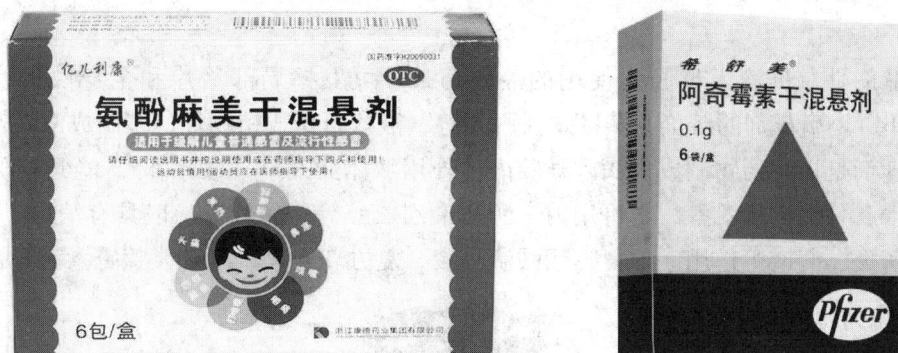

图4-10 干混悬剂

芳香水剂指芳香挥发性药物（多为挥发油）的饱和或近饱和的澄明水溶液，常作矫味剂、芳香分散剂用，如氯仿水、薄荷水等。芳香性植物药材用水蒸馏法制成的含芳香性成分的澄明馏出液，称为露剂或药露，如金银花露（图4-11）等。

乳剂系指两种不相混溶的液体，经过乳化构成不均匀的分散系，其中一种液体以小液滴分散在另一液体中，前者称为分散相，后者称为分散媒。两者互不相溶，通常称为油相和水相。乳剂有两种类型：水包油型乳剂和油包水型乳剂。乳剂可供内服、外用、注射等。

合剂系指含有一种或一种以上的可溶性药物或不溶性固体药物粉末的澄明液或混悬液（图4-12）。在临床上除滴剂外，所有的内服液体制剂都属于合剂。合剂中的药物可以是化学药物也可以是中药材提取物。合剂主要以水为溶剂，有时为了溶解药物可加少量的乙醇。合剂按分散系统的不同可分为：溶液型合剂（如三溴合剂）、胶体液型合剂（如胃蛋白酶合剂）、混悬液型合剂（如复方甘草合剂）。

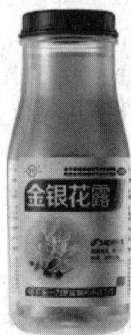

图4-11　露剂

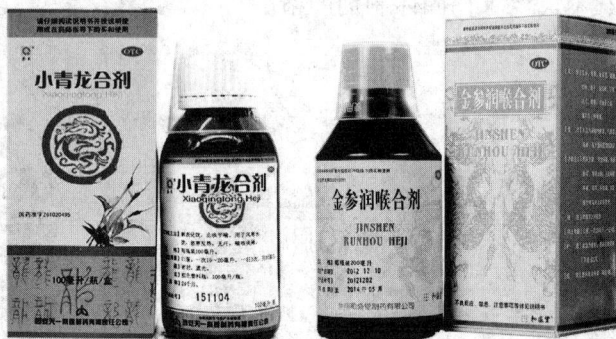

图4-12　合剂

滴眼剂系指将药物制成供滴眼用的澄明溶液或混悬液。通常以水为溶剂，极少使用油。一般作为消炎杀菌、收敛、散瞳缩瞳、降低眼压、诊断或局部麻醉之用，也有用作润滑或代替泪液（图4-13）。滴眼剂种类有真溶液、胶体溶液混悬液、乳浊液等，其中以真溶液为主，如氯霉素滴眼液等，也有个别混悬液型，如醋酸可的松滴眼液。

滴鼻剂是专供滴入鼻腔内使用的液体药剂，可发挥局部治疗和全身性治疗作用（图4-14）。滴鼻剂的溶剂为蒸馏水、丙二醇、液状石蜡或植物油，多制成溶液剂。

滴耳剂是指将药物制成供滴入耳腔内的外用液体药剂（图4-15）。滴耳剂的常用溶剂为水、甘油、稀乙醇，也可用丙二醇、聚乙二醇等。滴耳剂一般具有消毒、止痒、收敛、消炎、润滑等作用。如复方硼酸滴耳液、复方新霉素滴耳剂、氯霉素滴耳剂等。

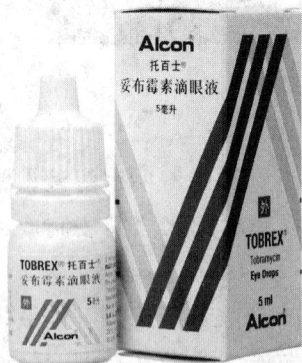

图4-13　滴眼液

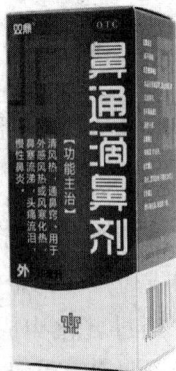

图4-14　滴鼻剂

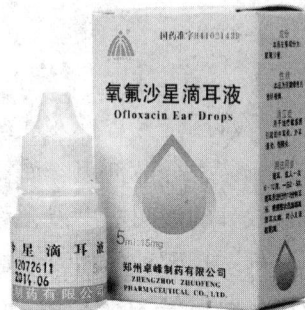

图4-15　滴耳剂

（一）水剂类药品的质量变异及原因

水剂类药品大多以水为主要溶媒，在储存中若因保管养护不当，受各种因素的影响，而发生质量变异的情况很类似，一般有：发霉、沉淀、变色、冻结、药物成分发生物理或化学变化而导致变质、减效和失效等。

1. 发霉　水剂类药品明显的特点是稳定性弱，防腐能力较差。若包装密封不严，又有适宜的温度，则易受霉菌的污染而发霉、发臭，特别是芳香水剂、凝胶剂、乳剂、合剂。滴眼剂也会因容器帽盖不严密而生霉；某些抗菌药物的混悬剂，如磺胺类药物乳剂，由于抗菌谱的范围有限，仍可被不敏感的微生物污染而发生霉变。

2. 沉淀　某些溶液剂、滴眼剂、合剂、芳香水剂等久储后易产生沉淀，其主要原因是药物在水溶液中容易发生水解、氧化等化学反应，或吸收空气中的二氧化碳产生不溶性沉淀。空气、温度、光以及玻璃容器的耐酸、耐碱性也能促进此类现象发生。中药液体制剂久储也易产生沉淀，主要是生产过程中没能将其杂质滤清或沉淀不完全，在储存中逐渐析出的缘故。

3. 变色　有些药物在水剂中，受空气、温度、光的影响，易氧化分解而变色，如磺胺类滴眼剂，遇光颜色变黄变深；盐酸肾上腺素溶液受光和空气影响，极易氧化从粉红色变成棕色再变成棕褐色并产生沉淀。

4. 冻结　水剂类药品在过低温度下或严寒气候时易发生冻结。由于体积膨胀，还会冻裂容器。乳剂、凝胶剂冻结后还会破坏剂型引起分层，解冻后往往不能摇匀恢复原状。

此外，某些水剂中所含的药物成分，在储存中易挥发、氧化、水解，从而减效、变质和失效。如芳香水剂的主要成分、过氧化氢中的氧、氨溶液中的氨等。乳剂发生油水分层、界面膜破坏、油脂酸败等。滴眼剂、滴鼻剂发生澄明度的变化。

（二）水剂类药品的储存保管

水剂类药品一般含药量较低，溶剂为水，因此防腐能力较差，多不稳定，容易发霉变质，有时还会变色、变味、沉淀、分层、挥发、分解等，严冬还会冻结，所以该类药品应密封置于阴凉处，严防污染；发货时应掌握"先产先出、近效期先出"，及时周转，防止久储变质，冬季还要防冻。由于玻璃包装容器易碎，储运时应注意轻拿轻放，以免破裂损坏。

你知道吗

水剂类药品还应根据各自剂型的特点，采取适当的保管方式，具体如表 1 所示：水剂类药品在储存过程中若发生变色、挥发、沉淀、霉变、异臭、异味等外观变化时，即不可再使用。

表 4 – 3　水剂类药品的质量问题与储存要求

剂型	质量问题	储存要求
溶液剂	氧化、分解、沉淀、变色、霉变和产生异臭等	含挥发性成分的溶液剂应避热 遇光易分解的药物应避光，储存于阴凉处 易滋生微生物的药物应封口严密，置于干燥阴凉处 有特臭、刺激性气味的药物应避免与吸附性很强的药品混放，以防串味 对人体有害的各种防腐、消毒药品应与内服药分隔存放
芳香剂	氧化、挥发、霉败、变臭，分解变质等	密封、避光保存在凉处 冬季需防冻，并注意"先产先出"
合剂	变色、异物、沉淀、霉变、酸败等	密闭，置于阴凉处，不宜久储 某些药品（如复方甘草合剂）应避光保存
混悬剂	微粒沉降结块、不易摇匀、微粒变大、霉变等	密封、避光，置阴凉处，注意气温变化
乳剂	分层（乳析）、破裂、油类酸败、染菌等	封口严密，存于阴凉避光处，冬季还应注意防冻
滴眼剂 滴耳剂 滴鼻剂	分解变质、染菌等	一般情况下，滴眼剂应遮光密封储存，包装容器应无菌 滴耳剂和滴鼻剂应密闭储存，不要倒置 注意有效期，"先产先出，近期先出"，不宜久储 冬季还应防冻

三、含乙醇药剂

含乙醇药剂系指用不同浓度的乙醇为溶剂的各种制剂，主要指酊剂（图 4 – 16）、流浸膏剂（图 4 – 17）等，如碘酊、癣药水、颠茄流浸膏及其他含乙醇药剂等。由于乙醇对药材中各成分的溶解能力有一定的选择性，故用适宜浓度的乙醇浸出的药液杂质较少，成分较为纯净，有效成分含量较高，且不易生霉。但乙醇本身有一定药理作用，应用受到一定限制。

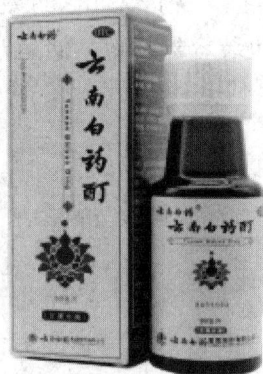

图 4 – 16　酊剂

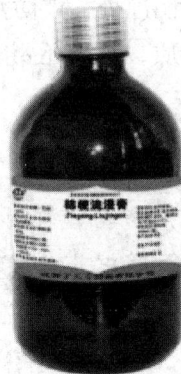

图 4 – 17　流浸膏剂

酊剂系指药物用规定浓度的乙醇浸出或溶解而制成的澄清液体制剂，亦可用流浸膏稀释制成。酊剂的乙醇含量多在40%～90%之间，乙醇含量的高低主要根据药物中所含有效成分的溶解性质而定。

流浸膏剂系指药物用适宜的溶剂浸出有效成分，蒸去部分溶剂，调整浓度至规定标准而制成的液体制剂，除有特别规定外，流浸膏每1ml相当于原药物1g。若以水为溶剂的流浸膏，应酌加20%～50%的乙醇作防腐剂，或沉淀除去某些不溶于稀醇的杂质，以利储存。流浸膏与酊剂中均含醇，但流浸膏的有效成分含量较酊剂高，因此容积、剂量以及溶剂的副作用都较小。流浸膏剂由于浓度较高，除个别品种直接服用外（如益母草流浸膏），一般多用作配制合剂、酊剂、糖浆剂、丸剂及其他制剂的原料。

还有其他一些以不同浓度乙醇为溶剂，乙醇含量较高（60%以上）的成药，如癣药水、牙痛水等。

（一）含乙醇药剂的质量变异及原因

1. 酊剂、流浸膏剂　均为生药的乙醇浸出液，仅含生药的浓度不同，所以它们在贮存过程中发生的质量变异现象亦很相似，主要有：

（1）沉淀　大部分酊剂、流浸膏剂产生沉淀的原因不是由于有效成分的变化，而是由于某些杂质引起的。某些大分子杂质（如树胶、蛋白质等）经提取后，有时会呈胶体状态悬浮在液体中间，刚产生时看起来是透明的，但在储存过程中，胶体微粒可以发生凝结而产生浑浊或沉淀。流浸膏剂含有效成分的浓度一般较酊剂高5倍，比酊剂稠厚，因而储存过程中可能析出的沉淀亦较多。

此外，如果储存时温度过低，亦可使酊剂、流浸膏发生沉淀，这主要是因为药物的溶解度随温度降低而减少，当天暖后即可转为澄清溶液，并不影响使用。在储存过程中如包装不严密及温度高，可使乙醇挥发、药液变浓而发生沉淀，这种情况产生的沉淀一般较多，不仅影响药液的澄清，而且使药液的浓度发生改变。其他如容器玻璃质量较差，在储存期间玻璃表面析出游离碱，而使酊剂或流浸膏剂的pH值改变，或受温度，光线等影响，都可能使之产生沉淀。

（2）变色　含叶绿素的生药所制成的酊剂、流浸膏剂，久储后其绿色渐变为绿褐色，如洋地黄酊、颠茄流浸膏等。光线能促进变色。

（3）效价下降　有些酊剂、流浸膏剂中所含的有效成分不稳定，如洋地黄酊中的强心苷类，麦角酊、麦角流浸膏中的生物碱均易破坏失效。

2. 其他含乙醇药剂　如十滴水、癣药水、牙痛水等含乙醇的成药，均为小包装，瓶塞一般不严密，而所含乙醇的浓度多在60%以上，在储运过程中易挥发渗漏。乙醇挥发后，因溶剂减少，就易使药液发生沉淀或析出药物结晶，甚至全部干涸。

（二）含乙醇药剂的储存养护

含乙醇药剂的保管养护主要是根据乙醇的特点来进行。乙醇本身具有良好的防腐性，并且在冬季不易冻结，但也有较强的挥发性、燃烧性。

　　乙醇本身具有防腐性，所以多数含乙醇药剂在储存中比较稳定，只有少数品种如洋地黄酊、麦角流浸膏等易分解变质。

　　乙醇冰点（液体冻结时的温度）较低不易冻结，且含乙醇量越高，冰点越低，含乙醇量为40%以上的制剂，如大多数酊剂、流浸膏剂等，在冬季储运过程中，一般可以不必防冻。某些生药酊剂，如复方龙胆酊、海葱酊等，在低温下发生大量沉淀，有的药物在低温下能析出结晶，但随温度升高，这些沉淀或结晶能重新溶解，并不影响质量。

　　然而乙醇有较强的挥发性、燃烧性，所以本类制剂主要针对乙醇易挥发、易燃烧的特性加强保管。

　　1. 防热　首先瓶口应密塞，在阴凉处保存。夏季尤其注意防热，不宜堆码过高，注意顶距和灯距。储存过程中，应经常检查有无挥发减量，若有挥发应及时整理，加固包装。

　　2. 防火　含乙醇药剂易燃烧，故储存地点应严禁烟火，杜绝火源、火种，并防止与易燃物品共存一处，以防引起火灾。

　　3. 避光　许多含乙醇药剂的有效成分遇光易变质，如阿片酊（含吗啡）、麦角流浸膏、癣药水（含酚类）等，受日光照射后，能发生沉淀、变色、效价或含量降低等变化。所以，含乙醇药剂一般都应密封在遮光容器内，于阴凉处保存。

　　4. 防久储　易于分解变质的制剂，除应按上述要求进行保管外，还应进行定期检查，严格掌握"先产先出，近期先出"的原则，以防过期失效或久储变质。

　　含乙醇药剂在储存中若出现溶剂或有效成分明显挥发、有严重的沉淀或结晶析出现象、有大量杂质异物、色泽不一致、有变色现象等情形之一者即不再供药用。

你知道吗

家庭小药箱中药品保管注意事项有哪些吗？

　　1. 药品应放在适宜的地方，避免日光直射、高温、潮湿。注意有无发霉变质现象，遇有变质，不得应用。

　　2. 防止小儿误食误用。毒性较大的药品尤应妥善保管。

　　3. 瓶装成药应注意按瓶签说明使用与保管。如糖浆剂、口服液、合剂等易发霉、发酵、变质的瓶装中成药，用多少取多少，只能倒出，不宜再往回倒入，更不宜将瓶口与嘴接触，以免污染；开瓶后要及时用完，未用完的最好放在冰箱内并及时用完。遇有变质，不可再用。

　　4. 注意检查批号、有效期，超过有效期的药品不能使用。零拆药物商品贮放时要贴好标签，写清药名、规格，切勿凭记忆无标签存放。对名称、规格有疑问的药，切勿贸然使用，以免发生意外。

四、气雾剂、粉雾剂、喷雾剂

气雾剂系指药物或药物和附加剂与适宜的抛射剂共同灌封于具有特制阀门系统的耐压容器中，使用时打开阀门，借助抛射剂的压力将内容物呈雾状物喷出，用于肺部吸入或直接喷至腔道黏膜、皮肤的制剂（图4-18）。按内容物组成分类可分为溶液型、乳状型或混悬型气雾剂，按用药途径可分为呼吸道吸入给药、皮肤给药、黏膜或腔道给药等气雾剂，按给药定量与否还可分为定量气雾剂和非定量气雾剂。

粉雾剂系指微粉化的药物与附加剂以及载体采用特制的干粉给药装置，由患者主动吸入雾化药物至肺部或喷至腔道黏膜的制剂。按用药途径可分为吸入粉雾剂、非吸入粉雾剂和外用粉雾剂。

喷雾剂系指药物与适宜的辅料填充于有特制阀门系统的装置中，使用时靠手动泵的压力、高压气体、超声振动或其他方法将内容物呈雾状喷出，用于肺部吸入或直接喷至腔道黏膜及皮肤等的制剂（图4-19）。按分散系统可分为溶液型、乳状型或混悬型喷雾剂，按用药途径可分为吸入喷雾剂、非吸入喷雾剂和外用喷雾剂，按使用方法可分为单剂量和多计量喷雾剂，按给药定量与否还可分为定量喷雾剂和非定量喷雾剂。

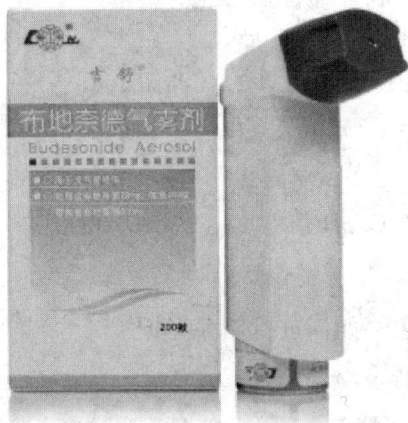

图4-18 气雾剂

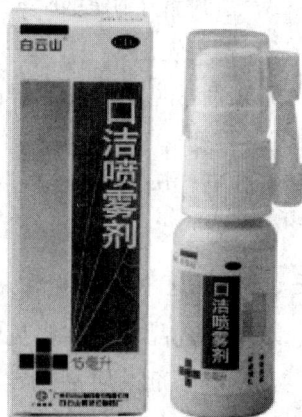

图4-19 喷雾剂

气雾剂、粉雾剂、喷雾剂生产或储存条件不当，会产生药液变色、浑浊、雾化不均匀，有泄露、微生物污染等变异现象，故其在储存时应密封，置于凉暗处，避免暴晒、受热、撞击、敲打并防止吸潮。

目标检测

一、单选题

1. 根据需要可以在糖浆剂中添加适宜的（ ）以防止或延缓微生物的污染。

    A. 色素　　　　　　B. 防腐剂　　　　　　C. 稳定剂　　　　　　D. 矫味剂

2. 易发生冻结现象的剂型有（　　　）

　　A. 水剂　　　　　　B. 片剂　　　　　　C. 丸剂　　　　　　D. 胶囊剂

3. 糖浆剂的储存养护关键在于防止糖浆（　　　）

　　A. 沉淀　　　　　　B. 变色　　　　　　C. 霉变　　　　　　D. 产气

4. 酊剂的乙醇含量多控制在（　　　）

　　A. 40%～60%　　　B. 30%～50%　　　C. 40%～90%　　　D. 50%～80%

二、多选题

1. 下列选项中属于水剂类药品的是（　　　）

　　A. 硝酸甘油溶液　　　　　　　　B. 复方甘草合剂

　　C. 金银花露　　　　　　　　　　D. 复方硼酸滴耳液

2. 合剂按照分散系统可以分为（　　　）

　　A. 溶液型合剂　　B. 胶体型合剂　　C. 混悬型合剂　　D. 乳剂型合剂

3. 水剂常见的质量变异现象有（　　　）

　　A. 发霉　　　　　　B. 沉淀　　　　　　C. 变色　　　　　　D. 冻结

4. 水剂类药品的一般储存保管方法有（　　　）

　　A. 密封置于阴凉处　　　　　　　B. 严防污染

　　C. 先产先出　　　　　　　　　　D. 防止久储

5. 糖浆剂常见的质量变异现象有（　　　）

　　A. 霉变　　　　　　B. 沉淀　　　　　　C. 变色　　　　　　D. 产气

6. 下列哪些因素可使酊剂出现沉淀现象（　　　）

　　A. 温度　　　　　　B. 光线　　　　　　C. pH 值　　　　　　D. 湿度

三、思考题

1. 水剂类药品有哪些常见的质量变异现象？如何进行储存养护？

2. 含乙醇药剂的质量变异及其原因有哪些？

书网融合……

　　　　　　　微课　　　　　　　自测题

项目六 中药的储存与养护技术

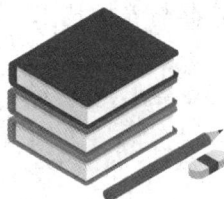

学习目标

知识要求

1. **掌握** 中药的储存分类方法及常见的主要变质原因及防治原则。
2. **熟悉** 中药储存与养护的基本任务。
3. **了解** 中药储存管理要求，收货验收技术。

能力要求

能够进行中药入库的分类储存及保管养护技术的操作。

中药入库验收是指依据国家相关的药品标准，合同条款及随货同行单（票）对到货中药（中药材、中药饮片、中成药）的包装、品种的真伪、质量的优劣进行逐批全面检验验收，对符合要求的予以接收入库，对不符合药品标准的予以拒收并建立相应的记录，验收完后合格的填写入库通知单，通知仓库管理人员按规定移入相应合格品库。这个过程，称为中药入库验收。验收的目的是保证入库中药的数量准确、质量良好，防止不合格中药入库。由于中药种类繁多、剂型多样、产地各异、性质复杂，并且易受外界条件影响，因此，加强中药的入库验收是保证中药质量、做好中药养护工作的一个重要环节。

实例分析

实例 某医院从医药公司购进莨花（实为闹羊花），由于没有进行入库检查便顺利进入医院药库。医院中药调剂室从药库领取莨花，只看包装上的标签标名"莨花"字样，同样未进行质量检查，遂将闹羊花当莨花装入斗内。配方时，售药人员将闹羊花100g当莨花售给患者。患者将100g闹羊花分成5份，将其中一份（20g）加入汤药一起水煎，服后大约10分钟，患者开始觉得头部麻木，视力模糊，突然恶心呕吐，腹泻，后来反复吐泻，面色苍白，四肢凉，心音弱，不省人事。诊断为药物中毒休克，经24小时抢救才脱险。

闹羊花的管理与使用必须按照毒性中药管理规定执行，实行专库或专柜存放，双人双锁管理，双人验收，双人发货、复核，专用称量工具，专账记录。

分析 1. 请问公司的处理是否妥当？

2. 在药品收货中应如何处理？

中药储存是指中药商品离开生产领域后进入流通领域中形成的储备和库存，它是中药商业经营的重要环节，是保证中药商品流通的必要条件。如果没有一定数量的中药商品储存，中药商品的流通就会中断。

中药养护是指中药经营企业在中药的购、销、存、运整个过程中，对储存的中药材、中药饮片及中成药进行科学保养和维护的专业技术工作。

中药储存与养护是一门专门研究中药储存保管，防止变质，保证中药质量的科学，它是在继承祖国医学遗产和劳动人民长期积累储存中药经验的基础上，运用现代科学技术和方法，研究中药储存和养护技术。主要是针对化学因素、物理因素和生物因素引起的质量变化，研究其发生和变化规律，从而采用科学合理的储存与养护技术，以保证中药的安全性和有效性。

一、中药收货验收、储存与养护的工作目标及要求

（一）中药验收、储存与养护工作流程

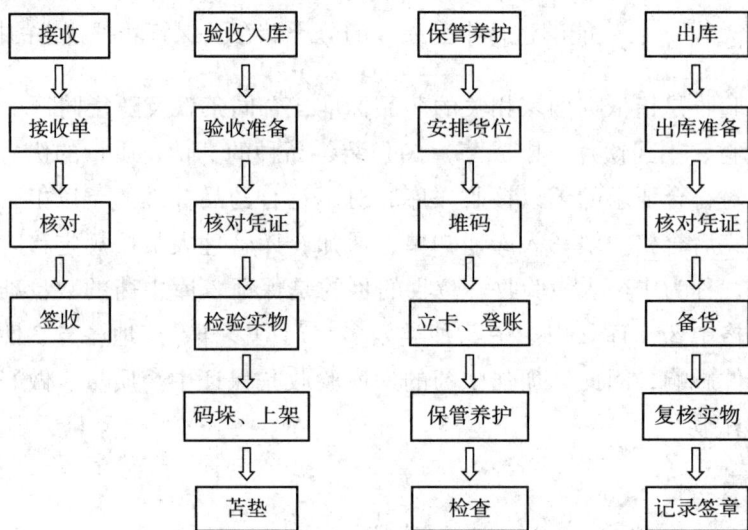

图 4 - 20　中药验收、储存与养护工作流程

（二）中药验收、储存与养护相关工作人员的工作目标

1. 掌握中药验收职责及验收质量检查内容，正确进行入库验收操作，保证入库中药数量准确、质量完好，防止假冒、伪劣中药入库。

2. 掌握中药分类储存管理技术，能结合根据仓库结构和货位不同，选择适合的中药储存仓（货）位和条件。

3. 掌握中药储存养护技术，并能对在库中药常发生的质量变异采用科学合理的保管养护措施。

4. 中药验收、储存与养护人员：①从事中药材、中药饮片验收工作的，应当具有中药学专业中专以上学历或者具有中药学中级以上专业技术职称；直接收购地产中药材的，验收人员应当具有中药学中级以上专业技术职称；从事中药材、中药饮片养护工作的，应当具有中药学中专以上学历或者具有中药学初级以上专业技术职称。应当在职在岗，不得兼职其他业务工作。②应经过专业培训，熟悉药品性能，具有一定独

立工作能力。③定期接受企业组织的员工继续教育。④按人员进入一般工作区标准操作程序进入作业操作区。

二、职场环境、场地、设备及用具的要求

（一）色标管理

按照中药库房管理的实际需要，根据中药质量状态进行色标管理，标准为：合格药品——绿色；不合格药品——红色；质量状态不明确药品——黄色。

库房管理区域色标划分的统一标准是：待验药品库（或区）、退货药品库（或区）为黄色；合格药品库（或区）、中药饮片零货称取库（或区）、待发药品库（或区）为绿色；不合格药品库（或区）为红色。三色标牌以底色为准，文字可白色或黑色表示。

（二）验收场所与设备

应有与经营业务相适应的验收场地。大型企业面积 $50m^2$；中型企业面积 $40m^2$；小企业面积 $20m^2$。验收场地必须光线充足，清洁干燥。验收中成药必须在具有符合条件的检查室进行。

（三）验收依据

1. 《中国药典》2020 年版（一部）及国家药品监督管理局规定的相关标准。

2. 进口中药依照《中华人民共和国药品进口管理办法》执行。

3. 原卫生部、国家医药管理局制定的《七十六种中药材商品规格标准》。

4. 按进货合同入库凭证上所要求的各项规定。

（四）取样原则

1. 中药材取样

（1）抽取样品前，应注意品名、产地、规格等级及包件式样是否一致。检查包装的完整性，清洁程度以及有无水迹、霉变或其他物质污染等情况，并详细记录。凡有异常情况的包件应单独检验。

（2）从同批药材包件中抽取供检药品。药材总包件数 1～4 件的，逐件取样；5～99 件，随机抽 5 件取样；100～1000 件，按 5% 比例取样；超过 1000 件的，超过部分按 1% 比例取样；贵重药材，不论包件多少均逐件取样。

（3）每一包件至少在 2～3 个不同部位各取样 1 份：包件大的应从 10cm 以下的深处在不同部位分别抽取。对破碎的，粉末状的或体积大小在 1cm 以下的药材，可用采样器（探子）抽取样品。对包件较大或个体较大的药材，可根据实际情况抽取有代表性的样品。

（4）每一包件的取样量是：一般药材抽取 100～500g，粉末状的药材抽取 25～50g；贵重药材抽取 5～10g。

（5）最终抽取的供检验用样品量，一般不得少于检验所需用量的 3 倍，即 1/3 供实验室分析用，另 1/3 供复核用，其余 1/3 留样保存。

2. 中成药取样 按化学药品取样原则，应具有代表性和均匀性，整件数量在 2 件及以下的，要全部抽样检查；整件数量在 2 件以上至 50 件以下（包括 50 件）的，至少抽样检查 3 件；整件数量在 50 件以上的，每增加 50 件至少增加抽样检查 1 件，不足 50 件的，按 50 件计。抽取的数每批在 50 件以下（含 50 件）抽取 2 件；50 件以上的，每增加 50 件多抽 1 件；不足 50 件以 50 件计。详细抽取方法参照《中国药典》2020 年版（二部）化学药品的抽样检查。

三、中药收货验收

（一）验收检查项目

1. 中药材的验收

（1）数量验收　检查购货与原始凭证的货源单位、货物品名、数量及重量是否相符，不符的查明原因并及时处理。

（2）包装等检查　中药材应有包装，并附有质量合格证。验收时主要检查包装标签说明书的完整性、清洁度，有无水迹、霉变及其他污染情况。凡有异常包装的需单独存放，查明原因及时处理。

（3）等级规格验收　按照《中国药典》2020 年版（一部）各品种相关内容和《七十六种中药材规格标准》，检查来货等级规格是否与所签合同要求一致。

（4）性状鉴定　根据《中国药典》2020 年版（一部）各品种性状内容，观察药材的形状、大小、色泽、表面特征、质地、断面特征、气味等。发现性状异样，及时抽样送质检部门进行显微镜检查和理化鉴别。

（5）纯度检查　中药材含水量、灰分及杂质等不符合药典规定的，需加工处理合格后方可入库。

（6）内在质量检验　对要求做浸出物和含量测定的药材，根据药典进行相关指标测定，符合规定要求的方能入库。

上述检查和测定的方法按《中国药典》2020 年版（一部）各药材项下规定的方法或指定的有关附录方法进行。

（7）毒、麻、贵细药材验收　应按照相关规定在专库或者专区内验收。验收时必须两人以上在场，逐件连包进行验收，如发现原箱短少，验收员应写出报告，查明原因。

2. 中药饮片的验收 依据《中国药典》2020 年版（一部）、《全国中药炮制规范》等标准。除验收数量、检查包装外，重点需检查饮片有否该制或不制，以生代炙等情况。不同类型的药材饮片按不同的质量验收标准验收。

切制饮片的含水量不应超过 10% ~ 12%，极薄片（镑片）为 0.5mm 以下；薄片为 1 ~ 2mm；厚片为 2 ~ 4mm。切段饮片的短段为 5 ~ 10mm，长段为 10 ~ 15mm，块应为（8 ~ 12）mm ×（5 ~ 12）mm 的方块。切丝包括细丝 2 ~ 3mm。切丝为 5 ~ 10mm

以上均要求片形均匀,无整体片、连刀片、斧头片。不规则片不得超过 15 号,灰屑不超过 3%。

(1) 炒黄 药物表面微黄做成鼓起或爆裂,色泽均匀,有药材固有的气味。生片、糊片不得超过 2%,药展、杂质不超过 1%。

(2) 炒焦 药物表面焦褐色,色泽均匀,生片、炭化片不得超过 3%,药屑,杂质不得超过 1%。

(3) 炒炭 药物表面黑色,内呈焦褐色或焦黄色,存性并基本保持原片型,生片和完全炭化片不得超过 5%,药屑、杂质不得超过 3%。

(4) 土炒 药物表面呈深黄色,并挂有土色,色泽均匀,生片、糊片不得超过 2%,药屑、杂质不得超过 3%。

(5) 麸炒 药物表面呈微黄色或黄色,色泽均匀,有药材面有气味,生片、糊片不得超过 2%,药屑、杂质不得超过 2%。

(6) 蜜炙 色泽均匀,有光泽,不粘手,有辅料香气。生片、糊片不得超过 2%,杂质不得超过 0.5%,水分不得超过 15%。

(7) 酒炙、醋炙 药物表面呈黄色或微带焦质,色泽均匀,有辅料香气,生片、糊片不得超过 2%,药屑、杂质不得超过 1%,水分不得超过 13%。

(8) 盐炙 药物表面量黄色或焦黄色,色泽均匀,有辅料香气,生片、糊片不超过 2%,药屑、杂质不得超过 1%,水分不得超过 13%。

(9) 油炙 药物表面呈黄色或焦黄色,色泽均匀,油润酥松,生片、糊片不得超过 2%,药屑,杂质不得超过 0.5%。

(10) 姜汁炙 药物表面呈黄色,色泽均匀,有辅料香气,生片、糊片不得超过 2%,药屑、杂质不得超过 1%,水分不得超过 13%。

(11) 烫制 常用辅料有砂子、蛤粉、滑石粉,烫后药物表面呈黄色或黄褐色,色泽均匀,鼓起泡酥或爆裂起花。经醋淬的应有醋香气,干燥不得有辅料。僵片、生片、糊片不得超过 2%,药屑、杂质不得超过 3%,醋淬品水分不得超过 10%。

(12) 蒸制 蒸制有清蒸、酒蒸、醋蒸。蒸制后药物表现略鼓起,内无生心,色泽黑润,有辅料特有气味,未蒸透的不得超过 3%,水分小于 13%。

(13) 煮制 清水煮,矾水煮,煮后药物内外色泽致,无白心,有毒药材必须煮至口尝无麻辣感,《中国药典》2020 年版规定有含量测定的品种应按规定执行,未煮透的不得超过 2%,杂质不得超过 2%,水分不得超过 13%。

(14) 煅制 药物表面无光泽,内外色泽一致,酥脆易碎或内呈蜂窝状,不得碳化,未煅透及灰化者不得超过 3%,杂质不得超过 2%。

(15) 发芽类 各类芽长少于 5mm,发芽率不得低于 85%,芽超长者不多于 20%,水分不得超过 13%,杂质不得超过 1%。

(16) 发酵类 发酵后,药物表面有黄白色毛霉衣、无霉气、不腐烂,有药材固有的气味。不得检出黄曲霉、活螨等致病菌，药屑、杂质不得超过1%，水分小于13%。

对中药材、中药饮片在验收中发现虫蛀、发霉、泛油、变色、气味散失、潮解溶化、腐烂等现象为质量检验不合格。

验收中药饮片应有包装，并标明品名、产地、生产企业、生产日期等，同时附有质量合格的标志。实施文号管理的中药材和中药饮片，在包装上还应标明批准文号。

3. 中成药的验收 中成药除进行包装、标签、说明书的检查及批准文号、生产批号的检查外，还需进行外观检查、内在质量检查。

表4-4 中成药外观、内在质量检查

剂型	外观要求	内在质量检查
丸剂	应圆整均匀、色泽一致。蜜丸应细腻滋润，软硬适中。蜡丸表面应光滑无裂纹，丸内不得有蜡点和颗粒	水分、重量差异、装量差异、装量、溶散时限、微生物限度等
散剂	应干燥、疏松、混合均匀、色泽一致	其它相应检查有粒度、外观均匀度、水分、装量差异、微生物限度等
颗粒剂	干燥、均匀、色泽一致，无吸潮、结块、潮解等现象	粒度、水分、溶化性、装量差异、装量、微生物限度等
片剂	完整光洁、色泽均匀，有适宜的硬度	重量差异、崩解时限、微生物限度等
煎膏剂	无焦臭、异味、无糖结晶析出	相对密度、不溶物、装量、微生物限度检查等
胶剂	色泽均匀，无异臭味的半透明固体	相对密度、不溶物
糖浆剂	应澄清，在贮存期间不得有发霉、酸败、产气或其他变质现象	相对密度、pH值、装量、微生物限度等
合剂（口服液）	应澄清，不得有发霉、酸败、异物、变色、产气或其它变质现象，允许有少量摇之易散的沉淀	相对密度、pH值、装量、微生物限度等
胶囊剂	整洁，不得有粘结、变性、渗漏或外壳破裂现象，并应无异臭	水分、装量差异、崩解时限、微生物限度等
酒剂	需静置澄清，允许有少量摇之易散的沉淀	总固体、甲醛量检查、装量级微生物限度等
膏药	油润细腻、光亮、老嫩适度，摊涂均匀，无飞边缺口，加温后能粘贴于皮肤上且不移动。其中黑膏药应乌黑、软化点、重量差异等无红斑；白膏药应无白点	软化点、重量差异等
注射剂	注射液主要检查色泽、结晶析出、浑浊沉淀、长霉、可见异物、冷爆、瓶裂、封口漏气、瓶盖松动及安瓿印字等	注射用无菌粉末主要检查色泽、粘瓶、吸潮、结块、溶化、黑点、异物、溶解后澄明度、装量、冷爆、裂瓶、松盖等
栓剂	外形应完整光滑，能融化、软化或溶化，有适宜的硬度	重量差异、融变时限、微生物限度等

四、中药的储存保管养护

中药饮片可根据炮制方法进行分类储存，如切制类、加工类、炮炙类等。中成药一般按照剂型的性质特点，结合养护上的要求分类储存。对每种中成药，应根据其标示的储存条件要求，分别储存于冷库（2~10℃）、阴凉库（20℃以下）、常温库（10~30℃），各库房的相对湿度均应保持在35%~75%之间。

请你想一想

我国有哪些法律法规对中药验收检查项目有何要求？

（一）中药材的分类储存

1. 重点中药品种的储存　重点中药品种是指最容易虫蛀、霉变、泛油、变色等发生变异的品种，应当重点加强储存养护。

请你想一想

影响中药饮片质量的自身因素及环境因素？

2. 按不同药用部位和性质分类储存　按中药材不同部位和性质分类储存，其优点在于仓储人员可根据自身特性，针对性的采用保管措施（表4-5）。

表4-5　按不同药用部位和性质分类储存养护措施

分类	特点	养护措施
果实种仁类药材	组织结构变化大，成分复杂，性能各异，浆果、核果含丰富糖分，易粘结、泛油、霉变、虫蛀；含挥发油的果皮，如橘皮易散失香气、变色；其他含淀粉、油脂类的杏仁、柏子仁等，又极易泛油、生虫，种皮色泽变深且具油哈气味	储存保管应选干燥通风的库房，以防潮为主，避免高温火烤、曝晒，库温应在25℃以下，相对湿度控制在75%以下，货垛不宜过高。对枸杞子、瓜蒌、大枣、桂圆肉等质地软润，不耐重压的中药，宜使用硬质材料包装盛放
花类药材	不同花类药材都含有花色素并具较强的亲水性，有吸潮霉变及暴晒、久置空气中易变色的缺点。此外，含挥发油的花类还有储久易散气走味；质地疏松的花易"散瓣"等"娇气"的特性	花类药材易选用干燥凉爽的库房，设专库和容器依品种保管，注意洁净防止污染。重点做好防潮工作，相对湿度在70%以下，温度不超过25℃。货垛不宜过高，避免重压。常采用阴干或晾晒法干燥，避免火烤、曝晒及硫黄熏仓
全草类药材	绿色草、叶类及含有芳香、挥发油的药材如薄荷、藿香、紫苏等，储存期间受温、湿度、日光、空气作用会使药材褪色，久储香气变淡	不宜曝晒、高温干燥或长久通风储存。堆垛注重垫底防潮，保持清洁，避免重压破碎，定期检查，注意"倒垛"散潮，以减少质变和损耗
根及根茎类药材	药材多肥厚、质重、含水分较大，且富含淀粉、糖等成分，易返潮霉变、虫蛀或变色、糖化粘结	根据储存性能实行分类储存，选择阴凉干燥的库房，温度控制在25℃以下，相对湿度60%~75%。常检查货垛，注意通风散潮。高温霉雨季节来临之前要进行熏仓防霉、杀虫
树脂、干膏类药材	药材如松香、乳香、没药、苏合香、芦荟、猪牛胆膏等，受热有易融化、变软、粘结的特点，常粘附包装或发生流失污染、发酵、生虫、变色等	应选防潮容器密封或储存于干燥、阴凉、避光的库房。避免与其他药材混储串味。定期检查，防止包装破损，受热膨胀外溢
动物类药材	主要为皮、肉、甲、角和虫体等，如蛤蚧、刺猬皮、鳖甲、金钱白花蛇等，含丰富的脂肪、蛋白质。由于营养高极易滋生霉菌或出现虫蛀、泛油酸败、异臭、脱足断体现象，从而造成药品品质降低	采用带空调的小型密闭库房的专用容器或货架分层存放，并具防潮、通风和熏仓防虫的条件，库内温度一般不超过20℃，相对湿度控制在70%以下

3. 特殊中药储存

表4-6 特殊中药材的储存

中药分类	代表药材	特点	储存保管原则
名贵细料药材	人参、西洋参、番红花、冬虫夏草等	价格较高、易虫蛀霉变	专用库房和容器，严格实行细贵药品储存保管制度，注重防变质、防盗以保证安全储存
易燃中药材	樟脑、硫磺、干漆、海金沙	遇火极易燃烧	必须按照消防管理要求，储存在阴凉、安全专库，配备专职消防安全员防止火灾及其他事故的发生
毒、麻类中药	生半夏、生南星、马钱子、生川乌、草乌、雄黄等27种	具毒性或成瘾性	根据《医疗用毒性药品管理办法》和《麻醉药品和精神药品管理条例》，对27种毒性中药及麻醉植物药罂粟壳严格进行管理。在储存保管中必须专仓、专柜、专账、双人、双锁保管制度，严格记帐、出入库、复核损耗各项手续。内服及外用的中药分开存放，防止混放、互串发生差错

🖥️ 请你想一想

中药饮片常见质量变异现象？ 中药饮片的储存养护措施？

（二）中药饮片储存

表4-7 中药饮片的储存

中药饮片分类	定义	药材特点	储存保管措施
净选类饮片	净选加工制成的"净药材"。已出去杂质和非药用部位的饮片	自然属性与药材基本相同，储存保管中仍易受内、外因素影响发生质量变异	宜储存于阴凉干燥处，防潮、防霉、防蛀，注意垫底堆垛及通风散潮。具体工作中要根据饮片的自身性质特点，参考前述药材的有关方法科学储存
切制类饮片	切制为片、丝、段、块等形状的饮片	表面积增加，吸湿及污染机会增多，储存宜将饮片水分控制在"安全水分"范围	根据切制饮片的种类和性质特点，可储存保管于木箱或带盖的缸、桶等适合的容器，置通风、阴凉处，室温控制在25℃以下，相对湿度在75%以下进行储存
炮制类饮片	经过炒（清炒、麸炒）、烫、煅（明煅、煅淬）、制炭、蒸煮、炖、焯、酒制、醋制、盐制、姜汁炙、蜜炙、油炙、制霜、水飞、煨等炮炙方法炮制的饮片	不同的炮制方法炮制的饮片，储存要求变化较大	山药、泽泻、葛根等炒制类饮片，应储于通风阴凉干燥处防蛀；炒后爆花类药材具焦香气味如王不留行，应储存于洁净带盖的缸、罐、桶中防鼠、防虫；对加入液体辅料如黄酒、蜂蜜、醋、药汁及固体辅料大米、麸皮等炮炙的药材，易遭污染霉变、生虫。储存于凉爽干燥库房和密闭容器，且炮炙量不宜过多，储存时间上一般不超过7天

你知道吗

依据亲缘关系和自然属性，一般将中药划分为三种，即动物药、植物药、矿物药。其中，稳定性较差的动物和植物药这两种类型对于药材的储存环境有着较高的要求，同理，稳定性较好的矿物药对于药材储存环境的要求则相对较低。在药材储存养护中，要注意结合药材成分和来源，为其选取相应的储存方法，具体问题具体分析，否则，药材就会出现变质或失效情况，影响其临床使用。进一步说，变质的药品附带一定的毒性，可威胁患者的生命安全与健康。这就需要重视并加强中药的储存及养护工作，以确保其安全性和临床疗效。要注意结合中药的特点和性质分类储存和养护，整齐存放。要坚持传统与现代相结合的养护原则，不断地改进储存养护管理方法，最大限度地减少甚至避免各种内、外界因素对中药成分、性状及质量的干扰或影响，从而维护中药的安全性和有效性。相关研究报道表示，针对中药材加强储存及养护管理能够确保药材质量，可以使药材经济损失减至最低，对于维护患者的用药安全性和有效性有着不可忽视的意义。

（三）中成药的分类储存

1. 按剂型性质、特点分类 实际工作中，一般按剂型结合药物自身特性要求，根据内服、外用药分开的原则，尽可能将性质相同的药物储存在一起，然后根据具体储存条件，选择每一类中成药最适合的储存地点（表4-8）。

表4-8 中药饮片的储存

剂型	易变质原因	储存要求	常见类型
液体及半固体中成药	怕热、怕光、易酸败、发酵	应储存于阴凉干燥、避免阳光直晒的处所。此外，这类成药包装体积大、份量重，宜储存于低层库房以便于进出仓库	药酒、糖浆、露剂、口服液、煎膏剂等
一般固体中成药	易受潮、散气、结块、发霉、虫蛀等，其中丸剂、片剂久储易失润、干枯、开裂	宜储存于密封库房，防吸潮霉变，并控制温度在25℃以下，相对湿度75%以下	丸剂、片剂、散剂、颗粒剂等
中成药水针剂	怕热、怕光、易产生沉淀、变色等澄明度不合格	宜储存于20℃以下的阴凉库，置通风避光处。货件堆垛不宜过高，避免重压	黄芪注射液、脉络宁、复方丹参注射液、生脉饮等
胶、粘剂类中成药	变软、粘结、易流失，挥发散气	储存宜将内服外用及不同性质的中成药分别储存于凉爽密封较好的小室库房或容器内存放	阿胶、龟甲胶、麝香壮骨膏等

2. 中成药的储存区位划定 为进出及管理方便，可把储存地点划分若干区，每个区又划分若干货位，依次编号。

（1）分区 指按中成药类型、储存的数量，结合仓库建筑和设备将仓库划分为若干个货区，并规定货区存放某些药品。

（2）分类 是根据中药商品所需的储存条件，按类型堆码，如酒剂一般包装比较笨重，多存放于一楼便于进出货方便。

（3）货位编号 将仓库划分为若干货区。每货区又划分若干排，把每排划若干货位并标明号数，设立货位卡。卡、货、账对应，便于科学管理，防止差错发生从而保证药品的质量。

（四）中药的养护技术

中药养护是运用现代科学方法研究中药保管和养护防患规律的一门综合性技术。

医药仓储工作者，在继承中医药学遗产和前人储存养护经验的基础上，结合现代多学科知识和技术，不断发展提高中药的科学养护技术。目前，中药常用的养护方法主要有传统保质养护技术、化学药剂熏仓技术及现代养护技术等。

你知道吗

"三三四"药品养护检查法

"三三四"药品养护检查法又称"三三四"药品质量循环检查法，其主要原理为：稳定性是药品质量的重要特征，药品的质量虽然会受到自身及外界因素的影响，但在规定的效期内，在规定的运输、保管、贮藏条件下，药品仍可以保持原有性度。即药品的各项质量指标仍保持在合格范围之内；同时，在库、在店药品又处于一个动态贮存状态（即购进贮存销售动态状态），因此药品养护检查可以设定一定的检查周期，既要养护检查药品，也不必时时检查。

"三三四"药品养护检查法即是根据这一原理，规定每季度（3个月）时间巡查完1次在库、在店药品，即根据库房区域位置及放置药品的数量，将库房分为A、B、C三个区域，A、B、C三个区域位置存放药品分别占总库存的30%、30%、40%左右，第1个月巡查A区域位置的药品，第2个月巡查B区域位置的药品，第3个月巡查完C区域位置的药品，周而复始，每年巡查4次。

1. 传统保质养护技术

表4-9 中药饮片的储存

养护技术	具体方法	使用中药	注意事项
日晒及阴干法	日晒：用太阳的热能及紫外线杀死害虫和霉菌的方法	黄精、生地黄、大黄、何首乌等	适用于根及根茎类较难干燥、曝晒后对质量影响不大的中药材
	阴干法：摊晾法中药置于阴凉处借温热空气流动，吹散药材水分面干燥的方法	适用于芳香叶类、花类、果皮类等药材，如艾叶、紫苏叶、红花、玫瑰花、橘皮等	适用于含挥发油的药材
除湿养护法	通风法：用空气流动规律，使库内外空气发生对流的一种调节库房温、湿度的措施，以起到降湿防潮作用	适用于大多数中药	合理通风，在晴天无雾及室外相对湿度低于库内时，开窗、开门通风。反之，则关好门窗防止室外湿气涌入库内。也可安装通风换气设备，正确搞好通风降湿工作
	吸湿除潮法：用吸湿剂和机械除湿方法吸湿除潮法。如选择密封较好的小库房或适当的容器，放入生石灰、木炭、硅胶、无水氯化钙等吸潮剂，也可用空调除湿吸潮	党参、牛膝、麦冬、黄精、五味子、枸杞子、莲子、白果、地龙等	对生石灰吸潮后的粉末要及时更换；对木炭、硅胶，吸潮饱和后应及时干燥"活化"

续表

养护技术	具体方法	使用中药	注意事项
密封养护法	将中药与外界温、湿度、空气、光线、霉菌、害虫等相对隔离，减少不良因素对药物质量的影响	用于易走油、溢糖、发霉、虫蛀，回潮后不宜曝晒、烘干的品种，如人参、枸杞、鹿茸等。干沙埋藏党参、怀牛膝、板蓝根、山药等较完整的个子货；利用麦糠、稻糠的隔潮性能将阿胶、龟板胶等胶类中药埋入糠中养护	中药材密封或埋藏前一定要使自身水分处于安全范围内，否则会出现发热腐烂、霉变、虫蛀
烘干法	采用火炕、烘箱、烘房等方法进行干燥，可有效防止虫害及霉变	主要适用于含水量过高的中药，阴天不能日晒或晒不透的药材	要根据药材性质并不断翻动和控制时间，以防焦化
对抗同贮养护法	用不同中药所含成分及散发的特殊气味，同贮时相互克制起到防蛀、防霉、保色等保质作用	如泽泻、山药与丹皮同贮，可防泽泻、山药生虫，防丹皮变色；藏红花与冬虫夏草同贮可防冬虫夏草变质，大蒜与鳖虫、斑蝥同贮，可防虫蛀、生霉变；鹿茸埋藏于花椒中防生虫、褪色等。全蝎、地龙、蜈蚣、金钱白花蛇等动物中药采用喷洒一定比例的白酒密封养护，可防变质	一般适合数量不太大的中药保存
冷藏养护技术	采用调控温度的方法储存中药，常用的方法如安装空调、冰箱、建冷库、阴凉库等冷藏方法	人参、西洋参、银耳、蛤蚧、枸杞、蛤士蟆油等	霉雨高温季节，可将经济价值偏高的中药，如人参、西洋参、银耳、蛤蚧、枸杞、蛤蟆油等，储存于阴凉库（20℃以下）中以防蛀、防霉保质以安全过夏

2. 化学药剂养护技术 化学药剂养护法，利用无机或有机的防霉、杀虫剂，与仓虫接触从而杀灭霉菌和害虫的方法。采用此法的原则是高效低毒、环保无污染，易推广使用。目前最常用的是磷化铝熏仓养护法。

磷化铝（AP）是近年来中药材广泛应用的种新型杀虫利，为灰绿色粉末与有关辅料混合压制的片剂。具有使用简便，用量少，渗透力强、杀虫效率高、排毒散发快、不易被药吸附而且可杀灭微生物的多种优点。

施用方法：采用塑料帐密封货垛或全仓密封熏蒸。根据货垛体积和库房空间大小，在垛及库房内走道上，把药片放入瓷盘或铁盘上摊开，每立方米用 5～7g。如密闭库房熏仓，空间部位每立方米 2～3g。施药后立即密闭五天左右（15～20℃）。熏后排毒一周。熏仓结束可将磷化铝残渣深埋。

使用磷化铝应注意分散施药，专人保管。严禁遇水遇火、日光暴晒，以免引起火灾及对人造成毒害。

3. 现代养护技术 随着现代科学技术的不断发展及中医药现代化步伐的加快，越来越多的现代科学养护方法被应用。

（1）气调养护法 是指在密闭条件下，对导致药材发生质变的空气中的氧（O_2）浓度进行有效控制，人为地造成低 O_2 或人为造成高浓度的二氧化碳（CO_2）状态，从而在这样的环境中，新的害虫不能产生和侵入，而原有害虫、微生物因缺氧造成窒息死亡或不能繁殖的状况；同时阻隔了潮湿空气对中药的影响从而保证药材质量。

气调养护中药的基本手段，是在密闭的储存容体如塑料薄膜罩帐内，以充氮（N_2）或充二氧化碳（CO_2）降氧。实践证明，库内温度在 25～28℃时，一般 O_2 浓度在 8% 以下能防虫，2% 以下能使害虫窒息死亡，0.5% 以下可以杀螨和抑菌。总之，气调养护不仅可杀虫、防霉，而且能保持药材原有色泽气味不受损害，是一种无公害科学、经济的养护方法。

（2）远红外加热干燥养护法　干燥的原理是电能转变为远红外辐射出去，被干燥物体的分子吸收后产生共振，引起分子、原子的振动和转动，导致物体变热，经过热扩散的蒸发现象或化学变化，最终达到干燥的目的。

远红外干燥通常在密闭箱内进行，受大气中杂菌污染机会少，具有较高的杀虫、灭卵及杀菌效率。具有干燥快、脱水率高，成本低的优点，但应注意厚度一般超过 10mm 的药材，此法干燥的效果较差。

（3）微波干燥养护法　微波干燥是种感应加热和介质加热。中药材中的水和脂肪均可不同程度地吸收微波能量，并将其转化为热量。

请你想一想

完成验收，合格中药进入经营企业库存后，中药如何储存，如何养护，GSP 对中药的储存环节做了什么规定？

中药微波加热干燥是我国近年来发展迅速的一项新技术，目前我国生产的微波加热成套设备主要有 915MHz 和 2450MHz 频率的型号。其优点是无污染，杀微生物及霉菌效力强。

此外，目前我国医药商业企业应用的还有"气体无菌养护技术、蒸气加热养护技术"等多种方法。可以相信，随着科学技术及多学科的协作发展，中药养护设备及技术一定会不断取得新的发展。

五、相关管理规程和程序

（一）中药材验收、储存、养护、发放标准操作规程

表 4－10　中药材验收、储存、养护、发放标准操作规程表

编制部门：物料管理部			编号			页数
起草人	日期	审核人	日期	批准人	批准日期	执行日期
分发部门						

1. 目的　为了保证中药材的质量，进行科学验收、储存、养护，降低损耗，保证其质量，特制定本程序。

2. 范围　本厂购进使用的中药材。

3. **职责**　仓管员执行此规程，QA 负责监督。

4. **内容**

（1）中药材的验收通则　中药材入库验收的目的是保证入库药材数量准确，质量完好，防止假冒、伪劣药材入库，中药材来源复杂，品种繁多，同名异物、同物异名的现象多，各地用药习惯不同，因此，中药材验收是一项技术性很强的工作。

①验收依据：国家标准，即《中国药典》2020 年版（一部）、局颁药品标准（部颁药品标准）。进口中药材依照现行《中华人民共和国进口药品标准》。进货合同、入库凭证上所要求的各项质量规定。

②验收条件

验收场所：应有与经营业务相适应的验收场地，验收场地必须光线充足，清洁干燥。

设备：必备天平、白瓷盘、药匙、漏斗、刀子、剪刀、放大镜。检查细小的果实、种子类药材必须备有冲筒等。

③抽样原则：一般药材 100 件以下，抽取 5 件，不足 5 件逐件抽取，100 件以上按 5% 抽样，超过 1000 件以上按 1% 抽样。贵重药材验收到最小包装，实行双人验收。按总件数 1% 倒箱（包），不足 100 件者倒 1 件。如遇质量有问题时，可增加抽取件数或倒箱（包）件数。增抽样品质量有问题，另作检验。

（2）验收程序

①药材入库时，QA 和仓管员应根据原始凭证对品名、规格、产地、采收（加工）日期、数量、件数、外观质量、包装质量等进行验收，并做好《物料验收检查（清洁）记录》，准确无误，方可入库。

②验收人员对货单不符，质量异常，包装破损，标志不清等药材有权拒收。

③在质量验收时，对真伪、优劣难以确定或有质量疑问的药材，QA 应按规定抽样，送质量管理部进行鉴定和检测。经检验不合格者，应根据质量管理部所发检验报告书通知业务部门拒付货款，办理退货手续。已承付的不合格药材应及时填写质量查询单，办理查询手续。

④对验收中查出的伪劣或有质量问题的药材应及时记录，并单独存放，标志要明显，妥善保管，按规定及时处理。

（3）验收内容

①数量验收：检查来货与原始凭证的货源单位、货物品名、数量是否相符，不符合的要查明原因。

②外观性状鉴定：观察药材的形状、大小、色泽、表面特征、质地、断面特征及气味。发现性状异样，应及时抽样送质量管理部，进行显微和理化鉴别。

③包装检查：包括包装完整性、清洁度、有无水迹、霉变等及其他污染情况，凡有异样包装应单独存放，以便查明原因。

④毒、麻药材拒收（无生产许可条件），贵细药材验收：必须二人以上在场，逐件

进行验收，如发现原箱短少，验收员应写出报告，查明原因。

⑤以上验收必须逐项做详细记录，验收率应达100%。

（4）易生虫药材的检查、储存、养护

①入库验收：当易生虫药材入库时，除了应对其规格、真伪、优劣等进行全面检验外，还应着重检验是否受害虫蛀蚀以及其水分等情况，具体如下：

首先检验包装周围容器本身是否干燥。然后取样检验药材的内外部是否生虫。检验时，可根据药材的不同情况，采取剖开、打碎、摇晃等方法进行，尤其对容易生虫的部位更要细致检查。通过检验，如发现有生虫时，应即与未生虫的分别堆放，并及时采取相应的杀虫措施，如包装不适合的，应改换包装或者将其整理好后入库。

易生虫药材应当检验其水分大小和色泽气味等，以防止泛油发霉变质。检验水分时，可用感官方法，从药材的软硬、轻重、色泽变化等方面来进行观察。一般水分大的较软、较重、色泽也较深。也可采用仪器采取蒸馏或烘干方法来进行测定。对色泽气味的检验，主要通过眼看、口尝、鼻嗅的方法来进行。但对剧毒的药材不得用口尝。对水分过大、色泽气味异常，以及其他变异情况的，应分别进行处理。

②在库检查：有些易生虫药材，在入库验收时虽没有发现害虫，但在贮存过程中如不加注意，仍有可能会生虫，因此必须做好经常性的在库检查工作。

检查时应按堆垛次序，逐垛进行。首先检查垛的周围和垛的上面以及垛底是否有虫丝或蛀粉等，然后对易生虫药材的重点品种进行开箱拆包检查。检查时，如不易从外观上判断是否生虫的，也可采取剖开、折断、打碎、摇晃等方法进行。此外，对大垛药材，应首先注意货垛所处的环境，因每个角，每个面，上中下层所接触的温度不同，可以用抽查方法，及时掌握温湿度的变化情况，以防止吸潮后发霉生虫。

③易生虫药材的储存、养护：库房保持干燥通风，库内外保持清洁，在这类药材入库前，应把空仓内的尘土、废物等清除掉。发现库房内有害虫时，可用杀虫水，对四壁墙、地板、垫木以及一切缝隙处进行喷洒。平时对库房内外及货垛，也应经常进行打扫，不使害虫和菌类有繁殖的机会。

要合理地安排出库，因易生虫的药材，一般是陈货较新货更易生虫，因此应根据具体品种的新旧情况和质量情况，按照"先进先出"的原则，使容易生虫的药材先出库。

④预防药材生虫的主要方法：采取密封、冷藏、对抗、吸潮等储存、养护措施，对防止药材生虫有一定的作用。

密封法：药材经严密封闭后，使其与外界的光线、有害气体以及害虫细菌等隔绝，少受或不受各种自然因素的影响。就有可能保持其原有的品质，避免发生虫蛀、霉变等损失。密封时，必须在气温较低，相对湿度不大时进行，一般以霉雨季节前为宜。同时，密封的药材容易发热或发霉变质，如果在条件不适宜的情况下采用，反而起不到应有效果。密封的形式：按件密封、货架（柜橱等）密封，按垛密封，整库密封等多种。密封用的材料：容器、毛毡、木板、芒席、稻糠、锯末、干砂等。

冷藏法：采用阴凉库储存。凡经阴凉库储存后的药材，因易吸潮，所以在出库后要及时通风晾晒，以免发霉变质。

对抗法：对抗法是中药储存、养护一种传统作法。这种方法适用于数量不多的药材储存、养护。如牡丹皮与泽泻同储一起，泽泻就不易生虫，牡丹皮也不会变色。又如蕲蛇中放花椒、三七内放樟脑、土鳖虫内放大蒜头、当归、栝楼内放酒等，也都不易生虫。这主要是利用同储药材所散发出的特殊气味，使害虫不易生存，从而起到防止虫害作用。但采用这种方法，最好在生虫发霉季节前，先把泽泻、蕲蛇、三七、土鳖虫等进行一次蒸烤以杀害虫，并与密封法结合进行。

⑤药材生虫的治理方法：遇到药材生虫，应进行彻底的治理，以尽量减少药材受到的损害。治理的方法主要有：

药剂熏蒸法：这是利用药剂来杀害虫的一种方法。目前各地采用的主要有氯化钴和硫黄两种熏蒸剂。

氯化钴熏蒸法：使用氯化钴熏杀害虫，对虫卵、蛹、幼虫或成虫都有很大杀伤力，对于只求杀虫不求色泽鲜艳的药材以及竹木制苫垫用具和包装物等，都适合于用氯化钴熏蒸的方法，有整库密封、小室密封、帐幕（或帐棚）及熏蒸箱熏蒸等多种。采用时的用药量应根据药材密封熏蒸的库房、帐幕、小室等的容积大小来计算，一般每立方米可用氯化钴35g。

高温杀虫法：高温杀虫法是利用各种热力使害虫死亡的一种治虫方法。主要有以下几种：暴晒：暴晒适用于不怕变色不易融化和不易碎裂的药材，作法：选晴朗天气和干燥的场地，将药材倒出，摊在烈日下曝晒，细小的药材，连续晒6~8小时，当热度达到45~50℃即能将害虫及虫卵晒死。晒时要勤加翻动，使底面受热均匀。晒后应将虫尸及杂质等筛除，并等余热散尽，然后才能包装，含糖质多的天门冬、枸杞子等，因容易重新吸潮，晒后不用摊晾，应趁热装箱或装包，但要压实。烘烤：烘烤适用于体积较大，太阳热力不易晒透或泛油的一些药材。作法是：将药材摊放在干燥室内或火炕上，加火进行烘烤，使温度保持在50~60℃，约5~6小时，即可将害虫杀死。为了达到杀虫目的，烘烤时要用麻袋将药材盖严，这样既能保温，又能防止害虫逃逸，烘烤药材的温度不宜超过60℃；含芳香挥发油的药材，则不宜超过50℃，以免影响其质量，但可以适当延长其烘烤时间，以便将害虫杀死。热蒸：热蒸适用于已加工制熟以及蒸后不致走失气味和变色、不泛油的药材。作法是：将生虫的药材放入甑或笼（屉）内盖严，放在沸水锅上蒸煮，待害虫被杀死后取出，晾晒干燥后再装包。蒸时应注意掌握好"火候"，以蒸至热气透顶为度，如蒸的时间过短，杀不死害虫；蒸的时间过久，又会使药材伤水和使气味散发并产生变色现象。

（5）易泛油、发霉药材的检查、储存、养护

①易泛油、发霉药材的检查：对易泛油、发霉药材入库时，除了进行一般的检验

以外，应着重检验其水分大小、色泽气味变化等。同时，也要注意有无生虫现象。检验时主要应做到：辨别是新货还是陈货，对当年产的新货或当地直接收购的药材，更应该注意检查其水分大小和是否干透。取样检验含水量是否正常，内外部是否泛油、发霉。并根据各种药材的不同性状特点，从性状、色泽、气味、重量大小，软硬程度以及相互撞击时的声响等方面进行检验。如发现有泛油或发霉变质的药材，成件的应单独存放，一件内有部份发霉变质的，应尽量进行挑选，并及时采取相应措施。水分过大的，须进行干燥，包装不适合的要整修或改换包装。查库内地面是否漏雨，温度是否过高，货垛药材，则应从上部和下部取样检查，重点药材，必须拆包装或开箱检查；露天体贴垛，应检查货垛的地势的高低和排水情况是良好，垛顶和四周苫盖是否严密，垛底是否受潮等。抽查时，应注意药材本身有无潮软发霉，泛油以及生虫等现象。

②易泛油、发霉药材的储存、养护：预防药材泛油和发霉的方法：采取通风、吸潮来降低库内的温度和药材本身的水分；利用密封来防止药材因受潮受热而发霉泛油；采用晾晒和烘烤的方法以除去药材的多余水分，并杀灭霉菌等。经常进行翻堆倒垛，松包敞晾等方法，也都能防止药材受热泛油或发霉。泛油和发霉药材的治理：对已发生泛油的药材，目前尚无有效的治理方法，主要是通过密封、吸潮等措施来控制它不再泛油。至于一般发霉不严重的药材，可以通过整理，把霉迹去掉。但整理必须结合不同药材的性质和发霉的程度来进行，去霉的方法，大致有以下几种：

撞刷：发霉不严重的药材，经日晒或烘烤之干透后，可放入撞笼或麻、布袋内来回摇晃，通过互相撞击摩擦，可以将霉去掉，撞刷时，还可以根据不同药材的性状加放适当的碎磁片或稻糠等，这样去霉更快。至于条状或片状药材，因不宜采用这种方法，可在日晒或烘烤后，用刷子将霉刷除。发霉的药材都较潮湿，如果不经过干燥，就不易把霉除掉。

淘洗：发霉后不宜撞刷的药材，可采用淘洗的方法将霉洗去。淘洗时可将发霉的药材放入缸内或盆内，加水搓洗或刷洗，去霉后，捞出晒干即可。在洗时，霉轻的用冷水，洗时要快，不能久泡，以免伤水而影响气味，并不易晒干。对于一些表皮粉嫩的药材如天麻、贝母等，尚须在水内酌加白矾粉搅匀后再洗，以免搓烂表皮，增加损耗。

沸水喷洗：发霉后不宜水洗，可以用开水喷洗。具体作法是：将发霉的药材薄摊在席上或干净无土屑的地面上，用沸水喷洒，并随喷随翻；喷湿后，将其扒在一起，要用麻袋盖上，闷润约 1 小时，然后取出晒干即可，喷洗时水的温度保持在 90℃ 以上，喷得要细而均匀，翻动要快。如果水温过低，喷水不均匀，翻动慢，则不易将霉去掉，反而易使药材伤水。

醋洗：不能沾水的药材，如山茱萸、五味子等发霉后，可用醋喷洗。每 100kg 用醋 10 ~ 12kg，具体操作方法与沸水喷洗大致相同，薄摊后，随喷随翻和搓擦，全部喷匀后，用麻袋或布盖严，闷泡 1 ~ 2 小时，推开晾干即可。

油擦：不能见水见热的药材，如各种附片发霉后，可采用油擦的方法，将霉除掉。具体做法是用布沾无异味的食用植物油，在药材上反复搓擦，即可除去霉迹。

（6）易变色及散失气味的药材验收、检查、储存、养护：

①易变色及散失气味药材的检查药材入库时，除进行一般检查外，应着重检验其色泽、气味、水分是否正常，有无虫蛀霉变等，大件的要先用手插入包装中心，检验其是否潮湿或发热，然后用手抓一把，检查其有无变色发霉现象以及气味是否正常。这类药材的花心、茎干及果皮等部分，一般不易干透，如其茎干不易折断，花心不易捻碎，果皮和花瓣没有弹性，都说明没有干透。

通过检验，如发现有干湿不匀，颜色、气味相差悬殊的，应予分别入库储存；如发现有虫蛀霉变的，则应整理后才能入库。

做好经常性的在库检查工作。检查时，按堆垛次序，逐垛进行，应选择在货垛的上、中、下层拆包开箱取样，并结合入库时已掌握的验收情况和储存时间。进行对比分析，这类药材是怕受潮，检查时对包装边角部分应特别注意。

②易变色、散失气味药材的储存、养护：储存于阴凉干燥、通风的仓库内。防止阳光照射，以免引起药材变色及气味散失。不应与易受潮，含水分较大及易生虫的药材堆放在一起，以防止其受潮和感染害虫；更不要与有特殊气味的药材混合堆放，以免串味而影响质量。这类药材的储存时间不宜过长，更应该注意做到先进先出，以保持药材的色泽鲜艳，气味芬芳。

（7）易融化、怕热药材的验收检查、储存、养护　保管易融化、怕热药材，必须选择能经常保持，并须将药材盛装在严密牢固的包装和容器里，一般要求使温度控制在30℃以下。

①易融化怕热的药材的检验

入库验收：验收这类药材时，除进行一般检验外，主要应注意包装有无破损，是否有渗漏及水渍受潮等情况，同时按照药材的具体品种，抽样检验其色泽、气味、水分和含杂程度，检验时，应着重其底部和中心部分，如发现件与件之间，底与底之间的药材质量有差异时，即应增加和扩大取样数量与范围，必要时应按件验收。

在库检查：在储存过程中，对这类药材，各地应根据具体情况，进行定期和不定期检查，检查时，首先注意库房内的温度和光照情况，以及货垛是否受压、特别要注意垛底四周是否有渗漏现象。在取样检查时，应注意药材有无变形、粘连或融化、挥发。对易发霉的，应抽查垛底的部分，注意是否受潮发霉。

②易融化、怕热药材的储存、养护：储存于干燥阴凉的仓库。

盛装易融化、怕热药材，均应先选用坚实的容器，并要求分装严密，不使通风，码垛时，必须注意牢固，不宜堆行太高，货垛以不超过3m为宜，以免因重压而使药材粘连一起，货垛与墙的距离要保持30～50cm的距离，以免受热和受潮。有些易融化，怕热的药材，极易燃烧，因此还注意加强消防管理，以防发生火灾事故。

（8）易潮、风化及失油药材的验收检查、储存、养护

①易潮解、风化及失油药材的检验

入库验收：易潮解、风化、失油药材的入库验收，主要应做到：根据不同类型的包装分别进行抽验。主要检验包装物有无水渍或破损，同时也要注意包装物的使用是否合理，如不适合，应适当更换。选择有代表性的包装，在上、中、下三部分取样检验，观察有无风化、潮解现象。

在库检查：对易潮解、风化、失油的药材，在储存过程中必须做好经常的在库检查工作。检查时，大垛应从上下两处取样，重点货垛必须拆包开箱检查。库内潮湿的应注意抽查底层，温度高时注意抽查上层，阴雨天则应注意抽查外层，储存时间长，包装与储存条件差的，更应注意勤加检查。在霉雨季节，一般每月检查一至二次。

②易潮解、风化及失油药材的储存、养护：选择阴凉、避风和避光的库房储存。包装物以能防潮不通风为宜。

（9）需要特殊保管的药材的验收检查、储存、养护

①易燃药材：易燃药材主要有火硝、硫黄、海金砂、干漆、松香等。

易燃药材的检验：这类药材放入库时，除检验有无杂质外，还应注意是否受潮现象。如果硫黄、干漆、松香等表层起细水珠，火硝的颜色变暗，海金砂翻动时不松散，都说明有潮未干，对干漆、松香等，同时还要看是否有受热粘连融化现象。这类药材的包装物，如有破漏或不符合安全要求时，应立即修补或更换。特别是火硝，如包装物不严密或透风，就容易潮解融化。在储存过程中，要经常检查仓库的温湿度变化，并注意库内外及其附近有无火源，以免发生事故。

易燃药材的储存、养护：这类药材，均不易生虫或发霉，但遇火即燃烧，因此数量较大的都应该放在危险品仓库内储存；数量较少的，也应选择与其他仓库有适当距离的仓库单独存放，并应远离电源、火源，同时应有专人保管。在库房附近，还应放置适量的灭火机、沙箱等消防设备，以保安全。如遇这类药材着火，用土沙扑压效果最好。库内堆垛不宜过高，一般以不超过 3m 为宜，火硝、干漆更不能重压。库内温度以不超过 30℃，相对湿度以不低于 60% 为宜，但湿度也不能太大，否则又易引起火硝潮解甚至沤烂包装。在不同品种垛与垛之间，最好能保持 1m 以上距离，以免在搬取时相互碰撞磨擦而发生事故。火硝、硫黄如与干木炭放在一起，其粉硝容易误混在一起，稍有磨擦或着火，即会引起爆炸，应特别注意。这类药材，最好用油篓或缸罐等盛装后整件密封，尤其是火硝易爆燃和风化，更应用缸罐等进行密封储存。

②细贵药材：细贵药材主要有人参（包括山参、野山参、园参及其各种规格的成品）、鹿茸、麝香、牛黄、羚羊角、海马、海龙、马宝、狗宝、猴枣熊胆、燕窝、三七、哈士蟆油、西红花、珍珠等。

细贵药材的检验：入库时，应先检验原包装有无损坏受潮，封签是否完好，并核对现货与发货单上的量是否相符，然后逐件检验和复核包装重量，计算出正确的药材净重。检验时，除针对每一品种的真伪、品质、规格等要进行全面验收外，并应针对容易变异的品种及其不同部位进行细致的检查。此外，检验其包装是否以及有无变色

现象等。对这类药材，在储存过程中，也应采取定期或不定期的检查。霉雨季节时，对易发霉生虫的细贵药材，要经常检查，每次检查都应有详细的记录。

细贵药材的储存、养护：这类药材必须放在安全可靠的库房内储存，并也应有专人负责保管。人参、猴枣、燕窝、牛黄等，质脆易碎，在操作时，应特别注意防止其残损，一般都应该用固定的箱、柜、缸、坛等密闭后，储存在干燥、阴凉、不易受潮受热的地方。可采取以下具体储存、养护方法：密封、吸潮（生晒参、糖参、红参和燕窝等在霉雨季节，为防潮可装在铺有生石灰的箱或罐缸中储存，但须注意不使药材和生石灰接触）、冷藏（麝香、人参、燕窝、哈士蟆油等在霉雨季时，都适宜采取冷藏的方法。冷藏的温度，一般为5℃左右，但包装必须密封，以防止潮气侵入发霉）。

③腌药材的验收检查、储存、养护：盐腌药材有盐苁蓉、盐附子、全虫等。这几种药材都是经盐腌过或用盐棚蒸过，具有较多的盐分。因此，空气干燥时，其外表结晶起盐霜；而当空气潮湿时，则又易吸潮使盐霜溶化，如果长期受潮流水，即易变软、发霉或腐烂。其中全虫受潮后，不仅易发霉、变色，而且还会脱尾和生虫。在储存中，同时还应防止鼠害。

盐腌药材的检验：检验盐腌药材，首先应注意包装的上下和四角部分有无水痕迹和风霜，然后拆件取样，观察有无泛盐流水及生霉腐烂等情况，如质地坚实，一般不易变质，如质柔软，说明不宜久储。检查盐苁蓉、盐附子时，还可以用刀切开，观察其内部是否滋润和有无盐分。在储存中也要经常经济检查。霉雨季节，一般每半月至少应检查一次。

盐腌药材的储存、养护：必须放在阴凉的库房内储存。全虫还可用木箱，整件密封，但整垛和整件密封，都不如装缸、坛密封的效果好。如果在采取缸、坛密封时，能在缸、坛内底层放适量的块石灰，并用白酒一瓶，敞开瓶口立即放在缸、坛内，还可保持全虫头尾不致脱落。在霉雨季节，有条件的可将全虫放入冷库内储存，但也必须注意将包装封严，以免受潮，一般在5℃的温度内，即不会发生变异。

（10）药材的发放

①发放原则：经检验合格的中药材才能发放，发放时按"先进先出、按批发放"。

②生产车间根据批生产指令，填写《生产领料单》，仓管员核对领料单，并备料。

③领料人、仓管员双方按《生产领料单》核对所备料中药材的品名、规格、产地、采收（加工）日期、数量、批号、化验报告单，无误后双方在《生产领料单》上签名。领料人将物料送到车间。领料单仓管员留第一联，第二联转交财务部，第三联交车间。仓管员交一联所发放物料的合格报告单给车间。

④不能分料的大包装整件发放，车间生产剩余后退回仓库。标签、说明书、产品合格证、中小盒、纸箱等计数发放，使用数、结存数、损耗数之和应与发放前相符。

⑤每次发料后，仓管员在《物料货位卡》上填写物料的去向、发出数量、结存情况，并签名。

⑥仓管员及时填写《原料进出库台账》。

（二）中药材养护管理规程

表 4 – 11　中药材养护管理规程

编制部门：物料管理部		编号			页数	
起草人	日期	审核人	日期	批准人	批准日期	执行日期
分发部门						

1. 目的　建立中药材、中药饮片养护方法，规范其养护工作，确保中药材、中药饮片符合规定要求。

2. 范围　适用于本厂经营的中药材和中药饮片。

3. 职责　中药材、中药饮片养护员对本程序的实施负责。

4. 内容

（1）分类　为了便于分别养护，应将在库药材、饮片按其特性划分为易霉变、虫蛀、变色、泛油、散失气味、风化、潮解、升华、挥发、粘连、腐烂等类型。

（2）制定养护计划、方案　针对不同品种、类型、性能，结合企业仓库实际，制定养护计划、方案。养护方案应明确：

①养护原则：以防为主，防治结合。

②存放位置：根据仓库环境和设备条件，根据各种药材、饮片需避光、防潮、防压、防冻、防鼠等不同要求，将药材、饮片置放于适宜的地方。

③重点养护时节：较易发生霉变、虫蛀、泛油的黄梅天、"三伏"天等季节。

④重点养护品种：易霉变、虫蛀、变色、泛油、散失气味、风化、潮解、升华、挥发、粘连、腐烂的药材和饮片；珍贵药材和饮片；贮存期较长的药材和饮片。

⑤养护周期：一般品种 3 个月，重点品种 1 个月。

（3）养护　按照养护计划、方案，采用传统及现代养护方法，科学地对在库药材、饮片进行养护，以保证药品质量。养护方法主要有：

①干燥养护方法：干燥可以除去中药中过多的水分，同时可杀死霉菌、害虫及虫卵，起到防治虫、霉，久贮不变质的效果。

摊晾法：也称阴干法，即将中药置于室内或阴凉处所，使其借温热空气的流动，吹去水分而干燥，适用于芳香性叶类、花类、果皮类中药等。

高温烘燥法：对含水量过高的中药，可以采用加热增温以去除水分，所用方法有火盆烘干、烘箱烘干与干燥机烘干三种。此法适用于大多数药材。

石灰干燥法：凡中药容易变色、价值贵重、质量娇嫩、容易走油、溢糖而生霉虫蛀、回潮后不宜曝晒或烘干的品种如人参、枸杞子、鹿茸等，可采用石灰箱、石灰缸或石灰吸潮袋的干燥法。

木炭干燥法：先将木炭烘干，然后用皮纸包好，夹置于易潮易霉的中药内，可以吸收侵入的水分而防霉虫。

翻垛通风法：翻垛就是将垛底中药翻到垛面，或堆成通风垛，使热气及水分散发。一般在霉雨季节或发现药材含水量较高时采用此法；并可利用电风扇、鼓风机等机械装置加速通风。

密封吸湿法：利用严密的库房及缸、瓶、塑料袋或其他包装器材，将中药密封，使中药与外界空气隔绝，尽量减少湿气侵入药材的机会，保持中药原有的水分，以防霉变与虫蛀。加入石灰、硅胶等吸湿剂以吸潮，两者结合应用，更能增强防虫、防霉变的效果。贵重中药最好采用无菌真空密封。

②冷藏养护方法：采用低温（2～10℃）贮存中药，可以有效地防止不宜烘、晾中药的生虫、发霉、变色等现象发生。此法主要用于贵重中药、特别容易霉蛀的药材以及无其他较好办法保管的中药。

③埋藏养护方法

石灰埋藏法：用大小适宜的缸或木箱，先用双层纸将药材包好，注明名称，然后置入，用石灰恰好埋没所贮中药为度。适用于肉性和昆虫类中药。

砂子埋藏法：适用于少数完整中药。容器用缸或木箱，砂子应充分干燥后使用。容器底部先用砂子铺平，再将中药分层平放，每层均撒盖砂子。

糠壳埋藏法：利用糠壳的隔潮性能，将中药埋入糠中，使外界湿气不致侵入，保持药材干燥，亦可避免虫蛀霉变。

地下室贮藏法：地下室由于气温较低，不直接受到阳光照射，气候较干燥，对于那些怕光、怕热、怕风、怕潮、怕冻的药物有一定的养护作用。

④化学药剂养护方法：就是利用化学药剂散发的气体杀死中药害虫、霉菌的养护方法。

磷化铝熏蒸法：采用塑料帐密封货垛或全仓密封熏蒸。根据货垛体积采用在垛上和走道地面上设多点投药，药片不要直接接触包装和药材，可采用铁盘、木盘、搪瓷盘等，把药片摊开，帐幕熏蒸可将药片盘放在货垛边。

⑤对抗同贮养护方法：即将一种中药与另一种中药一起贮存，利用不同性能的中药具有相互制约虫害的作用来进行中药贮藏保管的一种养护方法。

⑥气调养护方法：即在密闭条件下，人为调整空气的组成，造成低氧的环境，抑制害虫和微生物的生长繁殖及中药自身的氧化反应，以保持中药品质的一种方法。

（4）养护检查记录　根据药材、饮片的流转情况，定期对在库药材、饮片进行有计划的质量检查和养护，做好《中药材在库养护记录》。

（5）有关问题的处理

①对养护检查中发现质量可疑的药材和饮片，由于异常原因可能出现质量问题的药材和饮片以及在库时间较长的中药材，应抽样送药品检验机构检验。

②在库养护中发现药材和饮片有质量问题时，应立即暂停发货，设置标识，并报告质量管理部复查处理。

（6）汇总分析上报　做好养护实验与数据积累、分析，为贮存养护提供科学依据。

定期分析、汇总并向质量管理部上报药品养护情况和养护质量信息。

（7）相关记录　做好《中药材在库养护记录》。

表4-12　中药材在库养护记录

序号	日期	品名	代号	编号	规格	数量	进货日期	供货单位	养护方法	养护结论	养护人

实训十四　中药储存与养护技术

请你想一想

中药储存养护日常管理要点？

一、实训目的

依据中药的分类储存及易变质原因，合理安排指定中药材的储存保管。并对常见易变质的中药采取养护措施，防止变质，保证质量，降低损耗。

二、实训前准备

1. 活动场所　学校模拟中药库房，要求有储存货架、冷藏柜、常温库、阴凉库、密封容器等，具有避光、通风和排水设备；检测与调节温、湿度的设备；防尘、防潮、防霉、防污染以及防虫、防鼠、防鸟等设备，环境卫生整洁；库房其他条件符合GSP要求。

2. 指定储存与养护的品种准备（结合实际教学条件选取代表品种）

中药材：山药、当归、川贝母、红花、薄荷等。

中药饮片：大黄、芒硝、枸杞、茯苓、蛤蚧等。

中成药：大山楂丸、冰硼散、板蓝根颗粒、山菊降压片、益母草膏等。

3. 学生每两人一组，一次四组，抽签确定储存养护的品种，每组中药材、中药饮片、中成药共计10种。

三、实训操作

1. 书写储存与养护方案　限时10分钟，学生分组对抽到的品种，进行储存与养护分析，书写储存与养护方案上交。

2. 储存中药　限时 30 分钟，学生对所抽到的中药材、中药饮片、中成药进行分类，并选择合适的储存方式。

3. 养护操作　限时 30 分钟，学生对所抽到的中药材、中药饮片、中成药每一类任选一种，进行合理的养护操作。

4. 填写表格。

表 4－13　中药养护检查记录

序号	检查日期	品名	规格	数量	生产企业	有效期	存放地点	外观质量及包装情况	处理意见	采购人

表 4－14　中药养护档案表

药品名称		通用名称		外文名		有效期		
规格		剂型		批准文号		GMP 认证		
生产企业			邮编地址			电话		
用途			建档目的					
质量标准			检验项目					
性状			包装情况	内：				
储存要求				中：				
				外：		体积：		
质量问题摘要	时间	生产批号	质量问题	处理措施	养护员	备注		

表 4－15　中药质量复查通知单

品名		规格		生产企业	
生产批号		数量		存放地点	
有效期					

质量问题：

养护员：　　年　月　日

复查结果：

质量部门：　　年　月　日

5. 学生互评、教师点评　限时 20 分钟，每两组学生互相点评，最后教师点评。

四、考核

表 4 – 16　学生考核表

学生姓名	按时完成实训 (10 分)	储存养护方案 (25 分)	中药分类储存 (25 分)	养护技术操作 (25 分)	小组合作 (10 分)	总分

目标检测

一、单选题

1. 气调养护法对空气的要求是（　　　）

　　A. 高氧或低二氧化碳　　　　　　　B. 低氧或低二氧化碳

　　C. 高氧或高二氧化碳　　　　　　　D. 低氧或高二氧化碳

　　E. 以上均不是

2. 中药传统的养护技术不包括（　　　）

　　A. 气调养护法　　B. 密封养护法　　C. 低温养护法

　　D. 埋藏养护法　　E. 除湿养护法

3. 中药材常温库温度和相对湿度分别控制在（　　　）

　　A. 0～25℃，45%～67%　　　　　　B. 0～30℃，45%～70%

　　C. 0～30℃，35%～75%　　　　　　D. 0～25℃，35%～70%

　　E. 0～30℃，35%～75%

4. 冷处的温度是（　　　）

　　A. 2～10℃　　　　　　　　　　　　B. 0～30℃

　　C. –10～–25℃　　　　　　　　　　D. 不超过 20℃

5. 储存中药饮片应当设立（　　　）

　　A. 专用库房　　　B. 冷藏库房　　　C. 特殊库房

　　D. 恒温库房　　　E. 阴凉库房

6. 中药出库应遵循"先产先出""近期先出"和按（　　　）的原则

　　A. 取样顺序　　　B. 提货顺序　　　C. 入库顺序

　　D. 批号发货　　　E. 在库顺序

7. 需要时密闭、在 30℃以下保存、防风化的中药是（　　　）

　　A. 芒硝　　　　　B. 马钱子粉　　　C. 天竺黄

　　D. 珍珠　　　　　E. 滑石粉

8. 储存是需要密闭、避光、置阴凉干燥处的中药是 (   )

    A. 沉香   B. 猪胆粉   C. 玫瑰花

    D. 附子   E. 炒瓜蒌子

二、多选题

1. 霉变的处理方法有 (   )

    A. 撞刷法   B. 淘洗法   C. 醋洗法

    D. 油擦法   E. 酒洗法

2. 下列需在特殊中药仓库中储存的中药材有 (   )

    A. 贵重药材   B. 含挥发性成分的中药材

    C. 易燃性中药材   D. 剧毒性中药材

    E. 易潮解中药材

3. 下列属于中药饮片储存与养护原则的是 (   )

    A. 三色五区   B. 三个一致   C. 六分存

    D. 先进先出   E. 以防为主、防治结合

4. 需密闭储存的中药是 (   )

    A. 龟甲胶   B. 阿胶   C. 紫河车

    D. 珍珠   E. 鹿角胶

三、思考题

1. 仓库应当具备哪些硬件设施设备？

2. 简述中药常用的传统养护方法和现代养护方法？

3. 中药储存常规检查内容是什么？

4. 细贵中药养护方法有哪些？

5. 对抗同贮养护法有哪些？

6. 简述中药储存养护日常管理的要点。

书网融合……

        微课   自测题

5
模块五

非药品的储存养护技术

PPT

▶▶ 项目一 医疗器械储存养护技术

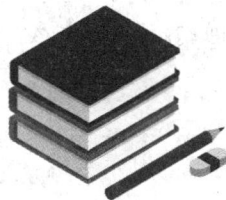

学习目标

知识要求

1. **掌握**　医疗器械储存养护技术。
2. **熟悉**　医疗器械的收货验收流程。
3. **了解**　医疗器械出库要求。

能力要求

能正确进行医疗器械储存养护操作。

　　医疗器械储存与养护是指在符合医疗器械说明书和标签标示要求的环境下，进行医疗器械出入库管理、在库储存与养护等工作。防止出现包装破损、污染、氧化分解、变质、超过有效期以及布满灰尘影响使用等，保证医疗器械的安全、有效。

实例分析

　　实例　2020 年初，由于新型冠状病毒疫情影响，某药品批发企业消毒液业务激增，因为消毒液销售业务需要，公司将存放有血压计、制氧机等医疗器械的库房清空存放消毒液。原有血压计、制氧机存放于就近小区一临时租赁的住房内。

　　分析　1. 请问该公司的做法妥当吗？

　　　　　　2. 医疗器械应当如何储存保管？

一、职场环境、场地、设备及用具的要求

　　1. 医疗器械贮存作业区、辅助作业区应当与办公区和生活区分开一定距离或者有隔离措施。

　　2. 库房实行分区管理，包括待验区、合格品区、不合格品区、发货区等，并有明显区分（如可采用色标管理，设置待验区为黄色、合格品区和发货区为绿色、不合格品区为红色），退货及召回产品应当单独存放。

　　3. 库房内外环境整洁，无污染源。

　　4. 库房应符合以下要求：库房内墙光洁，地面平整，无渗漏、霉变和墙面脱落痕，房屋结构严密；有防止室外装卸、搬运、接收、发运等作业受异常天气影响的措施，库房有可靠的安全防护措施，能够对无关人员进入实行可控管理。

　　5. 设备设施应符合以下要求：有使货物的堆放、离墙、离地、货行间都必须留有一定距离所采用的货架、垫板或托盘等；有避光、通风、防潮、放虫、防鼠等设施；有符合要求的照明设备；针对有特殊储存要求的医疗器械应配备相应存储设备；对有特殊温湿度储存要求的医疗器械应配备有效调控及监测温湿度的设备或仪器。

6. 批发需要冷藏、冷冻贮存运输的医疗器械，应当配备与其经营规模和经营品种相适应的独立冷库，有出入冷库的缓冲区域或有隔离设施；用于冷库温度监测、显示、记录、调控、报警的设备；并具有能确保制冷设备正常运转的设施（如备用发电机组或者双回路供电系统）；企业应当根据相应的运输规模和运输环境要求配备冷藏车、保温车或者冷藏箱、保温箱等设备。

7. 应当具有符合医疗器械经营质量管理要求的计算机信息管理系统，保证经营的产品可追溯。

你知道吗

《医疗器械监督管理条例》

《医疗器械监督管理条例》是 1999 年 12 月 28 日国务院第 24 次常务会议通过，2000 年 1 月 4 日以中华人民共和国国务院令第 276 号公布，2014 年 2 月 12 日国务院第 39 次常务会议修订通过，2014 年 3 月 7 日中华人民共和国国务院令第 650 号公布。该《条例》分总则、医疗器械产品注册与备案、医疗器械生产、医疗器械经营与使用、不良事件的处理与医疗器械的召回、监督检查、法律责任、附则 8 章 80 条，自 2014 年 6 月 1 日起施行。

2018 年 4 月 8 日，国务院印发了关于在海南博鳌乐城国际医疗旅游先行区暂时调整实施《医疗器械监督管理条例》有关规定的决定。

二、医疗器械的收货验收

请你想一想

医疗器械收货验收与药品收货验收有何不同？

《医疗器械经营质量管理规范》规定：企业应当建立并执行进货查验记录制度。从事第二类、第三类医疗器械批发业务以及第三类医疗器械零售业务的经营企业应当建立销售记录制度。进货查验记录（包括采购记录、验收记录）和销售记录信息应当真实、准确、完整。从事医疗器械批发业务的企业，其购进、贮存、销售等记录应当符合可追溯要求。鼓励企业采用信息化等先进技术手段进行记录。

进货查验记录和销售记录应当保存至医疗器械有效期后 2 年；无有效期的，不得少于 5 年。植入类医疗器械进货查验记录和销售记录应当永久保存。

（一）收货

医疗器械的收货流程和药品收货流程相似，收货员应根据采购记录核对随货同行单（销售出库单），核实运输情况，做好卸货安排并点收查验核实，做好收货记录。

1. 检查随货同行单 企业收货人员在接收医疗器械时，对照相关采购记录检查随货同行单，确保随货同行单符合规定要求。

医疗器械随货同行单应当包括供货单位、生产企业及生产企业许可证号（或者备案凭证编号）、医疗器械的名称、规格（型号）、注册证号或者备案凭证编号、生产批号或者序列号、数量、储运条件、收货单位、收货地址、发货日期等内容，并加盖供货单位出库专用章。目前医疗器械随货同行单一般是依据供应企业数据库自动生成，是机打票，一般不允许以手写提货单、送货单等票据充当随货同行单。(图5-1：随货同行单实例)

江苏 XXX 医疗器械股份有限公司

销售出库单

SX/ZLJL-SCB-18-D/0　　生产许可证号：苏食药监械生产许 2004XXXX 号　　联系电话 0519-XXXXXXXX

客户名称：上海 XXXX 医药公司　　　　　　　　　　　　　　　　　　　　出库编号：XXXXXXX

客户地址：上海市浦东区 XXXXX　　　　　　　　　　　　　　　　　　　　第一页，共一页

编号	产品名称	规格型号	生产批号	单位	数量	注册证号	失效日期	灭菌批号	备注
1	组织夹	LC-2	1904523	枚	186	国械注准 20183461536	2020/5/9	E190503	201897-21924
2	组织夹	LC-3	1905517	枚	345	国械注准 20183461536	2020/5/20	E190505	2465-2520

存储条件：应贮存在相对湿度不超过80%，无腐蚀性气体和通风良好的室内

生产企业：江苏 XXX 医疗器械股份有限公司　　本页小计：531

审核：小明　　　　　制单人：小明　　　　　客户签收：　　　　　出库日期：2020/7/28

（江苏XXX医疗器械股份有限公司 出库专用章）

图 5-1 随货同行单实例

2. 核实运输情况 收货员收货时，要依据产品说明书或随货同行单规定要求，核实运输方式是否符合要求。检查是否采用封闭式的货物运输工具，运输期间温度是否符合医疗器械储存条件要求。对需要冷藏、冷冻的医疗器械进行验收时，要对其运输方式及运输过程的温度记录、运输时间、到货温度等质量控制状况进行重点检查并记录，不符合温度要求的必须拒收。

收货人员核实运输情况的同时，应该查验车载医疗器械包装有无散破、雨淋、渗液等污染及损坏异常情况。如系整车、集装箱发运，查验车厢铅封是否为原封。查验中发现整车货物铅封更换、被撬、数量缺失、污染货损等异常情况，接收人员应与运货方在现场共同确认拍照。并在"商品到达通知单"上详细记录异常情况，双方共同签章后，交业务部门处理。

3. 卸载和收货 收货员检查随货同行单和核实运输情况后，对符合收货要求的医疗器械，必须按品种特性要求分配合适的待检验区域，或设置状态标示，并通知验收人员进行验收。待验区的温度控制应符合医疗器械的储存温度要求，冷藏、冷冻医疗器械必须将待检区指定在冷库内。

一般由送货人员负责卸货。卸货时要求按照医疗器械的名称、包装大小、生产厂家等分开摆放、叠高整齐，以便于清点。冷藏、冷冻品直接卸载到冷库内与经营规模相适应的待验区。要在冷藏（或冷冻）状态下完成卸货、验收和入库过程，整个过程应在规定时限内完成。其中，冷藏品必须在30分钟内卸货完成，冷冻品必须在15分钟内卸货完成。

卸货人员将货物按照要求卸载到指定区域，收货员按照随货同行单标注的信息对每一种商品进行详细核对，并逐一仔细清点到货数量，每核对清点完一个品种在随货同行单备注栏内打"√"，表示核对相符，查验过程中发现不相符合的，要在随货同行单后面标注，出现名称、规格、生产厂家等重要信息与采购计划完全不符合的品种，应不予收货。

收货人员对核对无误的药品收货后，交货和收货双方应当对交运情况当场在随货同行单回执上签字确认。对不符合要求的货品应当立即报告质量负责人并拒收。

（二）验收

验收人员首先应查验相关证明文件，包括随货同行单、检验报告书、合格证、医疗器械注册证等，相关文件的传递和保存可以采用电子数据形式，但应当保证其合法性和有效性。

验收人员应当对医疗器械的外观、包装、标签等进行检查、核对，并做好验收记录，包括医疗器械的名称、规格（型号）、注册证号或者备案凭证编号、生产批号或者序列号、生产日期和有效期（或者失效期）、生产企业、供货者、到货数量、到货日期、验收合格数量、验收结果等内容。对需要冷藏、冷冻的医疗器械还要记录其运输方式、运输过程的温度、运输时间、到货温度等。

验收完成后填写验收记录，目前主要在医药商品购销存系统内进行电子记录，一般系统包含的品名、规格、数量等信息可由采购记录逻辑生成，无需另行输入，验收人员需要记录验收人员姓名、验收日期、验收结果、不合格事项及处理措施等信息。

验收合格的医疗器械，通知仓库管理员入库。验收不合格的或判定有疑问的，应注明不合格事项并暂时存入不合格品区，然后通知采购部门联系供货商按照有关规定采取退货、销毁等处置措施。

（三）入库

验收合格的医疗器械要及时入库。仓库管理员收到入库通知后，及时组织人员将合格的医疗器械按储存要求存放于指定的位置。

入库工作首先要在医药商品购销存系统中依据入库通知进行储存编码和存放位置分配，做好储存标示标签。存放位置必须依据产品说明书的存放要求合理分配，需要冷藏、冷冻的医疗器械分配到冷藏库或冷冻库。

货物转运到指定货位后要按照储存和摆放要求分类摆放，摆放时注意包装或标示应向上并朝外，同一种货物按批号堆码，不同批号的医疗器械不得混垛，垛间距不小于5cm。摆放完成后，清点核对入库数量是否与入库通知单完全相符，完全符合后贴上储存标示标签并在系统中建立入库记录。

三、医疗器械的储存养护

（一）贮存要求

📖请你想一想

什么样的医疗器械需要冷藏或冷冻，温度应该要求多少度？

根据《医疗器械经营质量管理规范》，医疗器械储存应符合以下要求。

1. 按说明书或包装标示的储存要求进行储存。
2. 储存医疗器械必须按照要求采取避光、通风、防潮、防虫、防鼠、防火等措施。

3. 搬运和堆垛医疗器械必须按照包装标示要求规范操作，堆垛高度符合包装图示要求，避免损坏医疗器械包装。

4. 按照医疗器械的储存要求分库（区）、分类存放，医疗器械与非医疗器械必须分开存放。

5. 医疗器械必须按规格、批号分开存放，医疗器械与库房地面、内墙、顶、灯、温度调控设备及管道等设施间保留有足够空隙；其中距地面应至少10cm，距离屋顶和房梁至少30cm，距离灯垂直距离至少50cm，距离内墙、室内柱子、散热器、温控设备和管道至少30cm。

6. 储存医疗器械的货架、托盘等设施设备必须保持清洁，无破损。

7. 非作业区工作人员未经批准不得进入储存作业区，储存作业区内的工作人员不得有影响医疗器械质量的行为。

8. 医疗器械储存作业区内不得存放与储存管理无关的物品。

9. 一次性使用无菌医疗器械、植入医疗器械（包括安全套等）应与其他医疗器械分开存放。

10. 有特殊储存要求的医疗器械以及国家重点监管的医疗器械也应与其他医疗器械分开存放。经营需特殊储存的医疗器械产品，应具备相应的专用储存条件。

11. 体外诊断试剂应使用专用冷藏库储存，仓库应与其他商品仓库分开设置，且库房内墙、屋顶和地面应光洁、平整，缓冲门结构严密。住宅用房不得用作仓库。

12. 医疗器械中的危险品也应与其他医疗器械分开存放。

13. 储存区域应防尘、防污染、防虫、防鼠和防异物混入等。

（二）医疗器械的分库和分类储存

1. 分库储存　医疗器械在入库时，要按照包装上标明的储存条件进行分库，选择不同温度的仓库进行储存。凡是标有阴凉、暗凉、凉处、凉暗处或20℃以下、25℃以下、0～20℃的应储存在阴凉库；凡是标有常温30℃以下、10～30℃或没有标注温度要求的应储存在常温库。一般体外诊断试剂都需要储存在2～8℃间的低温冷藏库保存，少数品种需−18℃冷冻库保存。储存时应当按照要求采取避光、遮光、通风、防潮、防虫、防鼠等措施。平时应注意检查并改善储存条件做好防护措施，保持好卫生环境。

有特殊储存要求的医疗器械、国家重点监管的医疗器械、医疗器械中的危险品要单独仓库存放。

2. 分类储存　同一库房内的医疗器械，通常会根据其类别、用途、理化性质等进行分类储存，便于货物的流转和养护。如将医疗器械分为诊断性的、治疗性的，也有将医疗器械按类型分为第一、二、三类，还有将医疗器械分为试剂类、仪器类、设备类，另外也常将医疗器械分为家用医疗器械和非家用医疗器械储存。

（三）在库检查与盘点

根据库房条件、外部环境、医疗器械有效期等要求，对医疗器械进行定期检查，建立检查记录。检查内容包括：

1. 检查并改善储存与作业流程，并及时调整优化贮存作业流程。

2. 检查并改善储存条件、防护措施、卫生环境。

3. 每天上、下午不少于 2 次对库房温湿度进行监测记录（冷藏库实行全天 24 小时自动检测），包括：日期、时间、标准值、实时测量值、超标措施和采取措施后测量值、库房管理人员签字等。

4. 对库存医疗器械的外观、包装、有效期等质量状况进行检查，发现问题应当及时处置并记录。

5. 对冷库温度自动报警装置进行检查、保养，发现异常情况应当及时通知质量管理人员并采取相应的措施。

6. 要对库存医疗器械有效期进行跟踪和控制，采取近效期预警；超过有效期的医疗器械，必须禁止销售，放置在不合格区品区，然后按规定进行销毁，并保存相关记录。

7. 要对库存医疗器械定期进行盘点，做到账、货相符。

在医疗器械经营中应根据流转情况定期进行养护和检查，并做好记录。检查中，对由于异常原因可能出现问题的医疗器械、易变质医疗器械、已发现质量问题的医疗器械的相邻批号医疗器械、储存时间较长的医疗器械等，应进行抽样送检。对储存和陈列中出现的产品质量问题，应及时报质管部确认和处理，将有问题的产品放入不合格区存放，待查明原因后，作退货或销毁处理，处理结果应有记录。

（四）出库及要求

医疗器械出库时，库房保管人员必须对出库的医疗器械进行核对，发现以下情况不得出库，并报告质量部门或质量管理人员处理。

1. 医疗器械包装出现破损、污染、封口不牢、封条损坏等问题。

2. 标签脱落、字迹模糊不清或者标示内容与实物不符。

3. 医疗器械超过有效期。

4. 存在其他异常情况的医疗器械。

医疗器械出库必须复核并建立记录，复核记录内容包括购货者、医疗器械的名称、规格（型号）、注册证号或者备案凭证编号、生产批号或者序列号、生产日期和有效期（或者失效期）、生产企业、数量、出库日期、出库复核人员签字等内容。

医疗器械拼箱发货的代用包装箱应当有醒目的拼箱标示。

运输需要冷藏、冷冻医疗器械的冷藏车、车载冷藏箱、保温箱应当符合医疗器械运输过程中对温度控制的要求。冷藏车具有显示温度、自动调控温度、报警、存储和读取温度监测数据的功能。在装箱、装车作业时，应当由专人负责，并符合以下要求：

1. 车载冷藏箱或者保温箱在使用前应当达到相应的温度要求。

2. 应当在冷藏环境下完成装箱、封箱工作。

3. 装车前应当检查冷藏车辆的启动、运行状态，达到规定温度后方可装车。

你知道吗

第二十三条 医疗器械经营企业应当符合下列条件：

（一）具有与其经营的医疗器械相适应的经营场地及环境；

（二）具有与其经营的医疗器械相适应的质量检验人员；

（三）具有与其经营的医疗器械产品相适应的技术培训、维修等售后服务能力。

实训十五 医疗器械收货入库

一、实训目的

通过实训，让学生学会医疗器械收货入库操作流程，能正确的完成医疗器械的收货入库任务，填写收货入库记录。

二、实训原理

医药企业仓库的医疗器械收货入库应当符合《医疗器械经营质量管理规范》中收货与验收条款中的要求。

三、实训器材

1. 操作场所 模拟医疗器械库房。

2. 器具材料 医疗器械若干、医药商品购销存管理系统（可打印相关表格）。

3. 活动所需表格 医疗器械采购记录表、随货同行单、医疗器械收货记录表、储存标示标签。

四、实训操作

（一）检查随货同行单

1. 检查票据是否盖有供货单位药品出库专用章原印章，如单据不合格，不得收货并通知采购部门处理。

2. 收货员到计算机软件系统调出本批货物的采购记录。

3. 把随货同行单与到货通知单进行以下项目核对：供应商、品名、规格、数量、生产企业名称、许可证号、生产日期。

4. 核对一致的收货，不一致拒收。

（二）核实运输状况

1. 检查运输方式是否符合要求，车厢是否封闭。

2. 记录到货温度，冷链运输需要提供一份自动监测的温度记录，收货员要验证一下，把温度记录保留好。

3. 检查车载医疗器械包装有无散破、雨淋、渗液等污染及损坏异常情况。

4. 按检查状况正确处理。

（三）卸载和收货

1. 正确分配和指定卸货位置并设置状态标示。

2. 卸载摆放合理。

3. 清点货物并在随货同行单上签字。若应该拒收的医疗器械，应在随货同行单上标明拒收原因，签字后给供应方配送员一联，自己留下一联备案。

4. 通知验收人员验收，把已经签好字的随货同行单、医疗器械检验报告书一起交给验收员。

（四）验收并填报系统

1. 查验相关证明文件。

2. 检查核对外观、包装、标签等，做好验收记录（包括在医药商品购销存管理系统内完成相应工作）。

3. 不合格情况处理和上报。

（五）入库

1. 在系统内进行储存编码和储存位置分配。

2. 做好储存标示标签。

3. 将验收合格的医疗器械存放于正确的位置并合理堆码。

4. 贴上储存标示标签并在系统中建立入库记录。

五、实训记录

医疗器械的收货入库实训记录包含：签字的随货同行单、检验报告书、储存标示标签、入库记录等，要求记录完善完整，签名规范。检验报告书和入库记录可直接记录在医药商品购销存管理系统内，随货同行单、储存标示标签等需要打印纸质单据。

六、实训考核

表 5-1　医疗器械收货入库　实训考核表

项目	考核要求	分值	得分
操作步骤的完整性	操作完整	20	
检查随货同行单	检查要点正确，不合格原因查找正确	10	
核实运输状况	操作规范，结论正确	10	
卸载和收货	操作规范，堆放整齐	10	
验收并填报系统	验收正确，系统使用熟练，记录信息完整	20	
入库	操作规范，堆码整齐	10	
表格填写的规范性	表格内容填写规范、准确、字迹清晰	20	
合　计		100	

注：每错 1 处扣 1 分，扣完为止。

目标检测

一、单选题

1. 下列项目不是所有医疗器械的随货同行单都要记录的项目是（　　　）

　　A. 产品名称　　　　B. 规格型号　　　　C. 数量　　　　D. 运输温度

2. 下列医疗器械中需要分开存放的是（　　　）

　　A. 助听器　　　　　　　　　　　B. 一次性使用无菌注射器

　　C. 血糖仪　　　　　　　　　　　D. 血压计

3. 储存医疗器械的冷藏库房，每天温湿度监测记录的次数是（　　　）

　　A. 2　　　　　　B. 4　　　　　　C. 6　　　　　　D. 24 小时自动监测

4. 仓库内医疗器械摆放应与仓库地面、墙、屋顶、之间有相应的间距，其中与地面的间距不少于（　　　）

　　A. 20cm　　　　B. 10cm　　　　C. 30cm　　　　D. 50cm

5. 血管支架进货查验记录应当保存的年限是（　　　）

　　A. 2 年　　　　B. 有效期后 2 年　　　C. 5 年　　　　D. 永久

二、多选题

1. 医疗器械收货检查主要包括（　　　）

　　A. 外观检查　　　B. 包装检查　　　C. 标签　　　　D. 合格证明文件

2. 下列设备设施是医疗器械库房必须的有（　　　）

　　A. 货架、托盘等隔离设施　　　　B. 符合安全用电要求的照明设备

　　C. 包装物料的存放场所　　　　　D. 确保制冷设备正常运转的设施

3. 医疗器械储存与养护相关记录包括（　　　）

　　A. 温度记录　　　B. 入库记录　　　C. 定期检查记录　　　D. 出库记录

三、思考题

1. 体外诊断试剂如何进行收货入库？

2. 医疗器械出库核对时，什么情况的医疗器械不得出库？

书网融合……

微课　　　　自测题

PPT

▶▶项目二　保健食品的储存养护技术

学习目标

知识要求

1. **掌握**　保健食品的储存养护技术要求。
2. **熟悉**　保健食品的分类。
3. **了解**　部分保健食品的储存养护要求。

能力要求

1. 会正确储存和养护非药品类医药商品。
2. 能够解决非药品类医药商品储存养护中存在的问题。

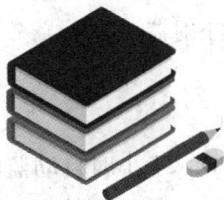

实例分析

实例　某药品批发企业采购了一批蜂王浆，仓库管理员小张将其放在了冷藏库，两个月后发现这批蜂王浆边缘有些暗色的硬块。

分析　1. 请问小张处理的妥当吗？

　　　　2. 请问你能提出更好的保存方式吗？

一、保健食品分类

保健食品按照生产来源通常分为食品饮料保健食品和医药保健食品两大类。食品饮料保健食品通常包括各种形态的食品类型，例如饼干、酒精饮料、果汁饮料、功能性饮料、乳饮料、食醋等；医药保健食品通常包括各种仿照口服药品剂型生产的保健食品，例如口服液、片剂、胶囊剂、膏（滋）剂、颗粒剂、软胶囊、胶丸、茶剂等。

食品饮料保健食品由于其使用量较大，通常按照食品类型单独分区或分库储存，如保健酒、保健饼干（降糖饼干、减肥饼干）、保健饮料、保健醋等。

医药保健食品分类储存基本按剂型分类，如颗粒剂、口服液、片剂等。按剂型分类保管的优点是：相同的剂型其性质、状态和质量变异现象基本相同，对储存条件有共同的要求，便于保管养护；按相同剂型分库或分区存放，有利于防止错收、错付，方便进出；相同剂型的包装一致，体积大小相同，便于运输，堆码，库存整齐划一，便于养护抽查。

你知道吗

保健食品标签和说明书必须符合国家有关标准和要求，并标明下列内容：

（一）保健功能和适宜人群；

（二）食用方法和服用量；

（三）贮藏方法；

（四）功效成分的名称及含量。

（五）保健食品批准文号；

（六）保健食品标志；

（七）有关标准或要求所规定的其他标签内容。

二、保健食品的储存养护

经营保健食品时，既要考虑储存保健食品的费用成本，又要防止保健食品发生变质和报损损害。应根据保健食品的性能及要求，将保健食品分别储

请你想一想

保健食品和药品之间有什么区别？和食品之间有什么区别？

存于库房的货架上，严禁直接在地面堆码存放，并保证保健食品的质量。实际工作中通常按照每种保健食品的中、小包装上标示的【贮藏】要求进行储存，目前，我国大多数保健食品都要求阴凉保存，保质期通常为 24 个月。具体储存养护要求有：

（一）人员、仓库设置与设施设备要求

1. 从事直接接触保健食品的员工和现场管理人员不得患有传染病、隐性传染病、精神病，以及有可能污染保健食品的疾病。

2. 根据保健食品标示的储存条件，设置相应仓库。需冷藏的保健食品储存于冷库；需阴凉、凉暗储存的保健食品储存于阴凉库；需常温储存的保健食品储存于常温库。各库房均应有避光措施，相对湿度应保持在 35% ~75% 之间，部分保健食品的储存养护要求见表 5 - 2。

表 5 - 2　部分保健食品的储存养护要求

保健食品名称	储存条件	仓库类型
多种维生素矿物质咀嚼片	遮光，密闭，置干燥处保存	常温库
胶原蛋白维 C 粉	密封，置常温干燥处保存	常温库
阿胶核桃糕	密闭，置干燥处	常温库
牦牛骨粉胶囊	密闭，置阴凉干燥处	阴凉库
伊利牌伊之恩奶粉	密封，置阴凉干燥处保存	阴凉库
维 C 海洋鱼皮胶原肽口服液	置阴凉、干燥处，避光保存	阴凉库
鹿龟参酒	密封，置阴凉干燥处	阴凉库
角鲨烯软胶囊	置阴凉干燥处	阴凉库
芪参葛牛磺酸颗粒	密封，置阴凉干燥处	阴凉库
天然类胡萝卜素胶囊	冷藏、干燥处，保持瓶盖封闭	冷藏库
风味发酵乳	0~7℃冷藏	冷藏库
益生菌酸奶	2~6℃冷藏	冷藏库
蜂王浆	密封、置 -5℃ 以下存放	冷冻库

3. 保健食品堆垛应有一定的距离间隔，与墙、屋顶的间距不少于 30cm，与散热器

或供热管道间距不小于 30cm，与地面的间距不小于 10cm，与灯的垂直间距不小于 50cm。搬运和堆垛应严格遵守保健食品外包装图示标志的要求规范操作，堆放保健食品必须牢固，整齐，不得倒置；对包装易变形或较重的保健食品，应控制堆放高度，并根据情况定期检查、翻垛。

4. 保健食品仓库也实行分区和色标管理，具体要求与药品仓库相同。

5. 库房要配备窗帘、灭火器、防盗、空调、除湿机等设施设备，定期维修，保持设施配置齐全，措施得当，运转良好。

6. 应保持库区，货架和出库保健食品的清洁卫生，定期进行清扫、消毒、杀菌，并做好记录。仓库内应保持干燥、整洁、通风，地面清洁，无积水，做好防火、防潮、防热、防霉、防虫、防鼠和防污染等工作。严防保健食品被污染、鼠咬、虫蛀、发霉等现象，并防止人为污染。

（二）出入库管理与在库检查

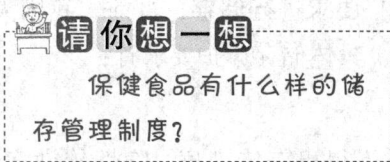

请你想一想

保健食品有什么样的储存管理制度？

1. 保健食品收货时要严格检查运输工具，必须采用密闭车厢，禁止敞篷运输，严禁雨淋、霜冻或阳光下暴晒，有冷藏要求的保健食品必须采用专用冷藏车、车载冷藏箱或保温箱运输；收货时要核实企业的《产品注册证》《卫生许可证》《生产许可证》或《经营许可证》等相关证件并复印存档。保健食品验收时必须包装完整，没有破损、污染、标签脱落和标示不清等现象。所有入库保健食品都必须进行外观质量检查，核实产品的包装、标签和说明书与批准的内容相符后，方准入库。应合理使用仓容，堆码整齐，牢固，无倒置现象。库存保健食品应按保质期远近依序存放，按照效期出库，按批号发货，不同批号保健食品不得混垛。

2. 保健食品与药品、普通食品分开储存，性质互相影响、易串味的保健食品应分区密封储存。保健食品按照产品类别分类储存，且类别标签使用恰当，放置准确，字迹清楚，标志醒目。

3. 应定期检查保健食品的储存条件，做好仓库的防晒、防冻准备。保健食品冷藏库和阴凉库对温湿度每天实行 24 小时连续监测和管理。常温库每日上午和下午分别对库房的温湿度进行一次检查和记录，如温湿度超出范围，应及时采取调控措施，确保保健食品储存安全。

4. 库存保健食品要按批号顺序依次或分开堆码，保管员接到出库单后，应按先产先出、近期先出和按批号发货的原则出库。所有入库产品应分区、分类摆放在规定的区位，出入库账目应与货位卡相符。

5. 库存保健食品按"三三四"养护检查法规定的方式进行养护，陈列的保健食品要每月一次定期检查质量，并做好养护记录。发现质量问题应立即在该保健食品货垛处悬挂"暂停发货"牌，并填写《质量问题报告表》，通知质管部复查并处理。

6. 对发现有问题的保健食品及时上报处理，建立不合格保健食品台账，防止错发或重复报损，造成账、货混乱的严重后果。不合格保健食品的确认、报损、销毁应有完善的手续和记录。

你知道吗

《保健食品生产经营企业索证索票和台账管理规定》（以下简称《规定》）自 2013 年 3 月 1 日起实施。《规定》明确，保健品台账等文件应当保存至产品保质期结束后 1 年，且保存期限不得少于 2 年。

目标检测

一、单选题

1. 性质互相影响、易串味的保健食品在储存时应（　　）
   A. 分区存放　　　　B. 并列存放　　　　C. 上下存放　　　　D. 左右存放

2. 保健食品与普通食品在储存时应（　　）
   A. 分区存放　　　　B. 并列存放　　　　C. 上下存放　　　　D. 左右存放

3. 保健食品收货时，首先核实（　　）是否符合要求。
   A. 票据　　　　　　B. 温湿度记录　　　C. 收货缓冲区　　　D. 运输车辆

4. 目前我国大多数保健食品都要求（　　）保存，保质期通常为 24 个月。
   A. 冷库　　　　　　B. 阴凉库　　　　　C. 常温库　　　　　D. 地下室

5. 对从事直接接触（　　）的员工和现场管理人员不得患有传染病、隐性传染病、精神病，以及有可能污染产品的疾病。
   A. 一次性卫生用品　　　　　　　　B. 消毒剂
   C. 卫生杀虫剂　　　　　　　　　　D. 保健食品

二、多选题

1. 储存保健食品的仓库内应做到（　　）
   A. 防热　　　　　　B. 防霉　　　　　　C. 防虫　　　　　　D. 防鼠

2. 保健食品收货的一般流程包括（　　）
   A. 票据核对　　　　B. 到货检查　　　　C. 通知验收　　　　D. 验收抽样

3. 保健食品到货检查要检查哪些项目（　　）
   A. 运输工具的检查　　　　　　　　B. 运输状态的检查
   C. 票据货物核对　　　　　　　　　D. 包装检查

三、判断题

1. 根据国家食品药品监督管理局 2005 年 7 月 1 日起施行的《保健食品注册管理办法（试行）》第三十三条的规定，保健食品批准证书有效期为 5 年。（　　）

2. 保健食品的标签、说明书及广告可以宣传疗效作用。（　　）

3. 保健食品具有明确、稳定的保健作用，对人体不产生任何急性、亚急性或慢性危害。（　　）

4. 保健食品系指表明具有特定保健功能的食品，适宜于特定人群食用，具有调节机体功能，以治疗疾病为目的的食品。（　　）

5. 保健食品标签和说明书必须符合下列要求：保健作用和适宜人群、食用方法和适宜的食用量、储藏方法、功效成份的名称及含量、保健食品批准文号、保健食品标志。（　　）

6. 销售者必须建立并执行进货检查验收制度，审验供货商的经营资格，验明产品合格证明和产品标识，并建立产品进货台账。（　　）

7. 保健食品的名称应当准确、科学，不可以使用人名、地名、代号及夸大容易误解的名称。（　　）

8. 保健食品的标签、说明书和广告内容必须真实，不得暗示可使疾病痊愈的宣传，严禁利用封建迷信进行保健食品的宣传。（　　）

9. 严禁采购超过无检验合格证明的保健食品。（　　）

10. 不得用治疗、治愈、疗效、痊愈、医治等词汇描述和介绍产品的保健作用。（　　）

三、思考题

1. 保健食品在储存时要注意哪些问题？

2. 保健食品和药品储存时有何共同点？

书网融合……

 微课　　 自测题

其他医药商品的
储存养护技术

PPT

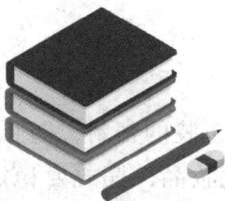

学习目标

知识要求

1. **掌握** 其他医药商品的储存养护技术要求。

2. **熟悉** 其他医药商品的分类。

3. **了解** 非药品类医药商品的常见变质情况。

能力要求

能够进行其他医药商品的储存养护具体操作。

一、特殊用途化妆品的储存养护

《化妆品监督管理条例》于 2020 年 1 月 3 日国务院第 77 次常务会议通过，自 2021 年 1 月 1 日起施行。《化妆品卫生监督条例》同时废止。

你知道吗

《化妆品监督管理条例》第二十四条 特殊化妆品注册证有效期为 5 年。

第三十九条 化妆品生产经营者应当依照有关法律、法规的规定和化妆品标签标示的要求贮存、运输化妆品，定期检查并及时处理变质或者超过使用期限的化妆品。

特殊用途化妆品从入库到出库妥善保管是其质量的保证。如果保存不好，很容易发生变质。因此，特殊用途化妆品的保管要注意防污染、防晒、防热、防冻、防潮和合理摆放。

请你想一想

接收特殊用途化妆品有哪些工作？

（一）防污染

保持特殊用途化妆品在环境整洁的场所中储存，否则易使细菌繁殖影响储存或者造成化妆品的污染。

（二）防晒

强烈的紫外线具有一定的穿透力，易使油脂、香料产生氧化现象和破坏色素，所以特殊用途化妆品应避光保存。

（三）防热

特殊用途化妆品应储存于阴凉库或常温库，温度过高会使乳化体遭到破坏，造成脂水分离；粉膏类出现干缩，变质失效。

（四）防冻

温度过低会使某些化妆品中的水分结冰，乳化体遭到破坏，融化后质感变粗变散，失去效用，对皮肤产生刺激。

（五）防潮

潮湿环境是微生物繁殖的温床。潮湿的环境使含有蛋白质、脂质的化妆品中的细菌加快繁殖，发生变质。铁制的包装盒或盒盖受潮后容易生锈，会污染内容物，使之变质。因此特殊用途化妆品通常密封，放在通风干燥处储存。

（六）合理摆放

特殊用途化妆品储存摆放时注意轻拿轻放，尤其要保持中小包装的密封，防止被灰尘或其他脏物污染，防止香味散失。挤压型或按压型包装的化妆品，摆放要稳定，有条理，防止因挤压而造成包装损伤，使化妆品氧化或污染。

（七）遵循近效期先出原则

特殊用途化妆品的有效期一般为 1 ~ 2 年，一定要遵循近效期先出原则。

二、消毒剂的储存养护

🔖**实例分析**

实例　某药品批发企业仓库中储存了一批消毒剂，包括 75% 的医用酒精、84 消毒液，双氧水等，在盘库时发现有几件酒精渗漏，仓库管理员小赵将其搬离了货架，放到了地面，但是没有注意到附近有插线板。

分析　请问小赵处理的妥当吗？

消毒剂储存时，要防止其发生变质和失效。应根据消毒剂的性能及要求，将其分别整齐存放于常温库、阴凉库或冷藏库，并保证消毒剂的质量。一般情况下，消毒剂通常放置于阴凉通风处，避光、防潮，密封保存。

（一）各类消毒剂的储存和运输要求

1. 胍类和酚类消毒剂　阴凉干燥避光处保存，包装应严密，防止潮湿，堆垛要垫离地面 10cm 以上，垛高不超过 12 箱，与墙面距离保持 20cm 以上。运输时要密闭，装运容器要求防腐，装卸要轻拿轻放，严禁抛掷。运输时应防晒、防雨、防潮。

2. 含溴消毒剂（二溴海因、溴氯海因）　贮存于阴凉、通风干燥处，遮光、密封；应防止日晒、雨淋、受潮，禁止与酸或碱、易氧化的有机物和还原物共贮共运。

3. 含碘消毒剂（碘酊、聚乙烯吡咯烷酮碘、聚醇醚碘、聚维酮碘）　密封，避光，置于阴凉通风处保存；宜贮存在室温下阴凉避光处；按液体包装要求常规运输。

4. 季铵盐类消毒剂　避光、密闭、干燥保存，不得与有毒、有害、有异味、易挥发、易腐蚀的物品同处贮存。运输产品时应避免日晒、雨淋。不得与有毒、有害、有异味或影响产品质量的物品混装运输。

5. 过氧化物类消毒剂　应贮存于通风、避光和阴凉的库房中，不得与其他化学品混存。如：易燃或可燃物、强还原剂、铜、铁、铁盐、锌、活性金属粉末、毛发、油脂类。应使用危险品运输车辆运输。在运输过程中应防止日光照射或受热，不能与易燃品和还原剂混运。

（二）常用消毒剂的储存与运输

1. 乙醇消毒剂　包装应密封，防晒、防潮；防高温储存，严禁与易燃易爆的物品混储。装卸摆放应避免倒置。运输时应有防晒、防雨淋等措施；不得与有毒、有害、易燃易爆或影响产品质量的物品混装运输。

2. 次氯酸钙消毒剂　产品应严格密封，贮存在阴凉、干燥且通风良好的清洁地方；运输时应有防晒、防雨淋等措施；装卸应避免跌落。

3. 二氧化氯消毒剂　贮存于避光、阴凉、干燥、通风处，切勿与酸类、有机物、易燃物及其他强还原剂接触或共同储存。在运输时应轻装轻卸，不得倒放、防止重压、剧烈碰撞和包装破损，避免日晒、雨淋、受潮，不得与影响产品质量的物品混装运输。

4. 戊二醛消毒剂　应密封、避光贮存在阴凉、干燥、通风处。不得露天存放，不得与其他有毒物品混贮。运输中不得倒置，防压、防撞、防挤、防止暴晒、雨淋，车辆应经常保持干燥。

5. 次氯酸钠消毒液　贮存在阴暗干燥处和通风良好的清洁室内。运输时应有防晒、防雨淋等措施；装卸应避免倒置。

6. 过氧乙酸　储存时应采用塑料容器，专库储存，专人保管，禁止与还原剂、有机物、可燃物、酸碱和无机氧化剂等混合或接触。必须储存于低温、避光的阴凉处，并采取通风换气措施，防止挥发出的蒸气大量集聚形成爆炸性混合物。同时，由于其在贮存中易分解，应当注意有效期。储存过氧乙酸的容器应当留有不少于5%的空隙，防止液体蒸发膨胀造成容器爆裂。腐蚀性较强，不可直接用手接触。严禁使用铁器或铝器等金属容器盛装存放，远离可燃性物质。

7. 高锰酸钾　强氧化剂，遇硫酸、铵盐或过氧化氢能发生爆炸，遇甘油、乙醇能引起自燃，与有机物、还原剂、易燃物如硫、磷等接触或混合时有引起燃烧爆炸的危险。储存于阴凉、通风的库房。远离火种、热源。库温不超过32℃，相对湿度不超过80%。包装密封应与还原剂、活性金属粉末等分开存放，切忌混储。搬运时要轻装轻卸，防止包装及容器损坏。

8. 福尔马林（35%～40%的甲醛水溶液）　密闭，阴凉干燥处。放置过久或温度降至5℃以下时，易凝成白色多聚甲醛沉淀，易溶于水。

9. 煤酚皂溶液　置阴凉处，密封保存。

10. 84消毒液（次氯酸钠为主）　避光、常温下储存一年。

11. 洁尔灭溶液（苯扎氯铵溶液）　遮光，密闭保存。

> **请你想一想**
> 常用消毒剂如果储存不当会有什么样的危险？

12. 新洁尔灭（苯扎溴铵溶液）   遮光，密封保存。

三、一次性卫生用品的储存养护

对一次性卫生用品，收货时严格检查运输工具，一次性卫生用品必须采用密闭车厢，禁止敞篷运输，必须封装完整，必须有严格密封的大包装；收货时要核实企业的《产品注册证》《卫生许可证》《生产许可证》等相关证件，记录证件批准文号、有效期，并将复印件备案保存。

一次性卫生用品质量验收，应检查每箱（包）产品是否具有检验合格证，在产品外包装上应标示产品名称、规格、生产日期、灭菌日期、出厂日期、产品灭菌标识和有效期、执行标准、产品注册证号、生产企业、厂址、电话等。验收时应检查大包装和中包装是否密封完好，不允许出现中包装和小包装破损现象，否则视为不合格；要建立验收记录，记录一次性卫生用品每次到货的时间、生产或经营企业名称、产品名称、规格、数量、生产批号、灭菌批号、出厂日期、有效期、卫生许可证号、生产许可证号、注册证号、验收意见和验收人姓名等，并保留原始进货凭证，以备出现产品质量问题时追查。

入库的一次性卫生用品在大包装完整的情况下，设专库贮存，库内清洁干燥并定期进行空气消毒，卫生用品应按品种、规格、批号和有效期排列储存，应分别摆放在距地面30cm以上的货架上，整齐码列，在仓库内禁止打开大包装，打开大包装后的中包装应存入无菌间专柜。非使用时，严禁打开小包装，小包装破损后产品被污染，即为不合格，移入不合格品区（库）。一次性卫生用品不得以小包装出库。在库检查和出库复核时应仔细检查包装是否破损失效、产品是否洁净、有无霉变，标识是否清楚。

你知道吗

《一次性使用卫生用品卫生标准》（GB15979－2002）第11条规定：包装、运输与贮存要求

1. 执行卫生用品运输或贮存的单位或个人，应严格按照生产者提供的运输与贮存要求进行运输或贮存。

2. 直接与产品接触的包装材料必须无毒、无害、清洁，产品的所有包装材料必须具有足够的密封性和牢固性以达到保证产品在正常的运输与贮存条件下不受污染的目的。

四、卫生杀虫剂的储存养护

卫生杀虫剂是指主要用于公共卫生领域控制病媒生物和影响人群生活的害虫杀灭药剂。

卫生杀虫剂结合其剂型主要采用密封瓶装或密封塑料袋装，气雾剂采用耐压容器铁罐装，通常使用纸盒作为外包装。

卫生杀虫剂应储存在阴凉、通风、干燥的地方。

卫生杀虫剂的储存养护根据不同的剂型有不同的要求。主要应注意防潮（受潮后有的水解失效，有的毒性增加）、防虫、防污染，长时间高温储存容易分解失效，要保持密封状态；按照摆放原则，置于阴凉干燥处保存，不应倒置或平放，以免泄漏。同时，按照近效期原则出库和色标管理标准，设置明显的标识等。

目标检测

一、单选题

1. 特殊用途化妆品的批准文号有效期为（　　）
   A. 1 年　　　　　　B. 2 年　　　　　　C. 3 年
   D. 4 年　　　　　　E. 5 年

2. 下列哪类商品要求产品的所有包装材料必须具有足够的密封性和牢固性，包装破损后产品被污染，即为不合格（　　）
   A. 诊断用医疗器械　　　　　　B. 消毒剂
   C. 一次性使用卫生用品卫生　　D. 卫生杀虫剂

3. 下列哪种消毒液储存时容器之间应当留有不少于 5% 的空隙（　　）
   A. 氯酸钙　　　　　　　　　　B. 过氧乙酸
   C. 锰酸钾　　　　　　　　　　D. 酚皂溶液

4. 下列哪种消毒剂堆垛要垫离地面 10cm 以上，垛高不超过 12 箱（　　）
   A. 含碘消毒剂　　　　　　　　B. 酚类消毒剂
   C. 季铵盐类消毒剂　　　　　　D. 过氧化物类消毒剂

5. 下列需要特别注意避免日光照射的是（　　）
   A. 医疗器械　　　　　　　　　B. 特殊用途化妆品
   C. 卫生杀虫剂　　　　　　　　D. 保健食品

二、多选题

1. 特殊用途化妆品的储存养护要注意哪些问题（　　）
   A. 防污染　　　B. 防晒　　　C. 防热
   D. 防冻　　　　E. 防潮

2. 下列哪些消毒剂需要避光保存（　　）
   A. 乙醇消毒剂　　　　　　　　B. 二氧化氯消毒剂
   C. 次氯酸钠消毒液　　　　　　D. 戊二醛消毒剂

3. 消毒剂包装（最小销售包装除外）标器应当标记以下哪项内容（　　）
   A. 产品名称
   B. 生产企业名称、地址

C. 产品卫生许可批件号

D. 生产企业卫生许可证号（进口产品除外）

三、思考题

1. 特殊用途化妆品的储存养护要注意哪些问题？

2. 消毒剂的储存养护要注意哪些问题？

书网融合……

e 微课　　　　划重点　　　　自测题

参考答案

模块一　药品储存与养护认知

项目一　药品储存与养护岗位认知

一、单选题

1. A　2. C　3. D　4. D　5. A

二、多选题

1. ABCD　2. ABCD　3. AD

项目二　药品仓库体验

一、单选题

1. D　2. C　3. B　4. B　5. D

二、多选题

1. ABC　2. ACD　3. A

模块二　医药商品鉴别

项目一　药品的类型与标示信息识别

一、单选题

1. D　2. D　3. A　4. C　5. D　6. B　7. B　8. D　9. C　10. B　11. C　12. C

二、多选题

1. ABCD　2. ABCE

项目二　非药品类的类型和包装标示识别

一、单选题

1. B　2. C　3. C　4. B　5. A

二、多选题

1. ABCD　2. ABD　3. BC

项目三　药品的质量变化及其性状检查技术

一、单选题

1. C　2. C　3. D　4. D　5. C

二、多选题

1. ABCD　2. ABCD　3. BCD

模块三　药品进出及在库管理操作

项目一　药品的收货技术

一、单选题

1. B　2. C　3. D　4. A　5. B

二、多选题

1. AB　2. ABC　3. ABCD

项目二　药品的验收技术

一、单选题

1. A　2. C　3. D　4. C　5. C

二、多选题

1. ABC　2. ABCD　3. ABCD

项目三　药品的仓储管理技术

一、单选题

1. B　2. A　3. D　4. D　5. A

二、多选题

1. ABCD　2. ABC　3. ABCD

项目四　药品的在库养护技术

一、单选题

1. A　2. C　3. D　4. C　5. C

二、多选题

1. ABD　2. ABCD　3. ABC

项目五　药品的发放技术

一、单选题

1. D　2. C　3. C　4. A　5. B

二、多选题

1. ABCD　2. ABCD　3. ABCD

项目六　特殊药品的储存与养护

一、单选题

1. C　2. C　3. C　4. A　5. A

二、多选题

1. AB　2. ABD　3. ABCD

模块四　各剂型和中药储存保管养护技术

项目一　原料药

一、单选题

1. A　2. B　3. A

二、多选题

1. ABCD　2. ABC

项目二　注射剂

一、单选题

1. D　2. B　3. A　4. A　5. D

二、多选题

1. ABD   2. ABCD   3. BCD

项目三   固体制剂

一、单选题

1. C   2. B   3. C   4. D   5. C

二、多选题

1. ABCD   2. ABCD   3. BCD   4. ABC   5. ABCD   6. ABCD

项目四   软膏剂、乳膏剂、糊剂和眼用半固体制剂

一、单选题

1. B   2. D   3. B   4. D   5. A   6. D

二、多选题

1. ABCD   2. ABC   3. ABC

项目五   液体制剂

一、单选题

1. B   2. A   3. C   4. C

二、多选题

1. ABCD   2. ABC   3. ABCD   4. ABCD   5. ABCD   6. ABC

项目六   中药储存与养护技术

一、单选题

1. D   2. A   3. E   4. A   5. A   6. D   7. A   8. E

二、多选题

1. ABCDE   2. ACD   3. ABCDE   4. ABDE

模块五   非药品的储存养护技术

项目一   医疗器械储存与养护技术

一、单选题

1. D   2. B   3. D   4. B   5. D

二、多选题

1. ABCD   2. ABC   3. ABCD

项目二   保健食品的储存养护技术

一、单选题

1. A   2. A   3. D   4. B   5. D

二、多选题

1. AB   2. ABC   3. ABCD

三、判断题

1. √   2. ×   3. √   4. ×   5. √   6. √   7. √   8. √   9. √   10. √

项目三 其他医药商品的储存养护技术

一、单选题

1. E 2. C 3. B 4. B 5. B

二、多选题

1. ABCDE 2. BD 3. ABCD